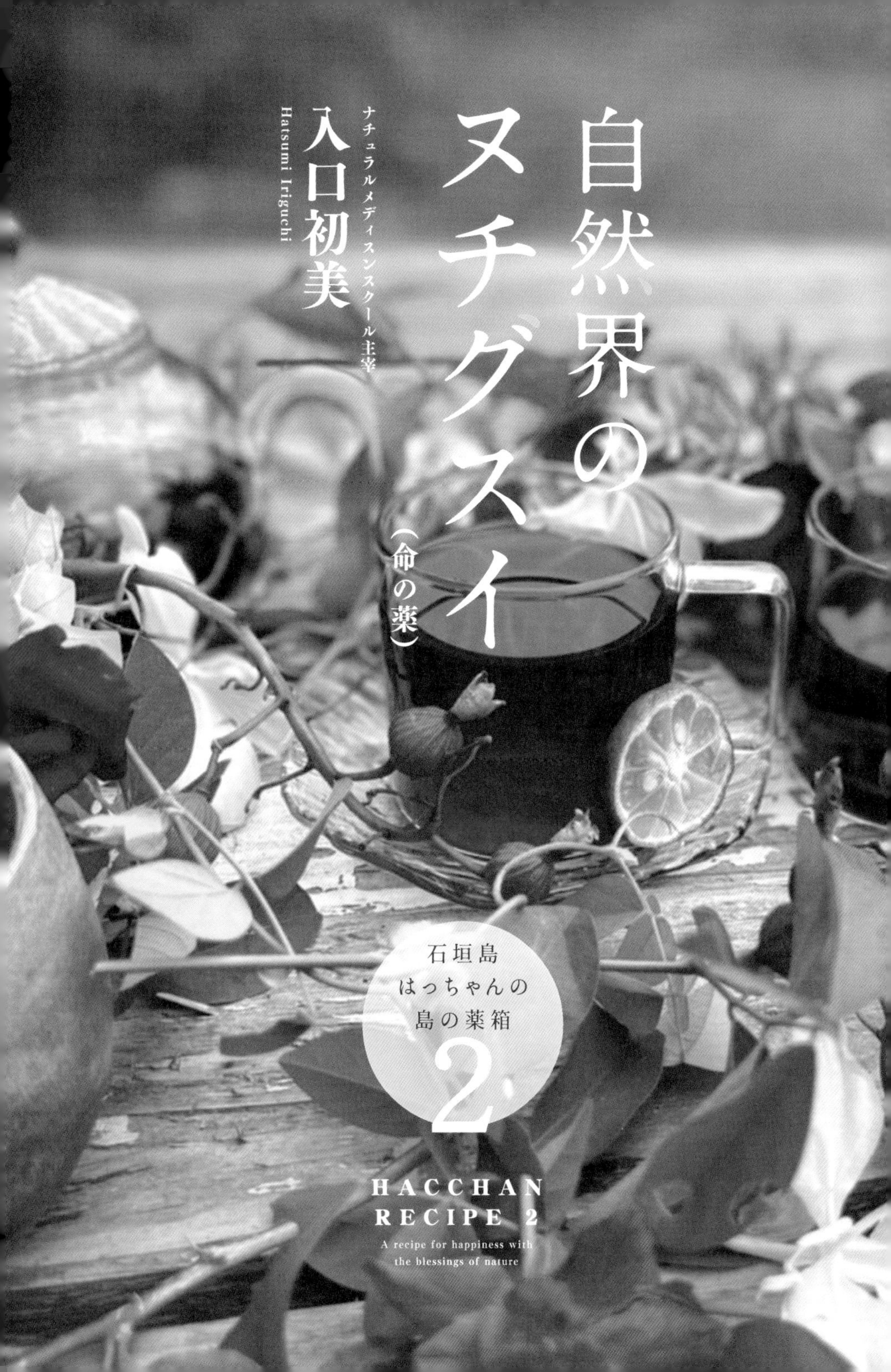

自然界のヌチグスイ（命の薬）

ナチュラルメディスンスクール主宰
入口初美
Hatsumi Iriguchi

石垣島
はっちゃんの
島の薬箱
2

HACCHAN
RECIPE 2

A recipe for happiness with
the blessings of nature

ヌチドゥタカラ（命どう宝）
ウムイグスイ（想い薬）
いのちのレシピをお届けします

私は沖縄の石垣島に住んでいます。

生まれも育ちも石垣島。植物やハーブ、野草料理の発酵や染め、研究、実践をしてきました。そして体のことは、植物と海、自然界の中でととのえてきました。

時々、離れている友人から不調をととのえるには何を食べたらいいか聞かれます。

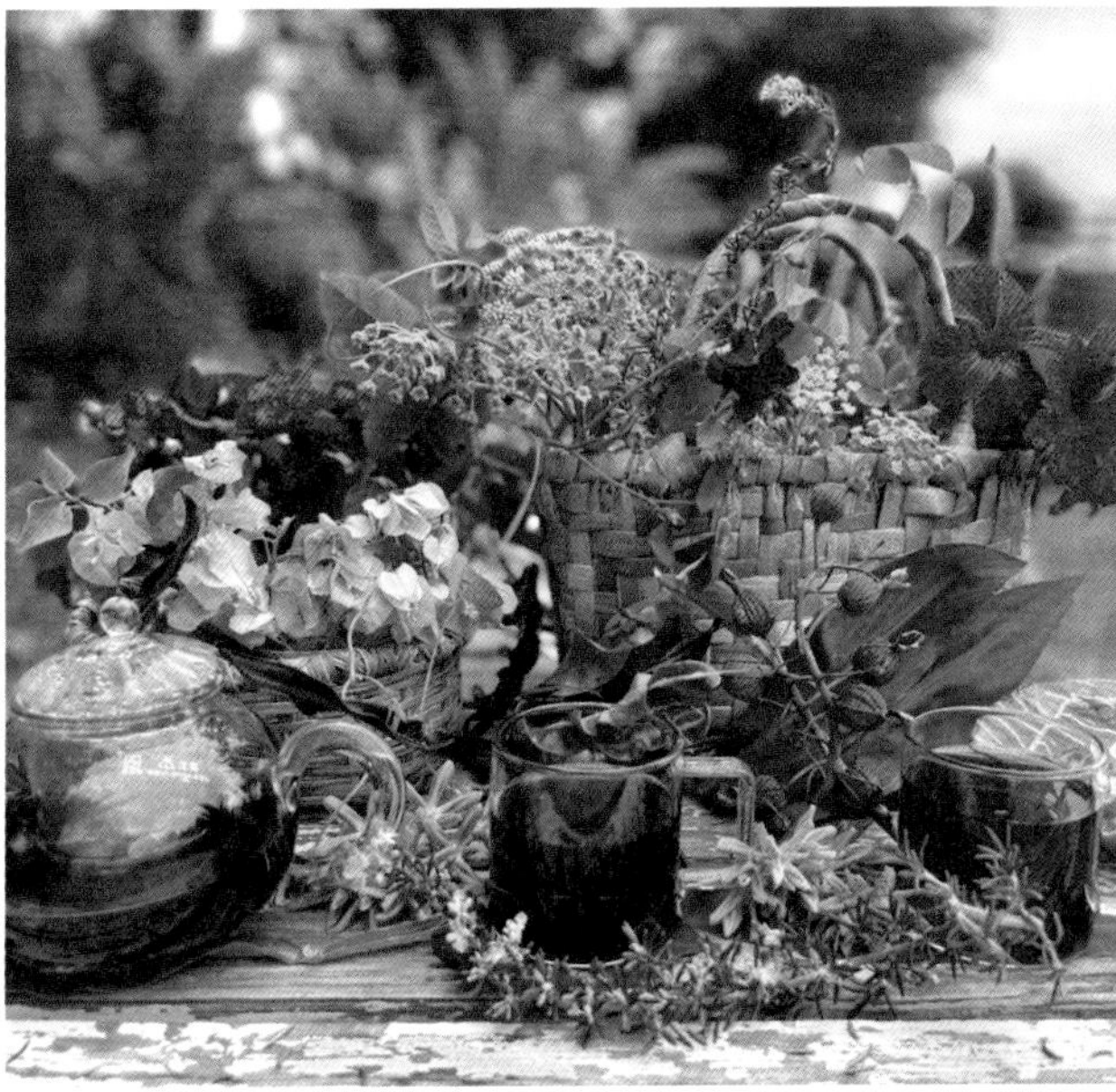

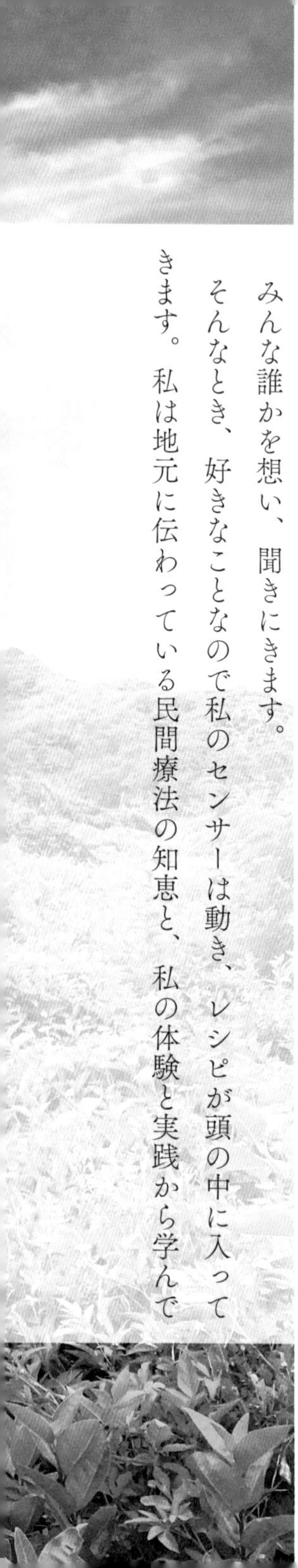

「そばにいて作れたら、どんなにかいいのに。どうしたらいいかが書いてある本があって、すぐに手に取ることができたら、内地の人も、地元の食材を使ってアレンジできるし、食や植物で、自分自身でととのえられることを知ったら、自分の感覚を大事にして安心して委《ゆだ》ねられるのに」と思いました。そのときの想いから、この本ができました。

石垣島には、戦前戦後と歴史の中で、民間療法――薬草と食、祈りで回復していく知恵――が根づいていて、現代へとつながっています。

私は、薬草について地元紙や講演会などで伝えていることもあり、病院関係やご近所さん、娘や大阪にいる息子など、まわりにいる人たちが、

「こういうときは、何食べたらいい？」

みんな誰かを想い、聞きにきます。

そんなとき、好きなことなので私のセンサーは動き、レシピが頭の中に入ってきます。私は地元に伝わっている民間療法の知恵と、私の体験と実践から学んで

きた薬草のはたらき、自然界のメッセージに意識をあわせて伝えさせていただきます。すると後日「本当によくなった」と喜んでくれます。それを聞いて、私の役割として満たされ、とても嬉しくなります。

これはオモイの循環です。

料理も同じで、食べてくれる人がいること、料理を作らせてもらえることは幸せで、喜びで、作るを通して、すべてのいのちが循環する。

沖縄ではクスイムン（薬になった）という言葉があります。食だけではなく、心が満たされる出来事にも使われます。

この本が、知識や効能だけでなく、自然界の中で培ってきた知恵や文化、伝統や、そこに共存する植物や人の目に見えないエネルギーやゆるぎない空の、いのち全体に触れながら、ヌチグスイ（命の薬）、大きな循環の一部として役立てていただけたら、この上ない喜びです。

石垣島のはっちゃん　入口初美

植物の効能を知るより先にやりたいこと

1、自分の体の反応を感じる

本や知識、見るだけじゃなくて、植物のそばにいって実際に香りをかいだり、触れてみる。そこでどう感じるのか？　体のどこに反応するのか？　を確かめる。みなさんにまずはこれをやってほしいのです。ご自分の体感で、植物の実体を感じてみてください。

このあいだ面白いことがあったの。ある植物関係研究者のセミナーで講師をした際、参加者全員に、同じ植物に触れて香りをかいでもらい、体のどこが反応するのかを調査してみると、みんなが同じ部位を指し示した。その部位は、本に書かれていた効能と一致する部位だったんです。これにはみんな「ええ〜っ?!」と驚いていた。でもそれは当然のことでもあるのです。なぜなら、体にはちゃんと叡智が宿っているから。

研究者でも体感されている方、普段から自分の体に聞いたり感じたりしている人は少ないようでした。

植物が人間に与える影響は部位によって違うので、ぜひ、知識より先に、ご自身で感じる行動を実践してくださいね。

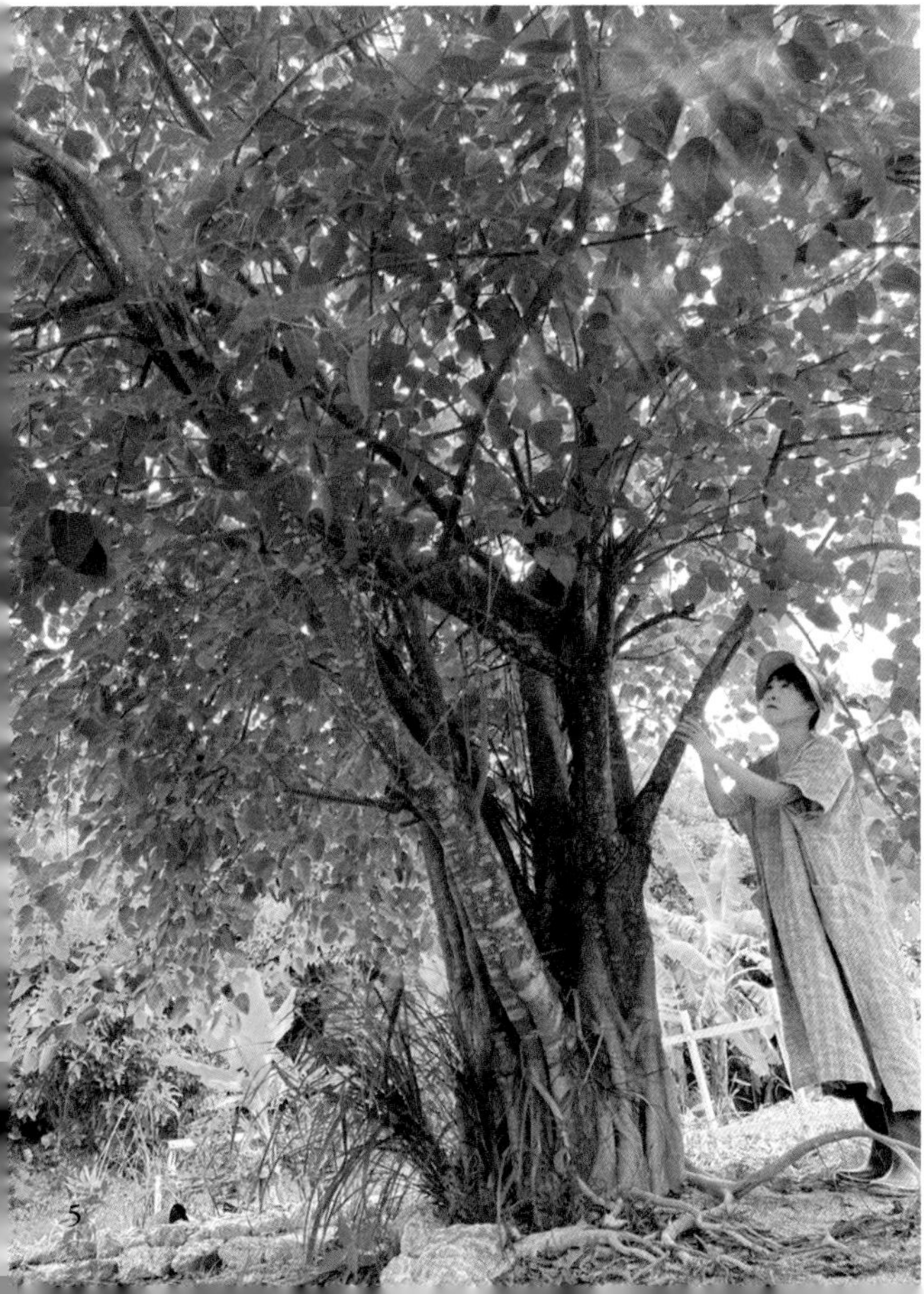

2、体の土台―水分とミネラルバランスをととのえる

体調が気になるときは、食べ物のことをやる前に、体の水分と塩（ミネラル）のバランスをとることが先決。お水とお塩は体の土台。どれだけ塩が大事か。毒を取り除くのも、神経やホルモンをめぐらせ伝達するのも、全部塩がやってくれます。

ぜひ塩を意識してみてください。

私は自分でお塩も作るし、海水もよく味見します。先人たちの知恵で、沖縄ではマース煮やスーチカといって海水で作るお料理があります。

塩がどれだけ必要になるかは人によって異なってきます。それは、住む土地によって天気も気温も、かく汗の量も違うからです。人の味覚は、環境気候によって変わります。また潮の満ち引き、場のエネルギーにより、身体や意識へのアプローチも変化します。自分に必要な塩加減も、ご自身で感じ取ってみてください。

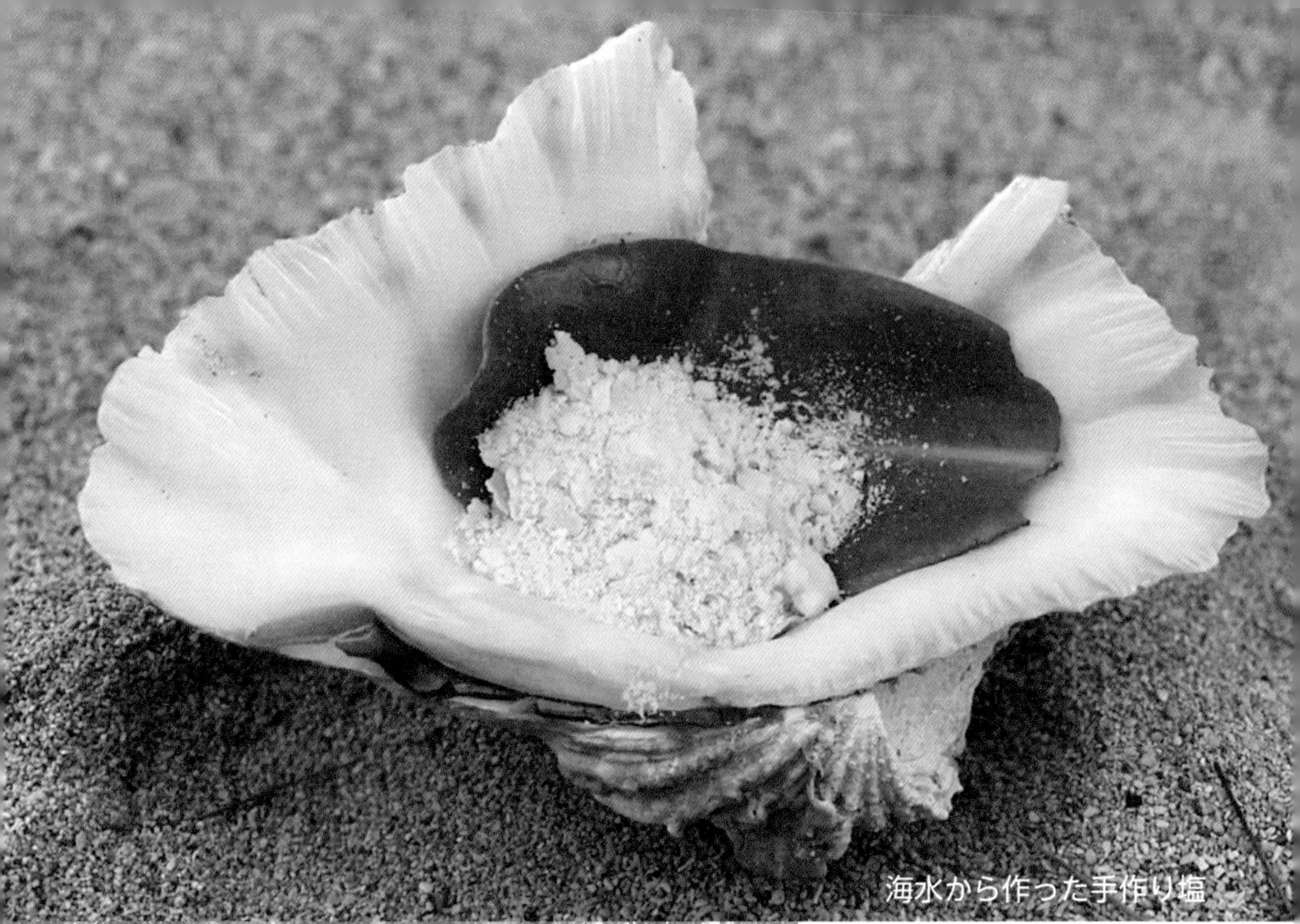
海水から作った手作り塩

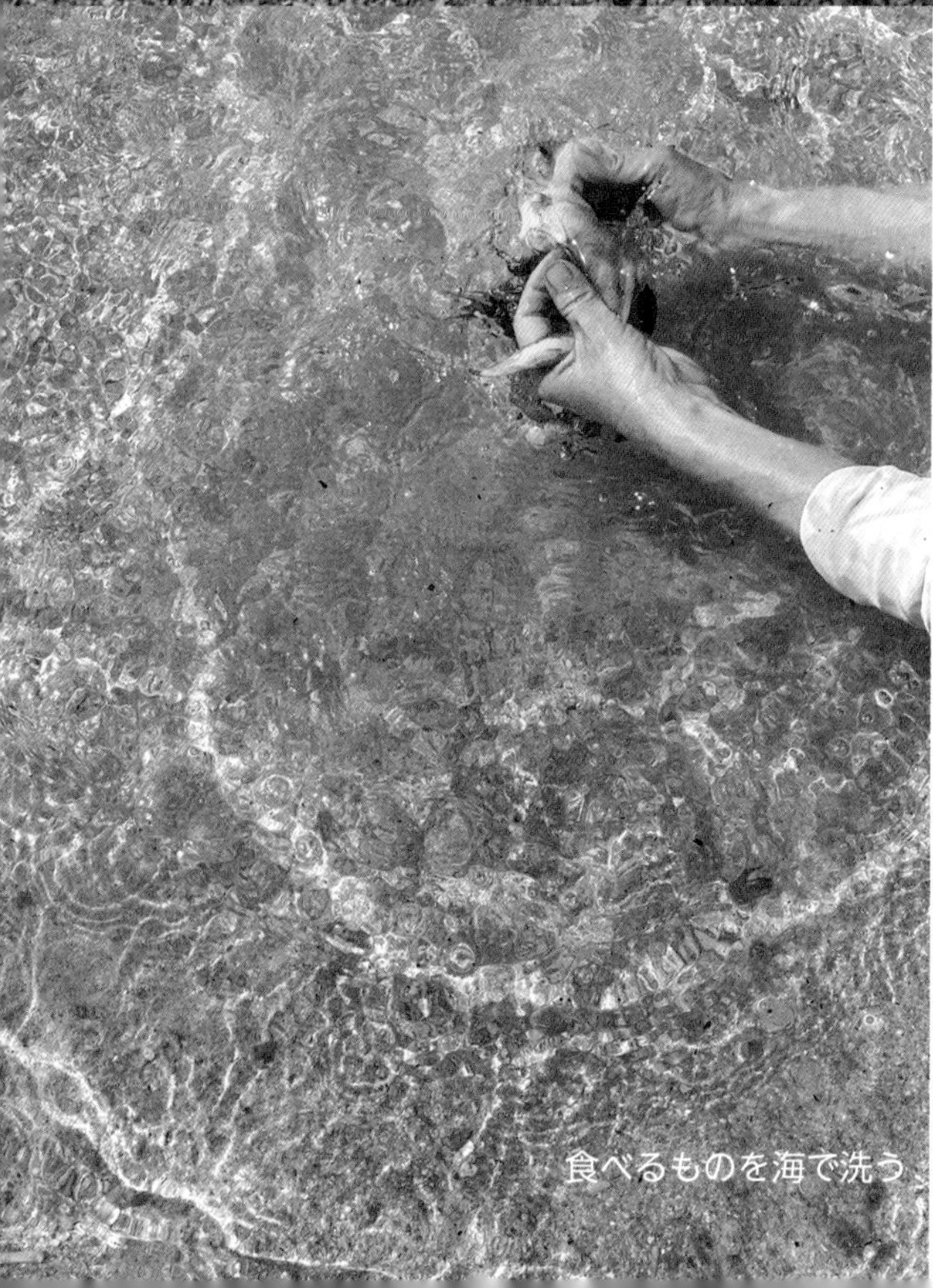
食べるものを海で洗う

3、そこに在ることに感謝し、感じ、与える

人は食事から、栄養のみならず、エネルギー振動をもらっています。良い材料もそうですが、喜んで作る人の食事には細かい波動という栄養が含まれているのを感じます。細かいのでピタリと一致します。私は機械で作ったお弁当や食品を3日つづけて食べると具合が悪くなってしまうのだけれど、それは人の想いの波動が入っていないからじゃないかと思う。たとえば、栄養素を考えた食事や豪華な食事よりも、自分を想い作ってくれたおにぎりのほうが美味しく元気になります。お母さんがどうしても料理を作る時間が取れないときに、コンビニのお弁当になってしまっても「美味しそうなの買ってきたよ、一緒に食べようね」と、罪悪感ではなく、愛を子どもと一緒にいただけば、子を愛《いと》しく想う振動は乗せられるし、嬉しく幸せにいただくことができるんじゃないかなと思っています。

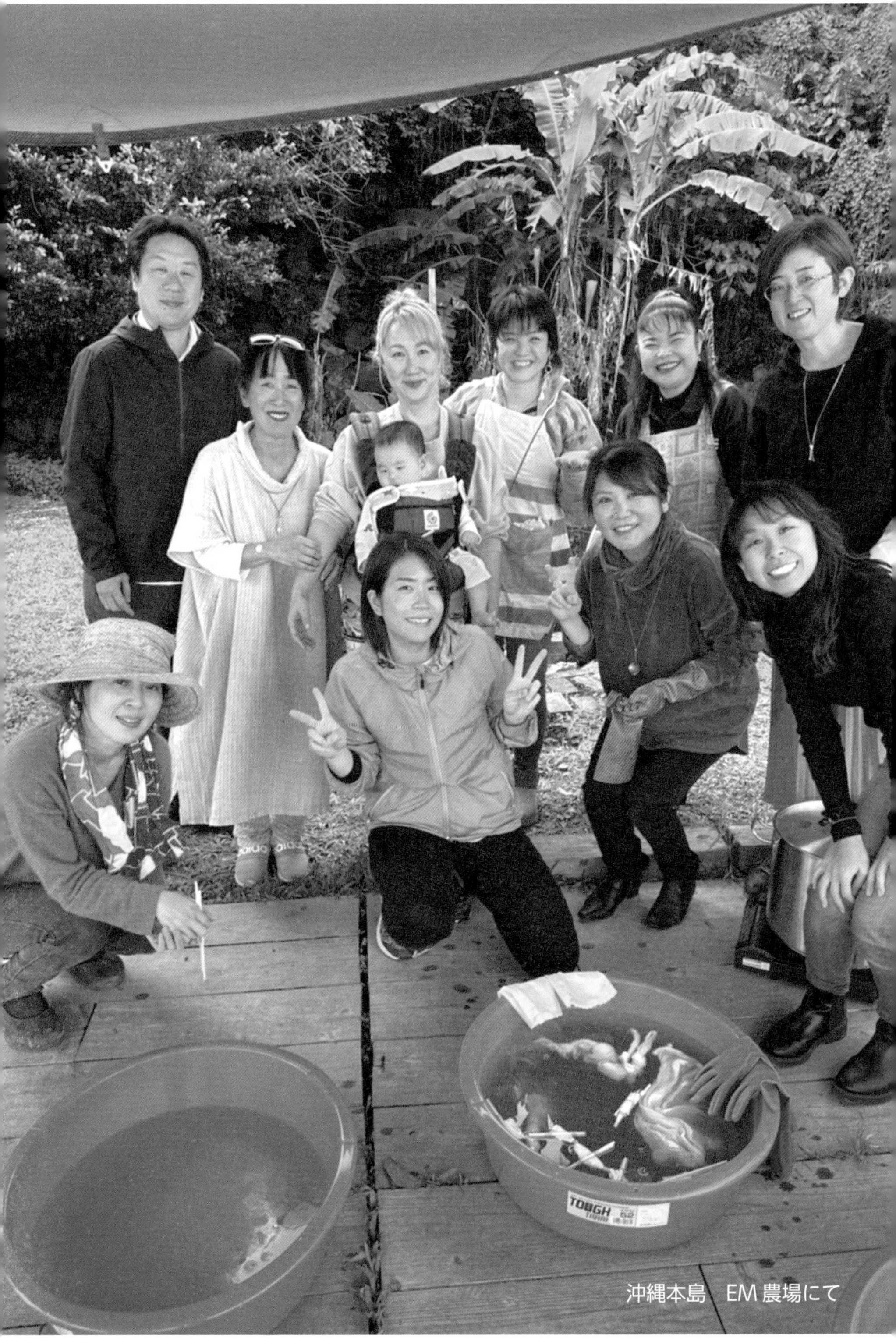

沖縄本島　EM 農場にて

目次

いつもとりたい海藻いろいろ

カチャーシー

ヤーグスイ

薬草酒

野草、ハーブのお酢づくり

ハーブ調味料

薬草茶、ハーブティー

身のまわりのハーブ図鑑

カバーデザイン 森瑞（4Tune Box）
写真 入口初美
写真協力 Kanon
本文デザイン 岡部智子

ウムイグスイ　―想い薬　は
ヌチグスイ　―命の薬

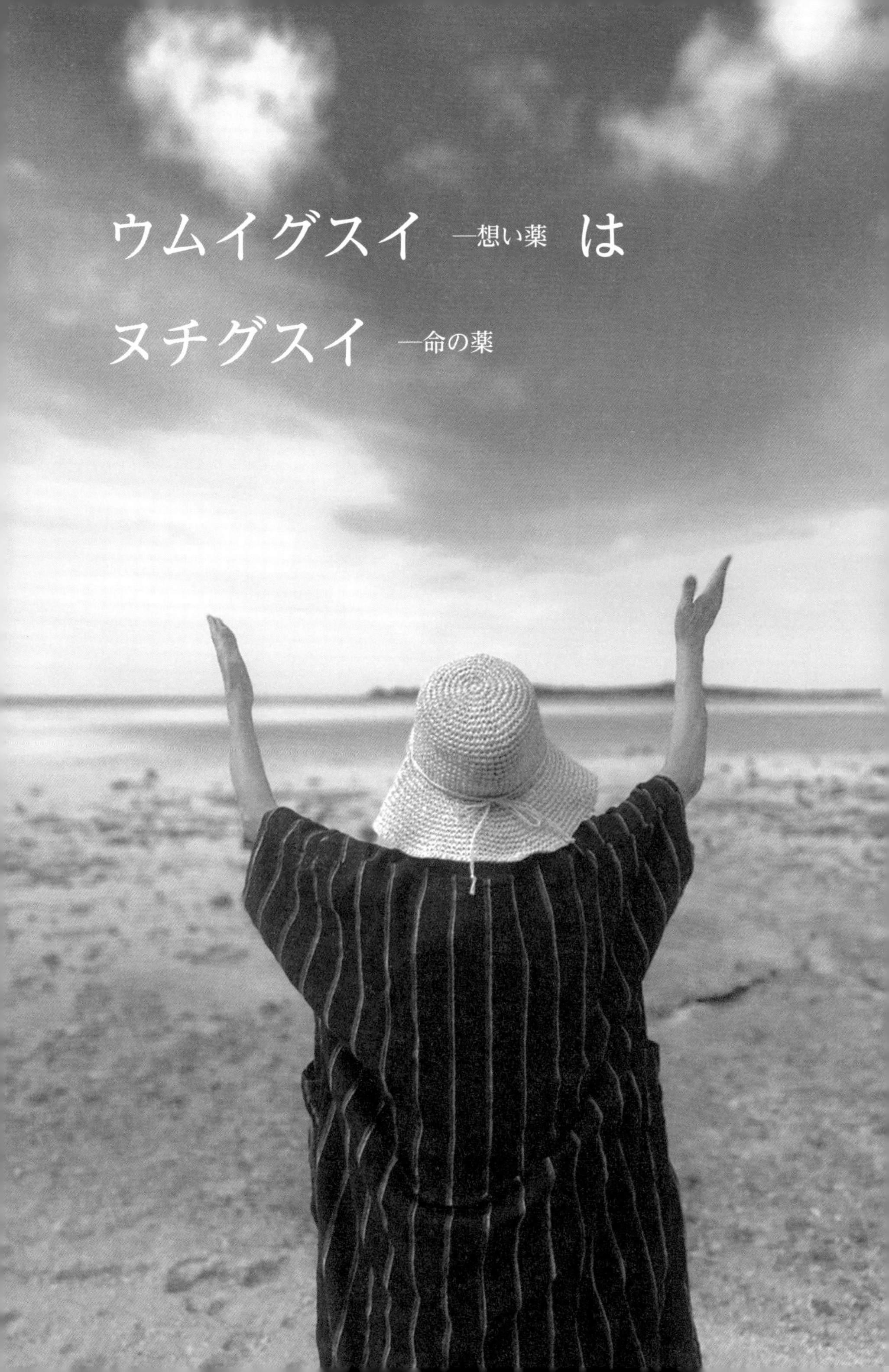

想いの渦　意識が先

植物や樹木は、効能や材料が食として利用されるだけではなく、水と音、太陽からの光で色を選び、土の重力で独自の周波数の振動を空間に放出しています。人が自然豊かな場や森林浴、神社などで気持ちがよいと感じるのは、自分にあった周波数（意識）と共鳴しているからではと思います。

それは古代から世界中で儀式、祭事、御守りとして使われてきました。星や月の巡りの術をみんなで分かち合い、伝承されて今に至ります。

今でも石垣島では暮らしの祭り事の中で受け継がれています。

そこには数字もあり、祭事、祝い、法事、お供えなどで、数が決まっています。

また、植物の「取り合わせ薬」もあり、石垣島では、

喘息《ぜんそく》の3品薬（ミーシナスル）　胃腸の5品薬（イツミナスル）

下げ物の7品薬（ナナシナスル）　万病の9品薬（クナシナスル）

の組み合わせがあります。

体をととのえるには奇数、心をととのえるには偶数です。それは世界の伝統医

学に共通してみられる経験の集積の結果であると考えられています。

自然界や先人たちの叡智の集大成として、今、ここに私たちが存在しつづけています。

意識をどこに向けるかで、起きる現実を習得します。

健康を意識すると、食や運動、心のバランスの考えとなり、そして行動すると現実がやってきます。

固定観念でしばらず、決めつけないで、頑固にならず、野菜も人が育てるより自然に育てられたほうが栄養が豊富なようですので、私たちも自由に意識を使い、自然界に育ててもらいましょう。

まずは瞬時に動ける意識。

創造だけが好きな所や１００年後、１００年前へ行けます。過去と未来を通すのは今の自分。人間だけができるのです。

フラワーエッセンス、ハーブウォーターを作る

植物エネルギーをそのままいただく

雲のない空、太陽の下で、午前中に、透明のボールに水を張り、手を使わずに花を入れて、転写します。

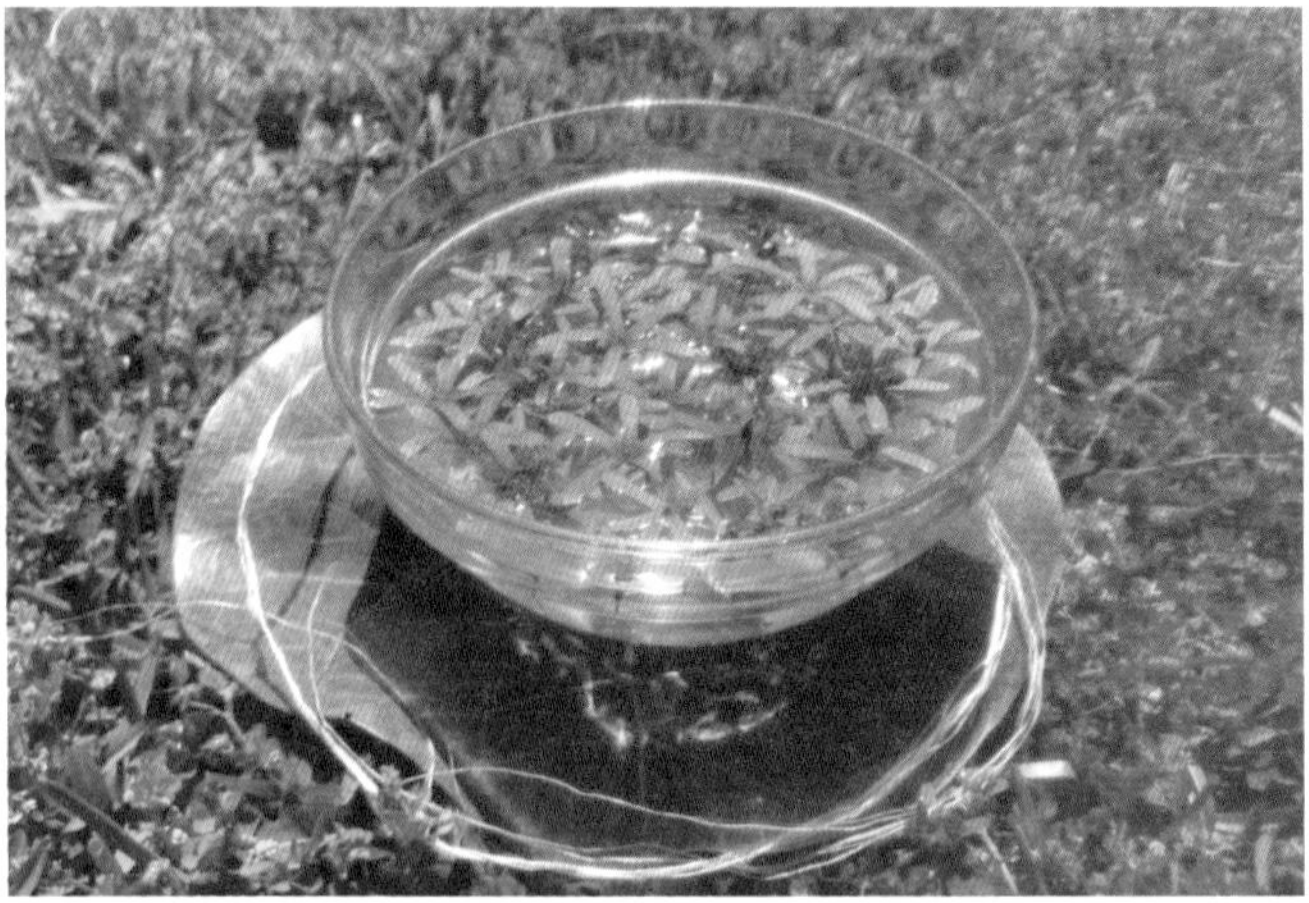

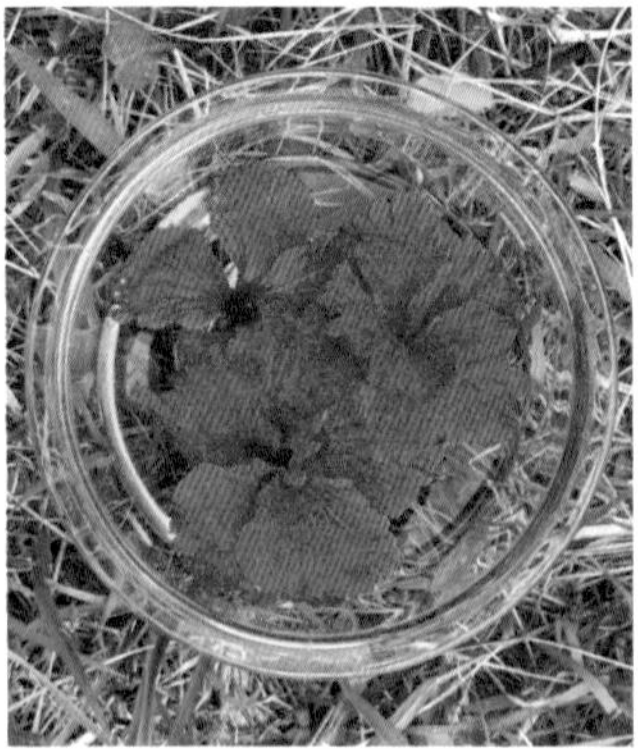

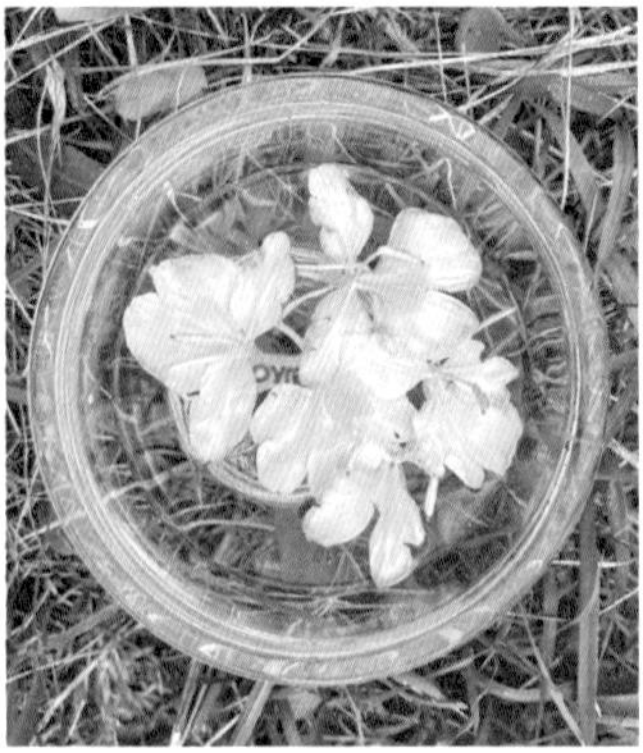

糸　植物から繊維をいただく

意図、イト

植物の中には、繊維が糸になるものがあります。糸には情報を入れることができます。へその緒も糸。私が臨死体験したときに見たものの中でも糸がありました。「選択の糸」と言っているんだけど、あちらの世界にも糸があり、人によって長かったり、短かったり、色が違っていたりする。そこに、それぞれ人生の丸い玉があって、それを自分で選択しているんです。

でも、どんな人生も、生死は自分で選んだのだということがわかりました。それぞれ糸の人生が、すごく美しく、すべてが完全であると感じました。

苧麻《ちょま》

私がお土産としてお渡ししている手作り苧麻の糸。これは苧麻という植物の繊維からできた糸。石垣島に伝わる八重山上布の繊維でもあります。

苧麻の繊維・糸は御守りになり、儀式にも使われています。

その他、国の重要無形文化財「芭蕉布」「養蚕絹」は今も継承されています。
ちなみに養蚕はアマテラスの口から出てきたと、日本神話に記されています。

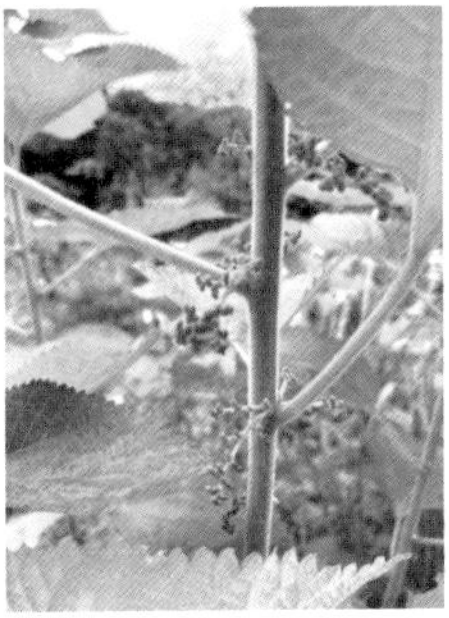
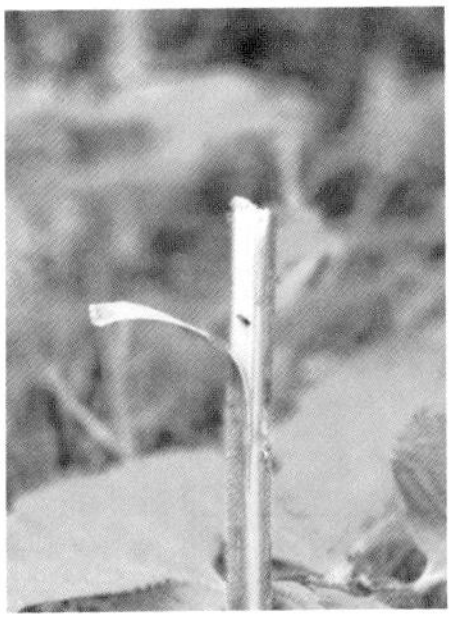
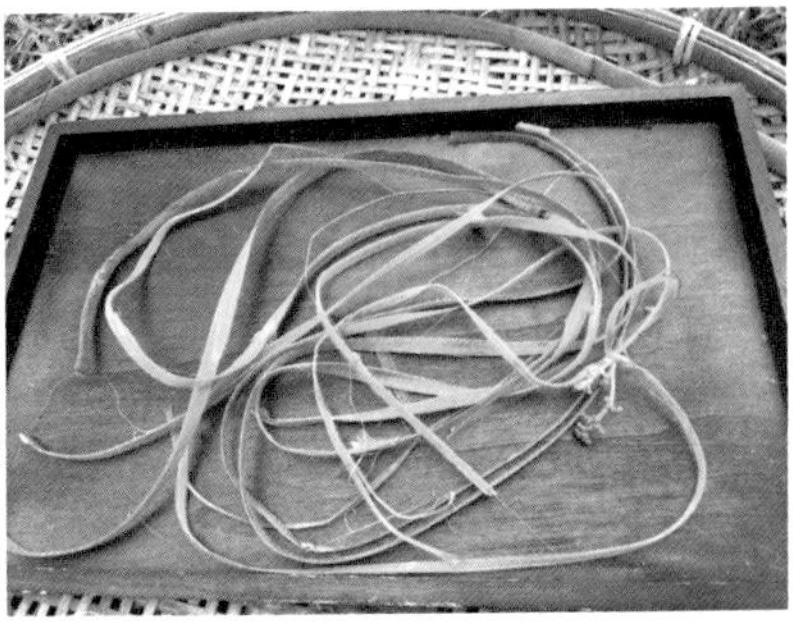

苧麻。

糸として使うのは、皮をしごいて出てくる白い繊維部分。

１本の茎から少ししか取れない。

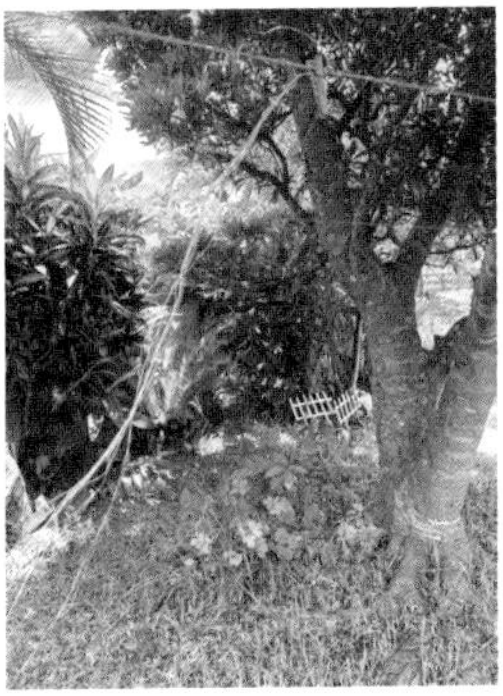
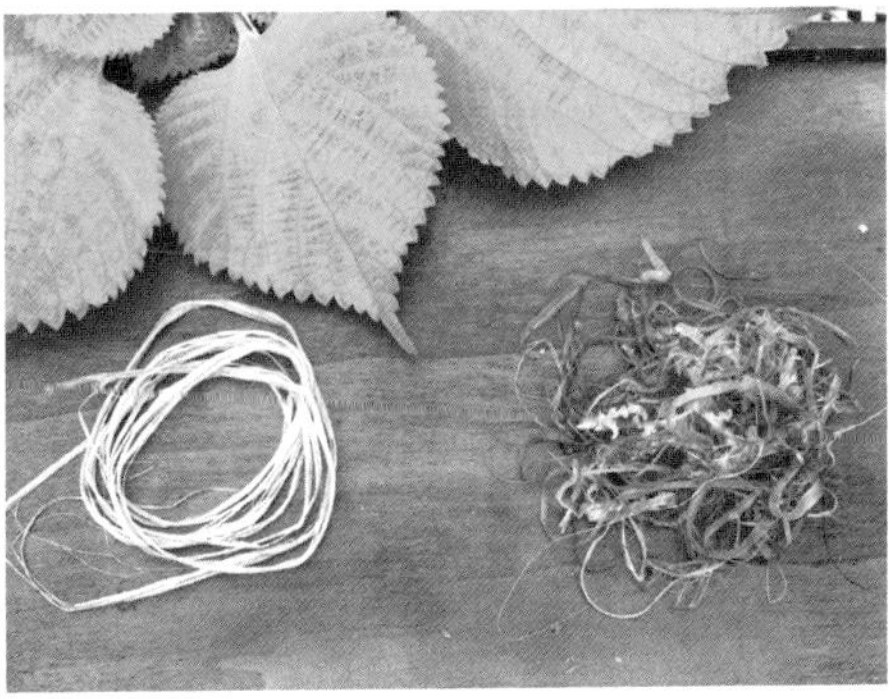

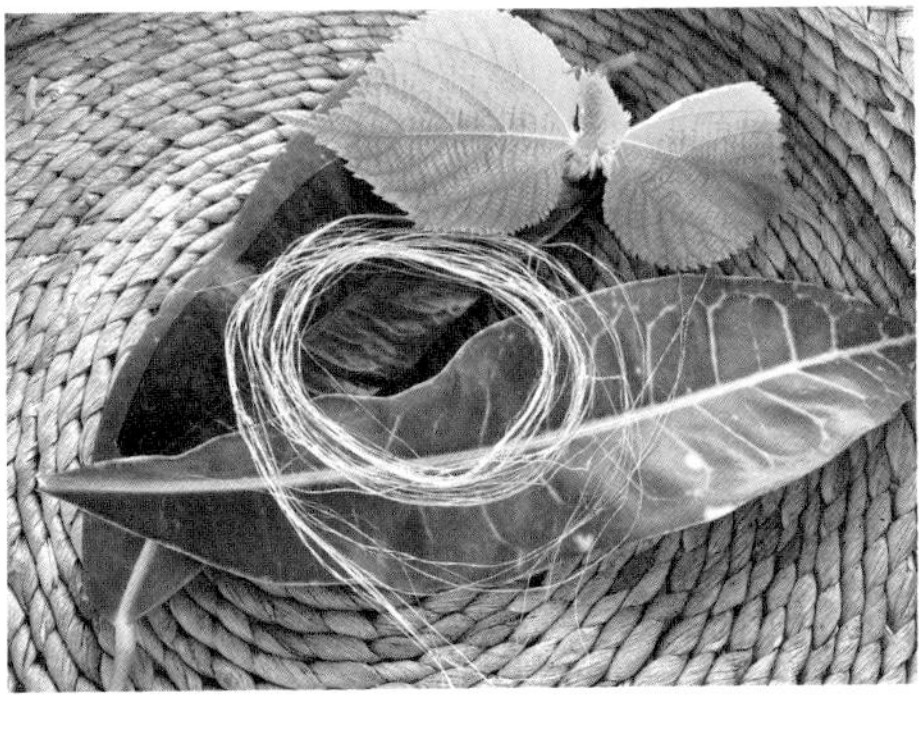
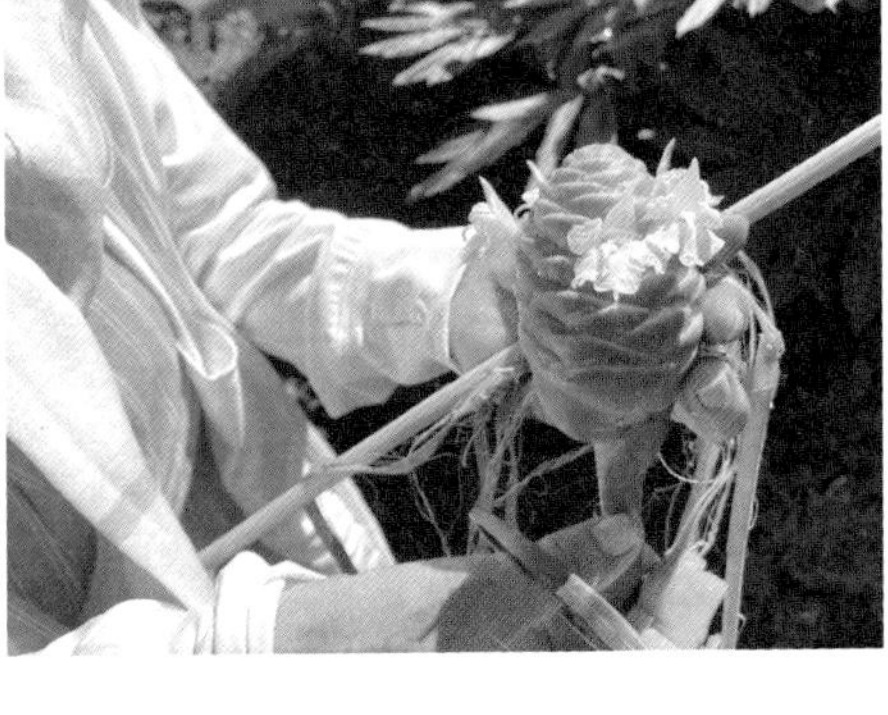

衣を羽織る

布

服は身体を守るもの。赤ちゃんが生まれて、最初に身体にまとうのは、御包《おくる》み。それは植物の繊維でできた布であり身を守るもの。食べ物より、水より、生まれてまず真っ先に肉体に触れるもの、それが布なのです。

天然の素材からくるエネルギーや、服作りにかかわる人のエネルギーで身体を守るだけでなく、身体を癒やすものでもあります。だから、お薬を「服用」するときにも「服」を使うでしょう？

実は20年くらい前、「うさとの服」と出会い、それを体験しました。ひどかった肩コリが楽になり、それがうーさんとのご縁で、今も大事に想う一人です。

染め

染めが入ると、さらに植物のもつ効能、特有の色、意識、人の振動がエネルギーとして伝わり、身体を包みととのえてくれます。日本神話でも「布」が重宝され、平伏す（布《ヒレ》フス）の語源と言われています。
先人たちが自然界の振動を知っていたのではと思います。

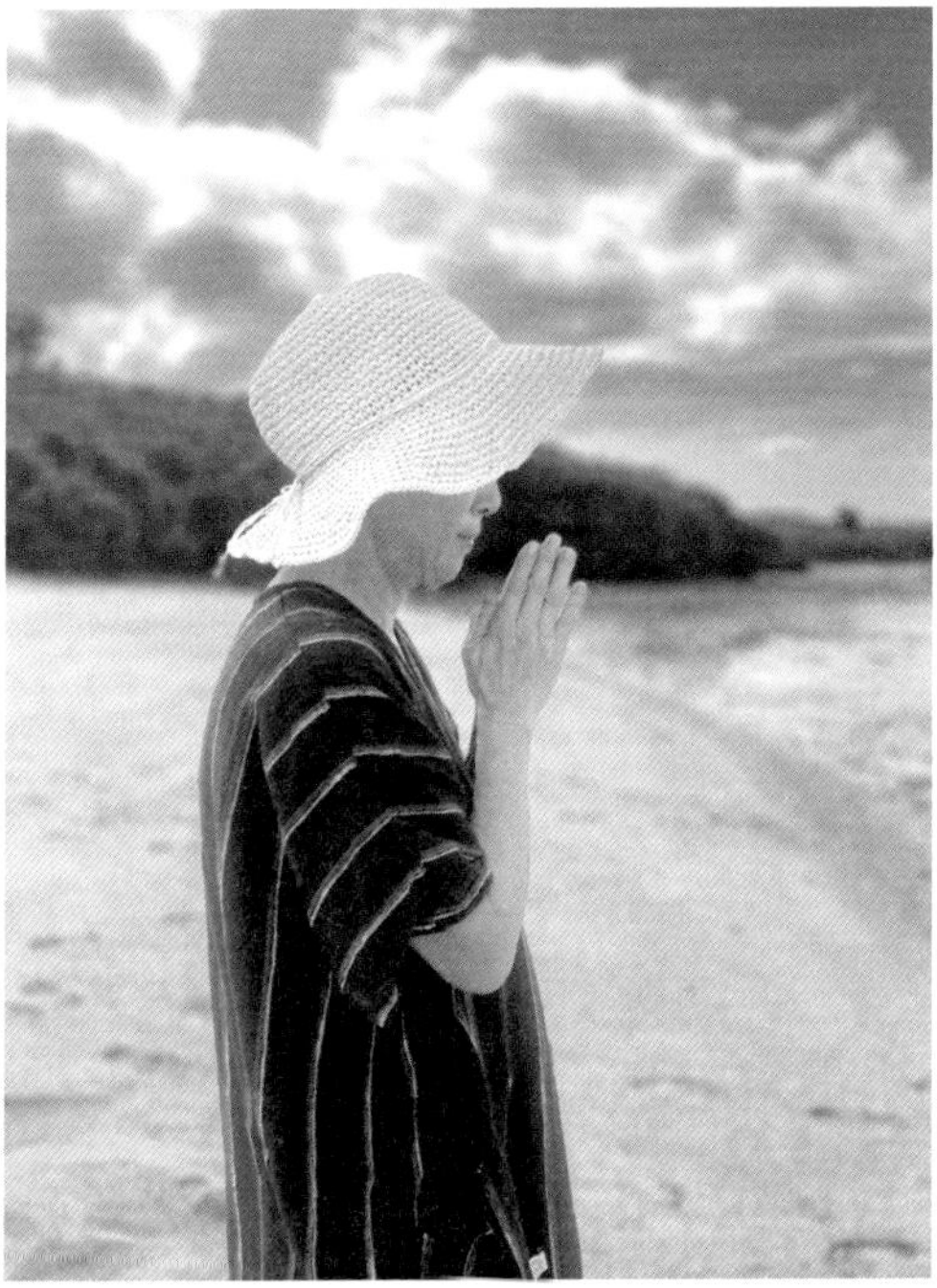

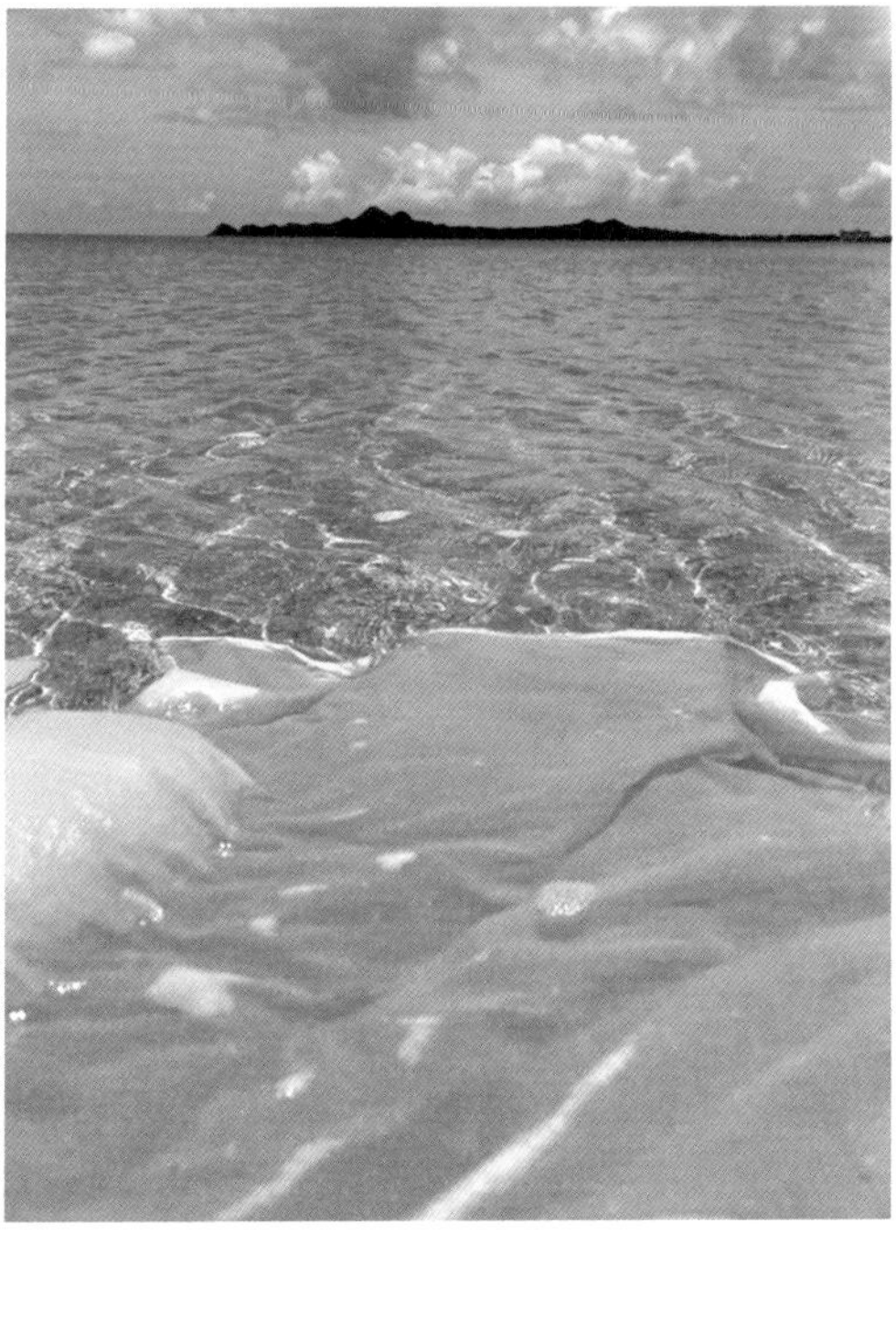

染めの工程

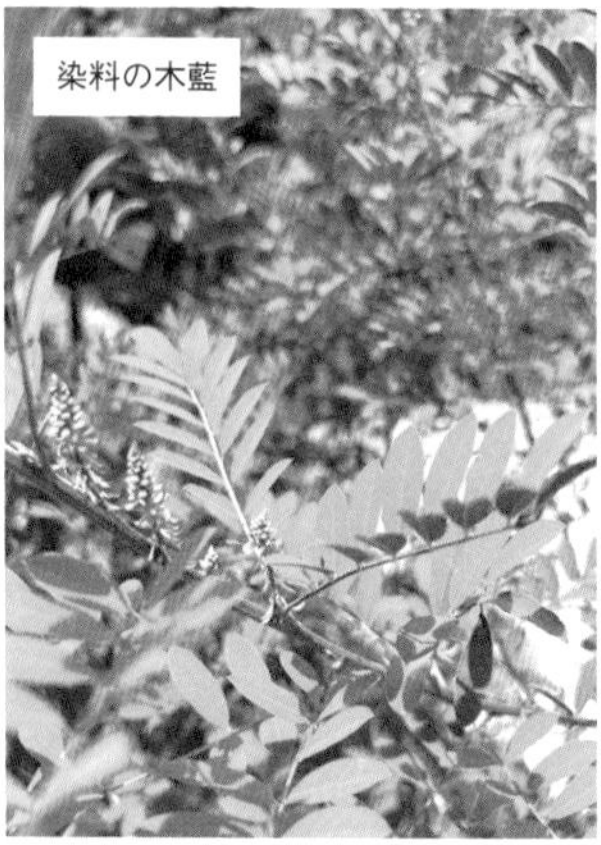
染料の木藍

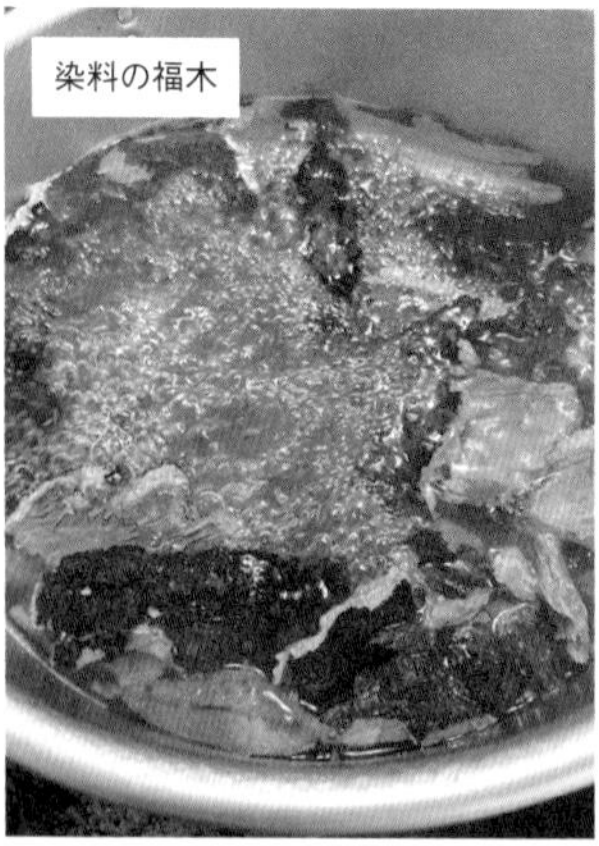
染料の福木

①福木《ふくぎ》、マングローブは
木の皮を煮出します
木藍《もくらん》は生葉《なまば》染めです

②媒染液に入れます

③水洗いをして陰干しします

④海ざらし（塩水でもOK）

⑤陰干し

⑥水洗い

⑦干してできあがり

植物と色
木藍（生葉染め）：藍
福木：黄
マングローブ：ピンク

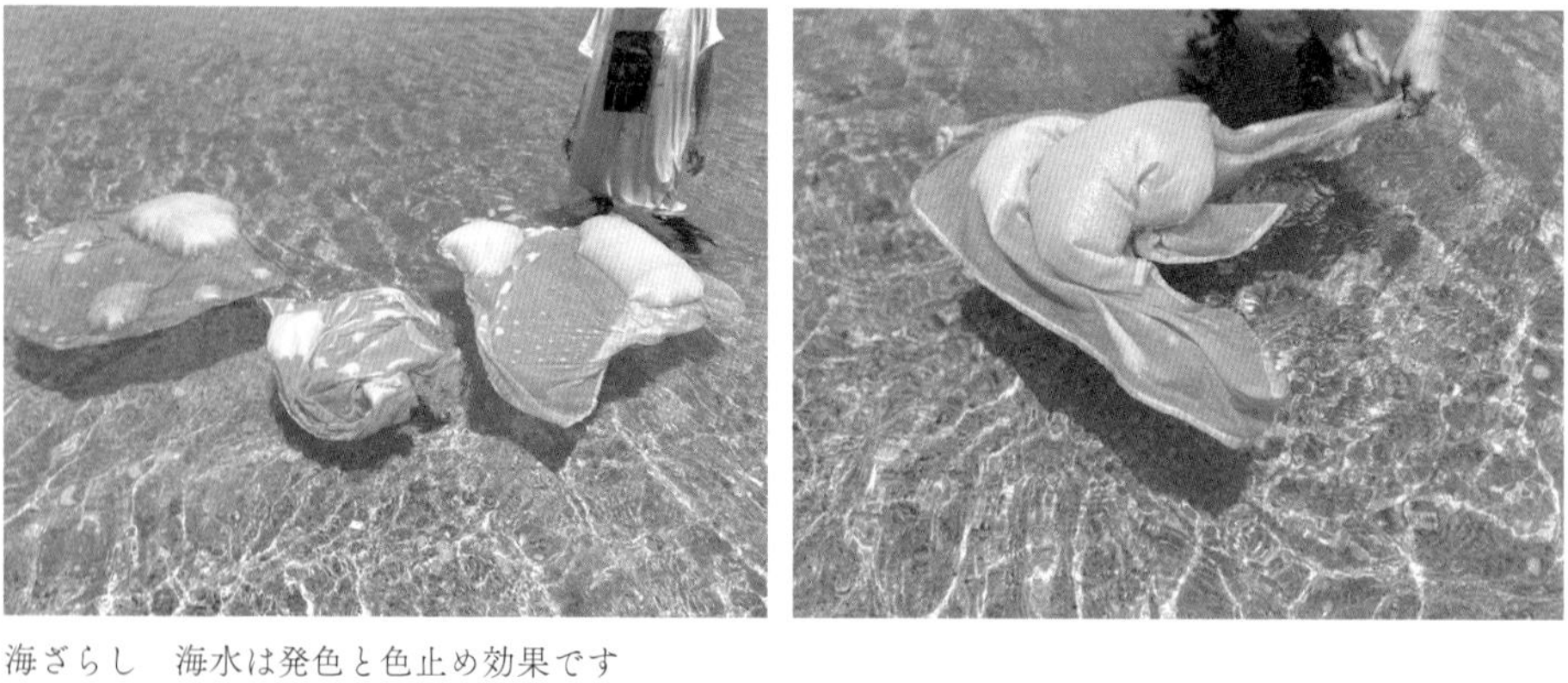
海ざらし　海水は発色と色止め効果です

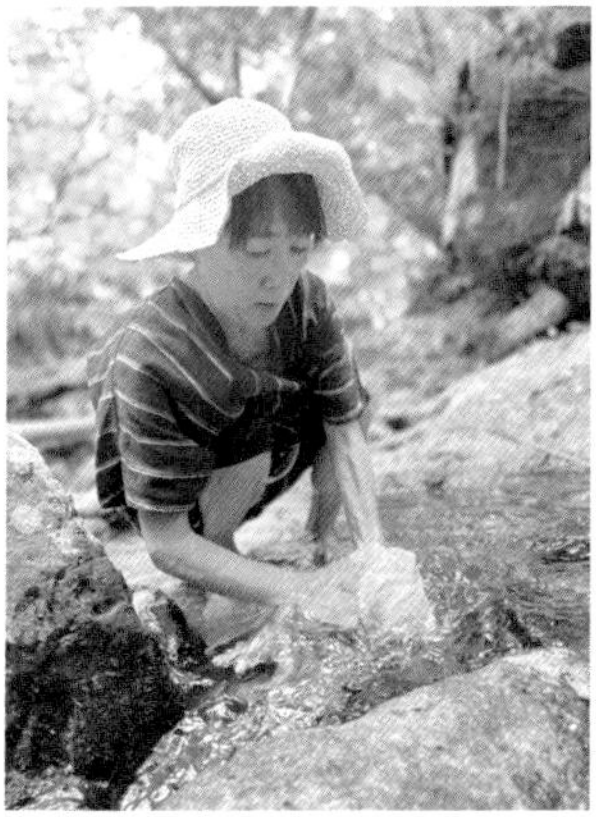
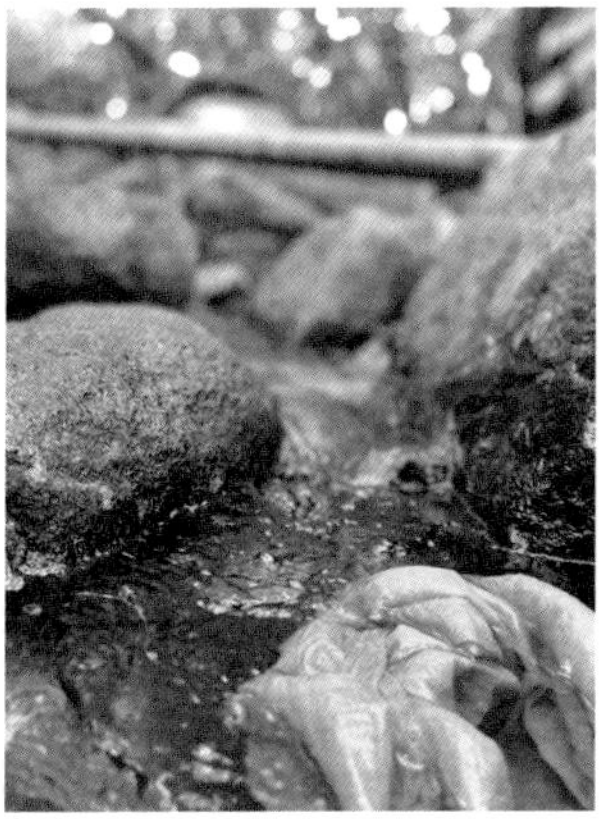
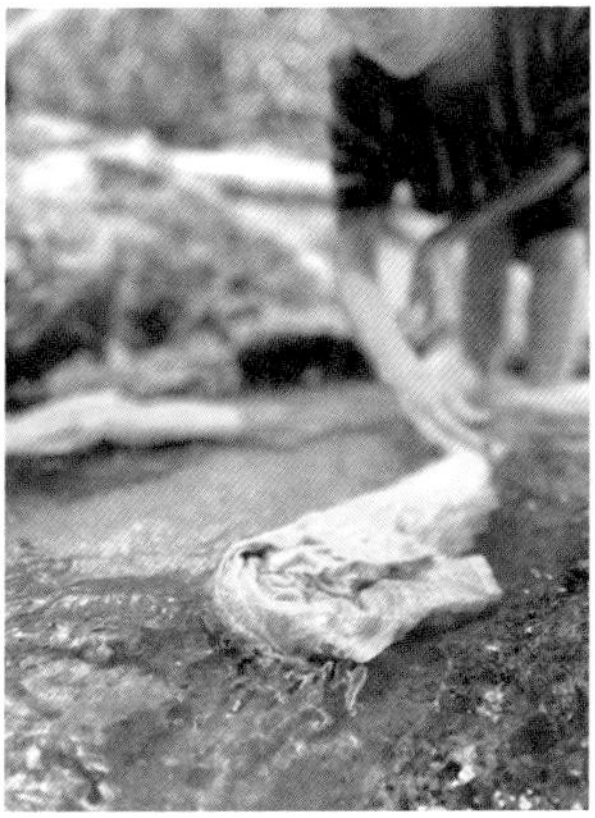

川ですすぐ　作り手の想いごと浄化し、クリアーにしてから手渡します

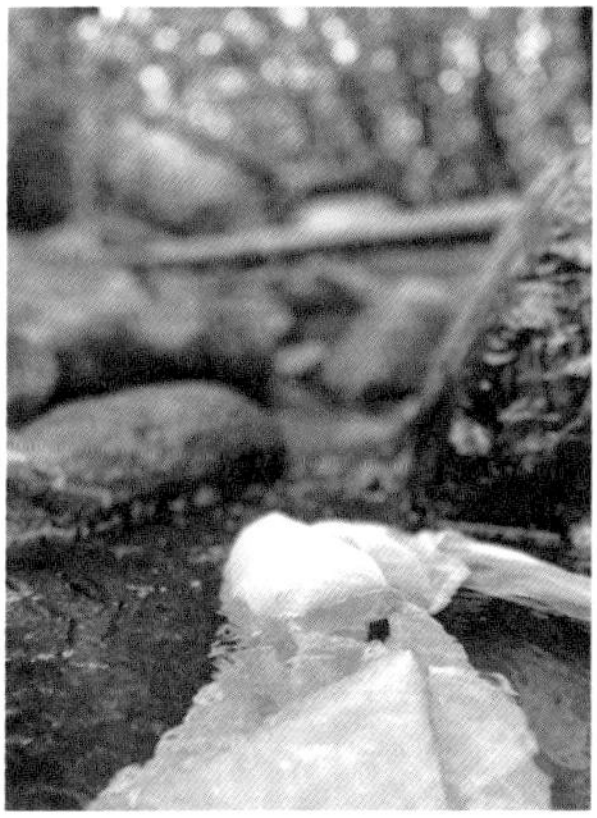
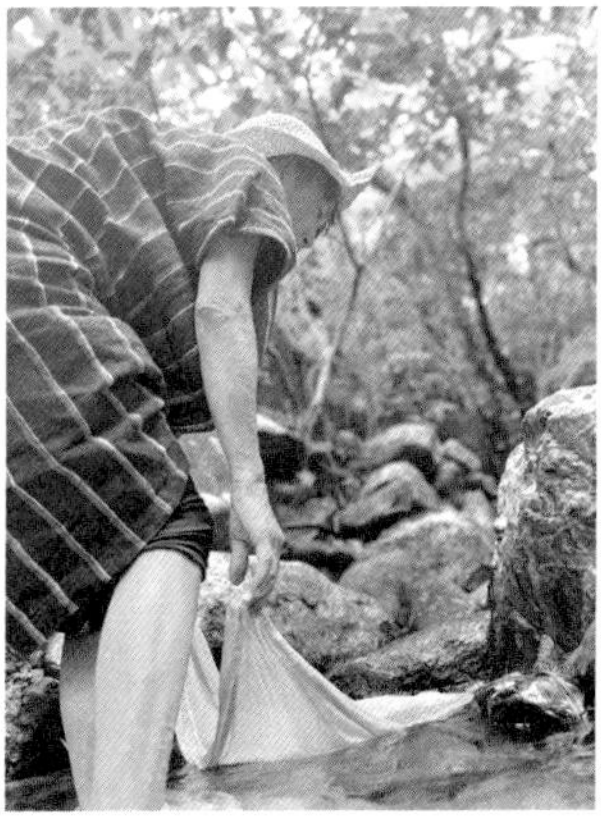
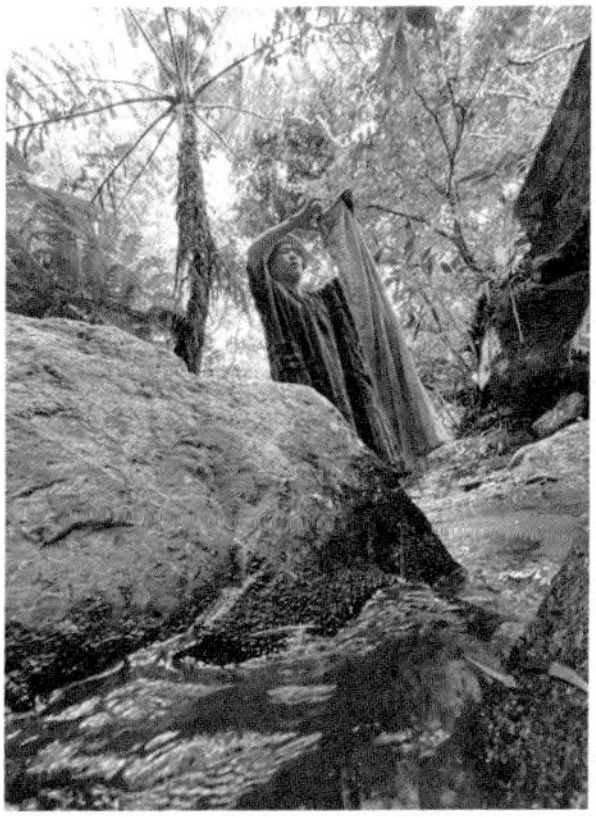

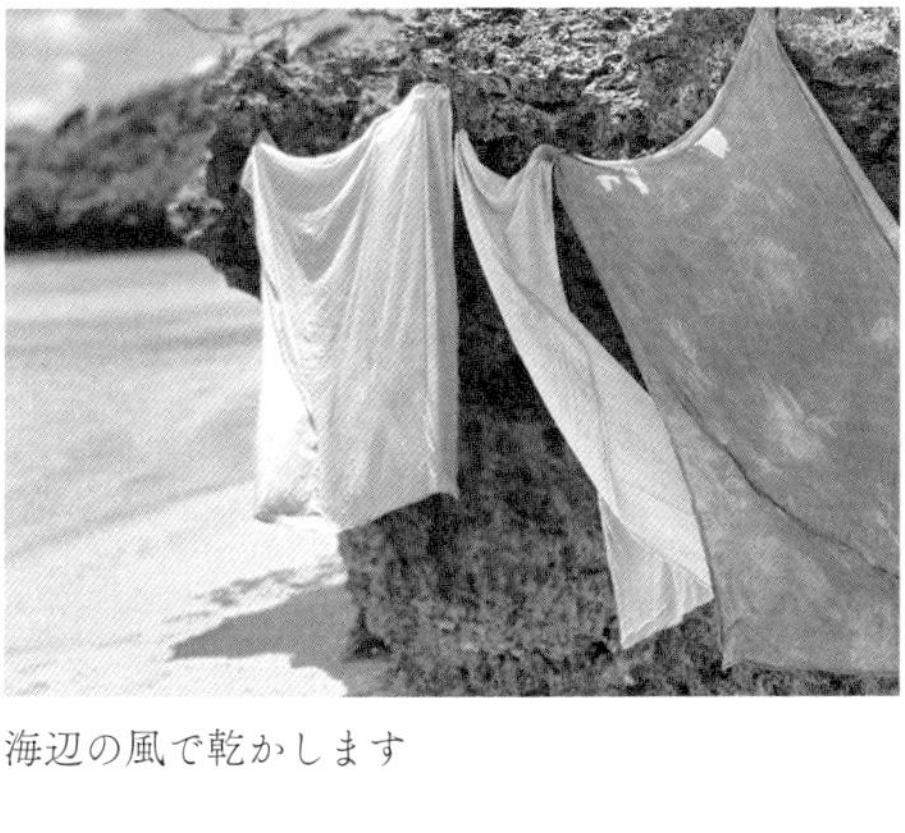
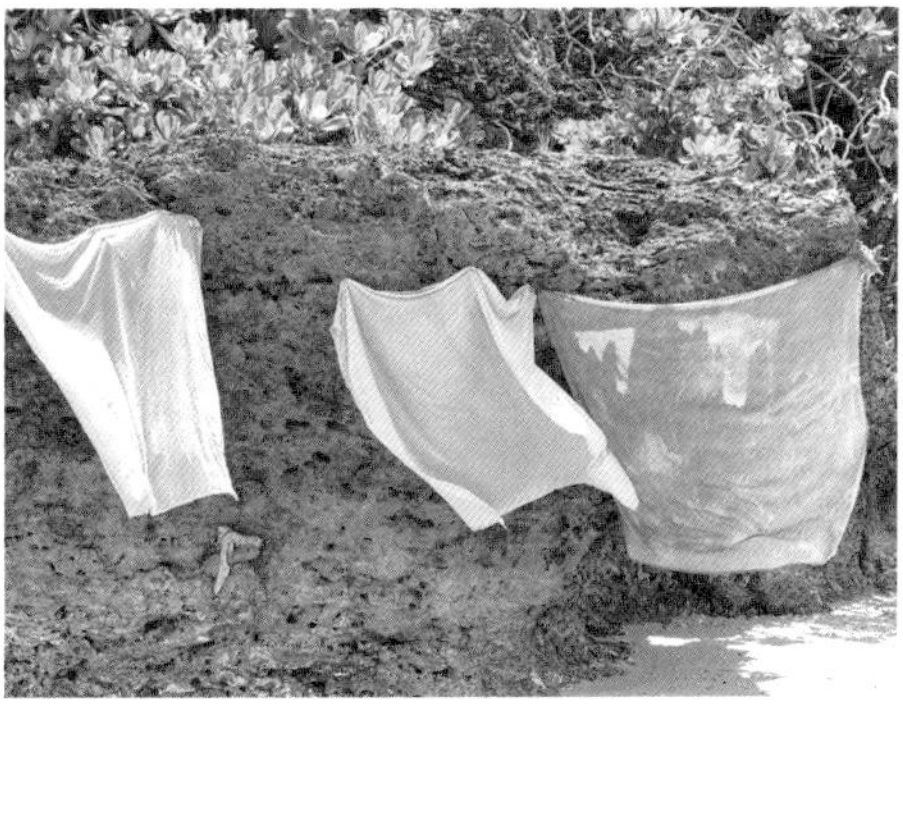

海辺の風で乾かします

塩を作る

生命にはお塩が大事

私は2015年に、ハブに噛まれて死にかけて、ICU（集中治療室）に入りました。ICUには1週間入り、2週間後に命からがら退院しました（詳しくは前著『石垣島はっちゃんの島の薬箱』ヒカルランド刊参照）。

入院中は食事ができなかったから、食事がとれるようになる日をそれは楽しみにしていたのに、2週間ぶりに念願の食事を一口口にしたとき、「これ以上食べたら病気になる」と感じたの。その一口で、肩のエネルギーが、すごく詰まるような体感があった。そう感じた原因は、塩だった。病院食の塩は食塩。私が普段口にしているのは海水や海の塩。塩が違っていたの。

塩がないと、身体にホルモン（神経伝達物質）がまわらない。体内で循環しない。でも身体に合わない塩は、体内の巡りをとどこおらせてしまうのだと身体で実感しました。

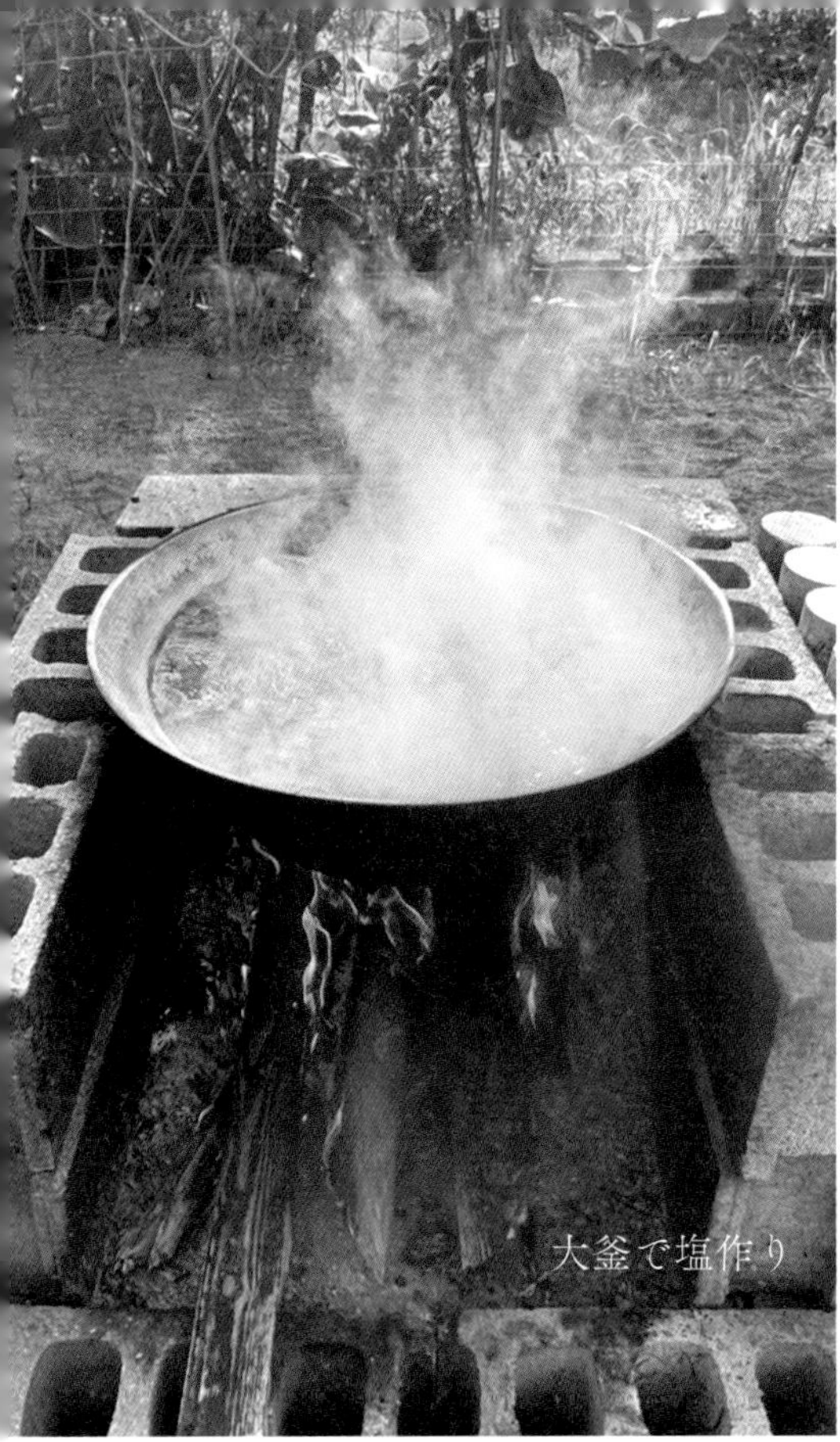

大釜で塩作り

石垣島の海辺で即席の
塩を作り料理している
様子を動画でどうぞ→

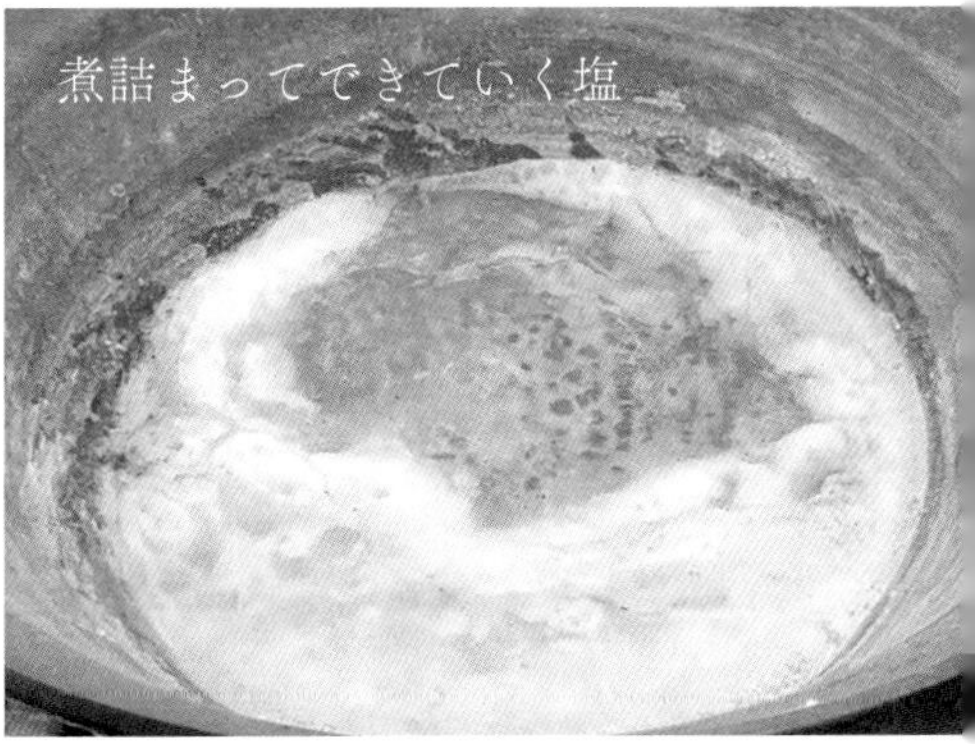

煮詰まってできていく塩

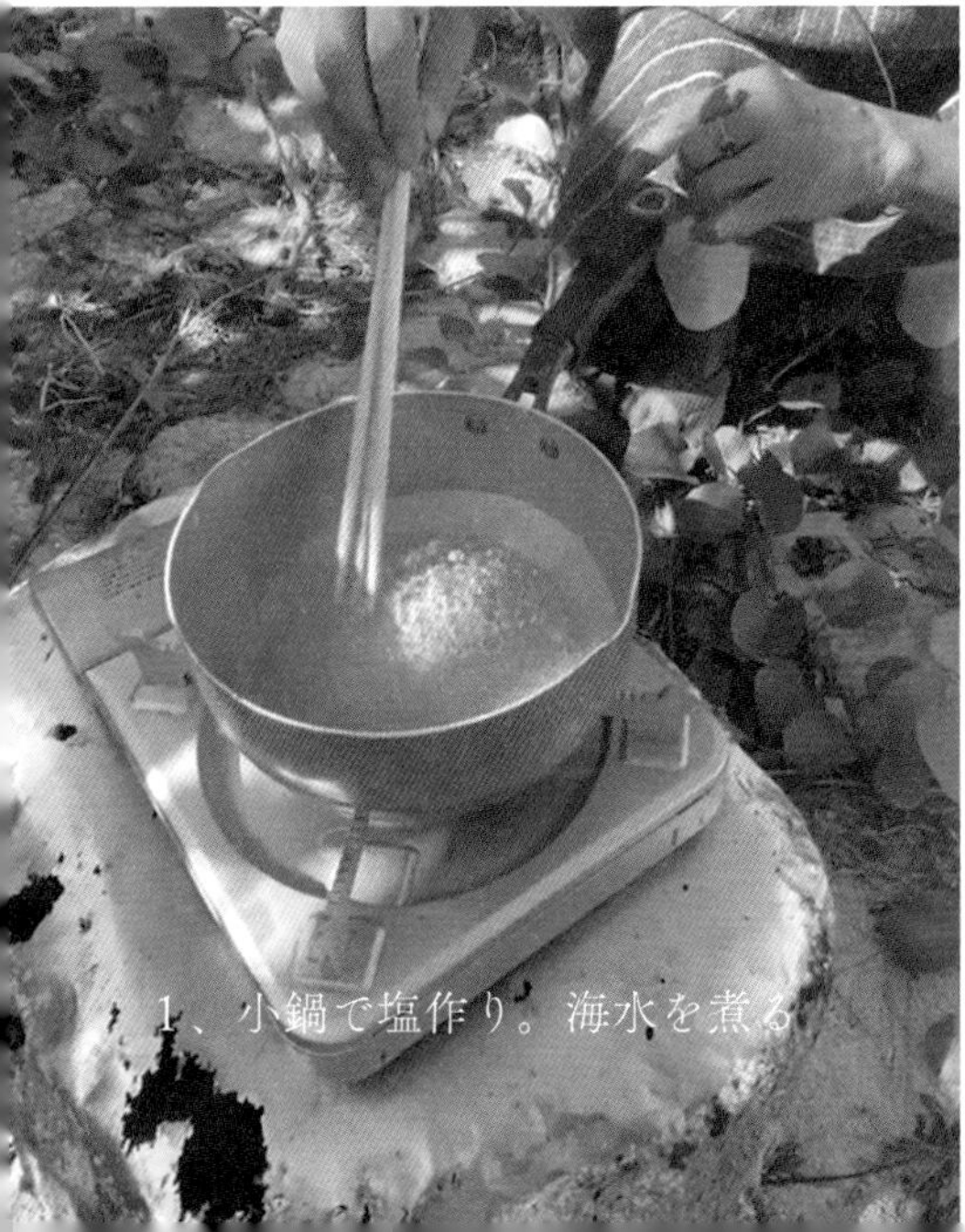

1、小鍋で塩作り。海水を煮る

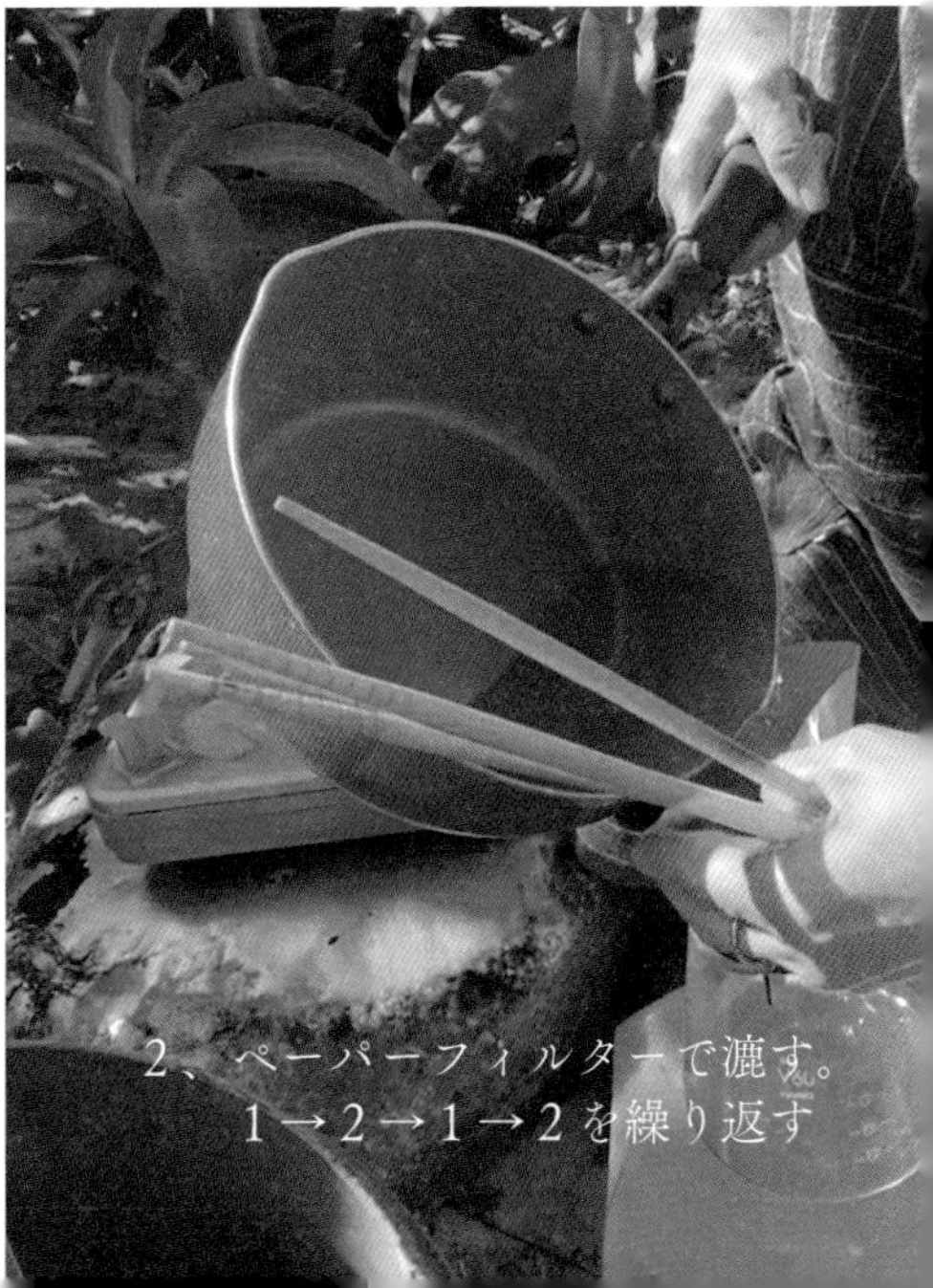

2、ペーパーフィルターで漉す。
1→2→1→2を繰り返す

私には、昔から海水を味見するクセがあって、普段からいつも海水を飲んでいました。ハブに噛まれたとき、後にわかったことですが、病院の診療明細に麻薬、血清のほか、たくさんの治療が記されている中に、塩水10リットルの処方がありました。塩水で毒が排出され、奇跡的にそれで私の命が救われたところがあるから、塩の大切さは伝えていきたいんです。

体の調整は海で

ビーチは体と意識をととのえてくれます。

ビーチを歩いたり、砂浴もいいです。まずは足をくるぶしまで入れ、体の反応をみます。それから徐々に体を埋めていくとよいです。

海に体を浮かべると、勝手にバランスをとってくれます。

私はお塩を作ります。
塩は大事。
自分の体験からそう思うの。

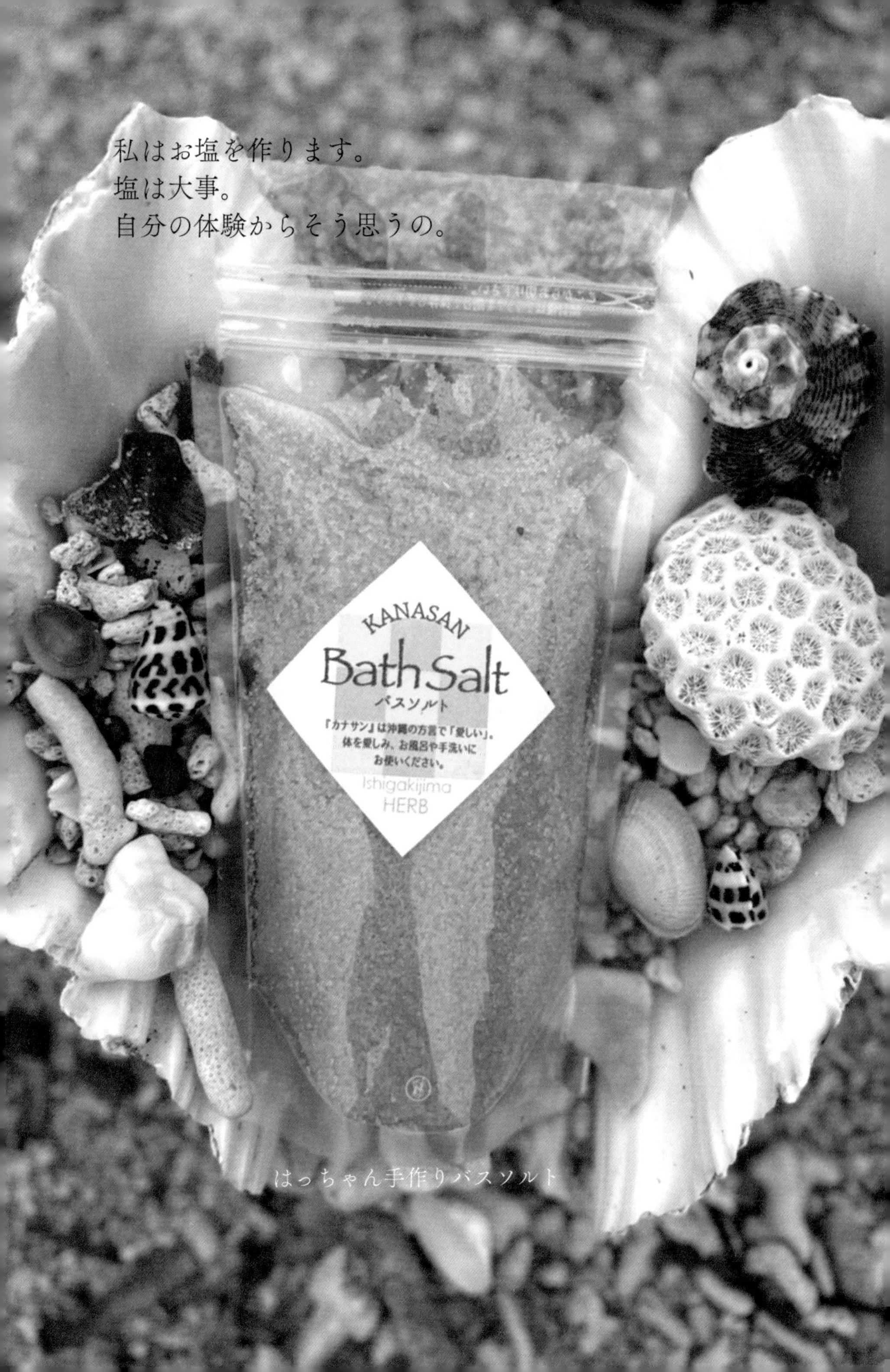
KANASAN
Bath Salt
バスソルト
『カナサン』は沖縄の方言で「愛しい」。
体を愛しみ、お風呂や手洗いに
お使いください。
Ishigakijima
HERB

はっちゃん手作りバスソルト

植物で守るおまじない　ゲーン（サン）

沖縄には、先人の知恵として、植物を使ったおまじない、ゲーン（サン）が残っています。いまでは使う人が少なくなりましたが、可愛いのに効きめもあって、すぐにできる素敵なおまじないです。

作り方

すすきや芽、先が細くとがった植物を、左まわりにくるりと巻いて、守りたいものの上に乗せる。

使い方

包んだお弁当の上に乗せて持たせる。
夜外出するときに持って出る。
家畜の前や屋敷の四隅に。

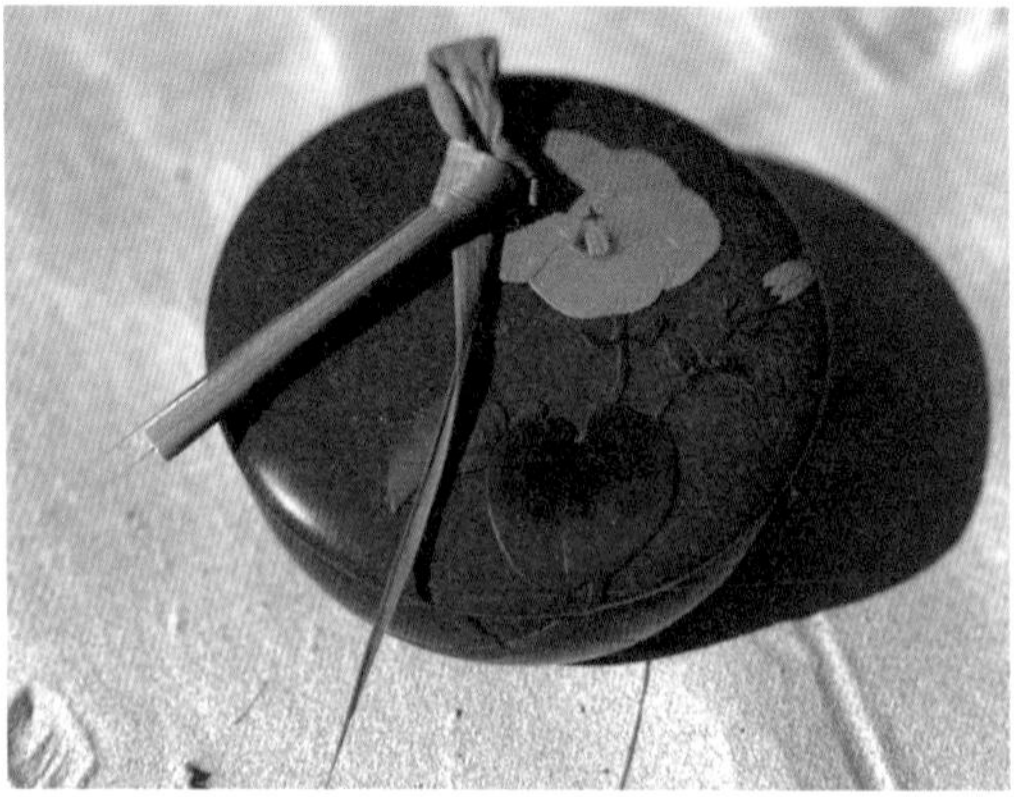

もともとは、何か違和感があるような変な場所や、暗い場所に行ってしまったときの御守り代わりや、家の新築の門開きの儀式などで使われました。また一方では個人所有の標《しるし》としても使われ、原野にサンが立てられている場合は、他人の立ち入りを禁じます。サンは他を寄せつけない広い意味があるようです。
世界中どこに住んでいる方でも、かんたんに実践できますね。

このおまじないは、植物を左巻きにします。あえて通常とは違う巻き方にすることで呪力が強まると信じたようです。人間というのは、本能的に左へとまわるクセがあるそうです。だからスーパーマーケットではそれを応用して、売り場の動線を左まわりに作っているそう。人が本能的に変だ・嫌だと感じる場所は、場の磁場や電磁波に異変があることが多いといわれます。それは電子のスピン（回転）によって生じるといいます。生きた植物を左巻きにし、触れることで、スピンに何らかの働きかけができるのかもしれません。そういうことを本能的に理解していた先人が残して引き継いでくれた知恵。ここにも残したいと思います。

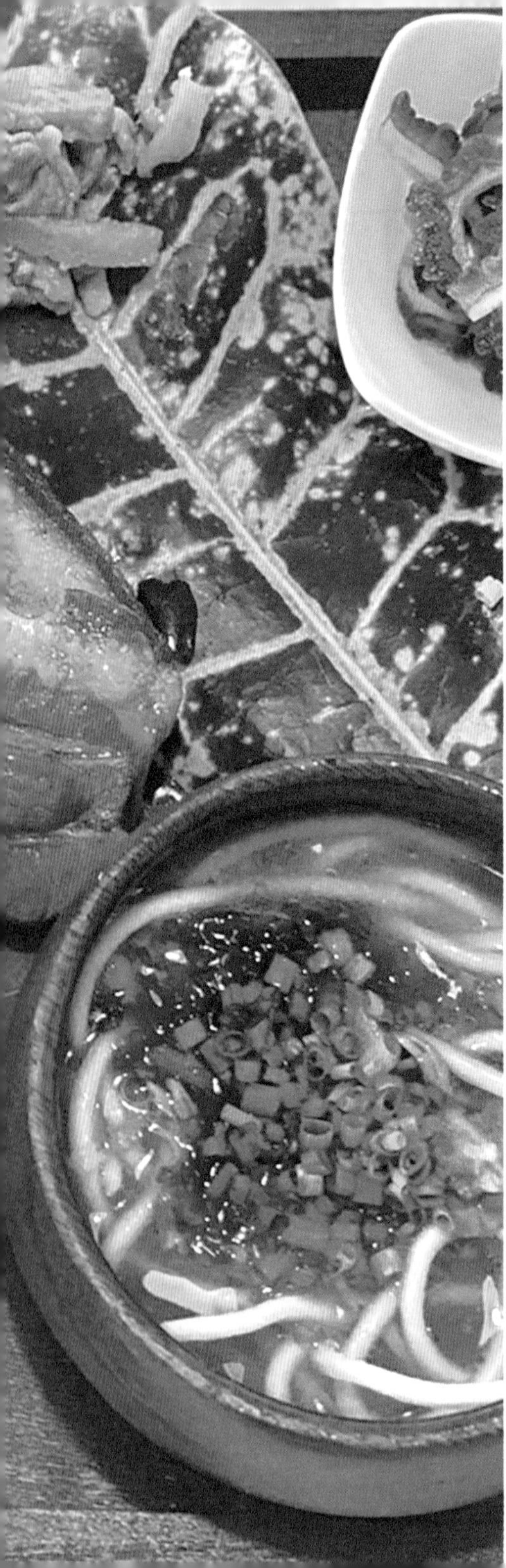

クンチつけましょう
心にも体にも「力」をつける

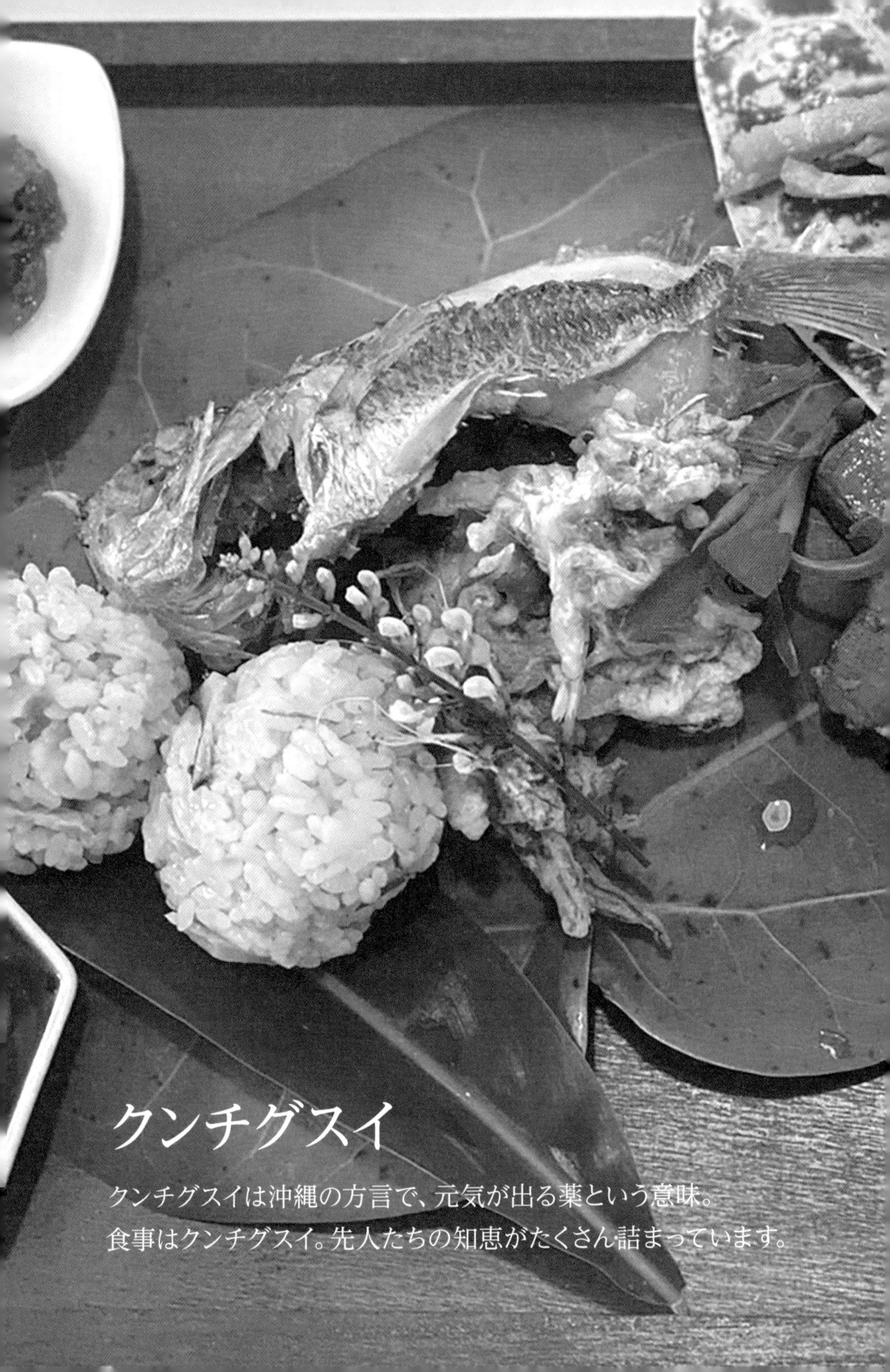

クンチグスイ

クンチグスイは沖縄の方言で、元気が出る薬という意味。
食事はクンチグスイ。先人たちの知恵がたくさん詰まっています。

味つけについて

味覚は住む土地で変わるので、分量はお好みで

味覚は、住む土地によって、違ってくるものです。
身体を動かすかどうかでも違うし、生まれや育ちでも変わる。
だからこの本では、あなたの感覚で味をととのえてほしいという意味合いで、
あえてグラム数などの細かな分量を書いていません。

沖縄では、夏にお塩をたくさんとらないと体が大変危険になります。動物も同じで、牛舎などにも大量のお塩をおいています。

梅雨時期も、曇りでも、汗だくになる。それが沖縄。こういう場合、注意していないと塩が足りずに熱中症になってしまう。一般的なレシピに書いてあるままの分量では、体がもたなかったりするのです。だから沖縄では多めにお塩を使う

んです。

でも内地では、そこまでお塩を入れなくても大丈夫。おしょうゆだけで足りる可能性だってある。住む場所でそのぐらい味加減に差が出ます。

それから、詳細に数字を書くと、分量を守ることに気を取られて、本来集中すべき情報から外れてしまうということもあります。それはたとえば、植物のエネルギーを感じるというようなこと。

料理は楽しみと喜びのためにあるんだから、薬草もレシピも、覚えなきゃ、ではなく、一体となって楽しむ。人間として持っている本能で、どんな状況でも、受け入れ、祈り、知恵を発動し、生き抜くことができる。

あなたの住む土地に合う調味料もたくさんあるはずです。それらをどんどん使って、自由で楽しいお料理にしてくださいね。

旬の野菜をたくさんとりたいとき

しりしり（千切り）

しりしりは沖縄の方言。
野菜をたくさんとる知恵。
暑さを乗り切るビタミン。

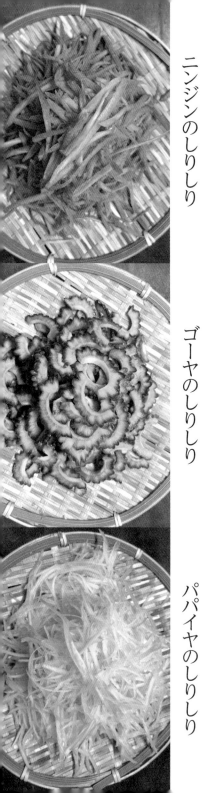

ニンジンのしりしり

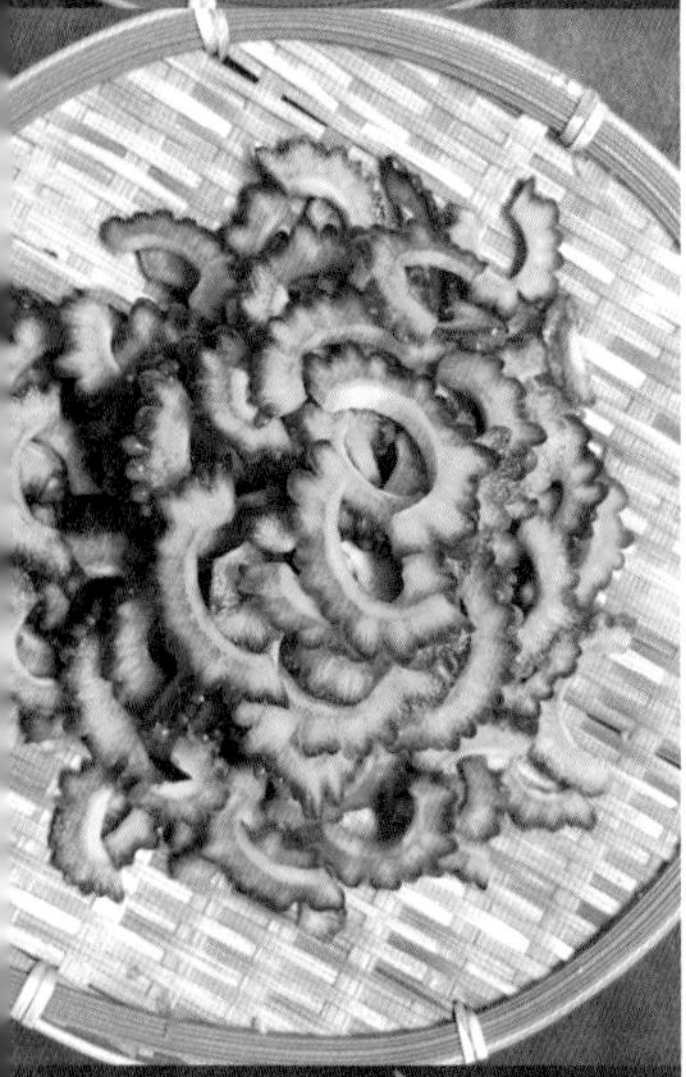

ゴーヤのしりしり

パパイヤのしりしり

ゴーヤ（P.110）
パパイヤ（P.128）

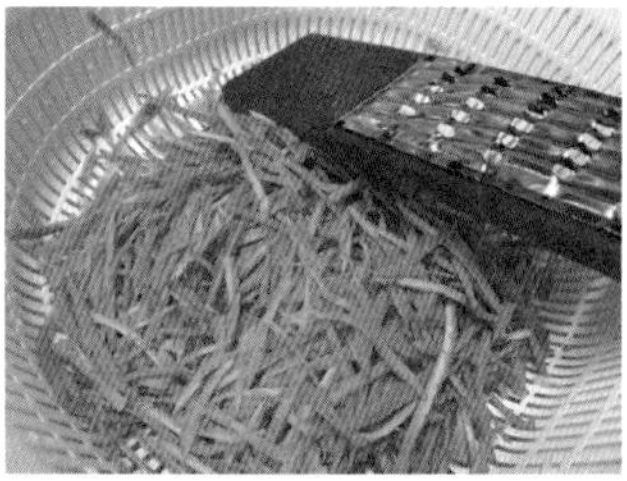

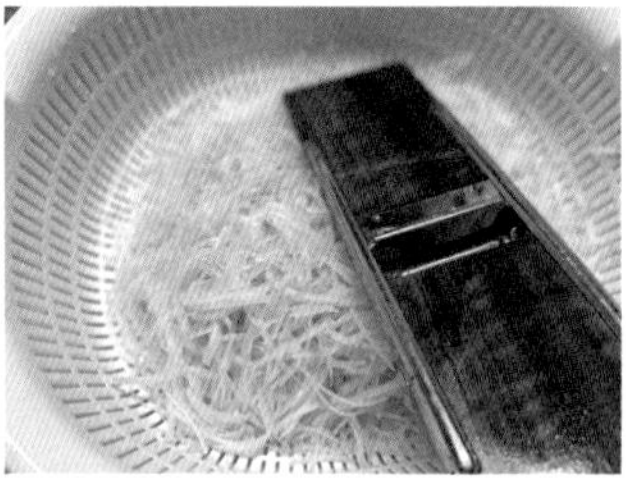

1 しりしりにするときはスライサーが便利です。

2 スライスした後少し塩もみして5分ほどおきます。

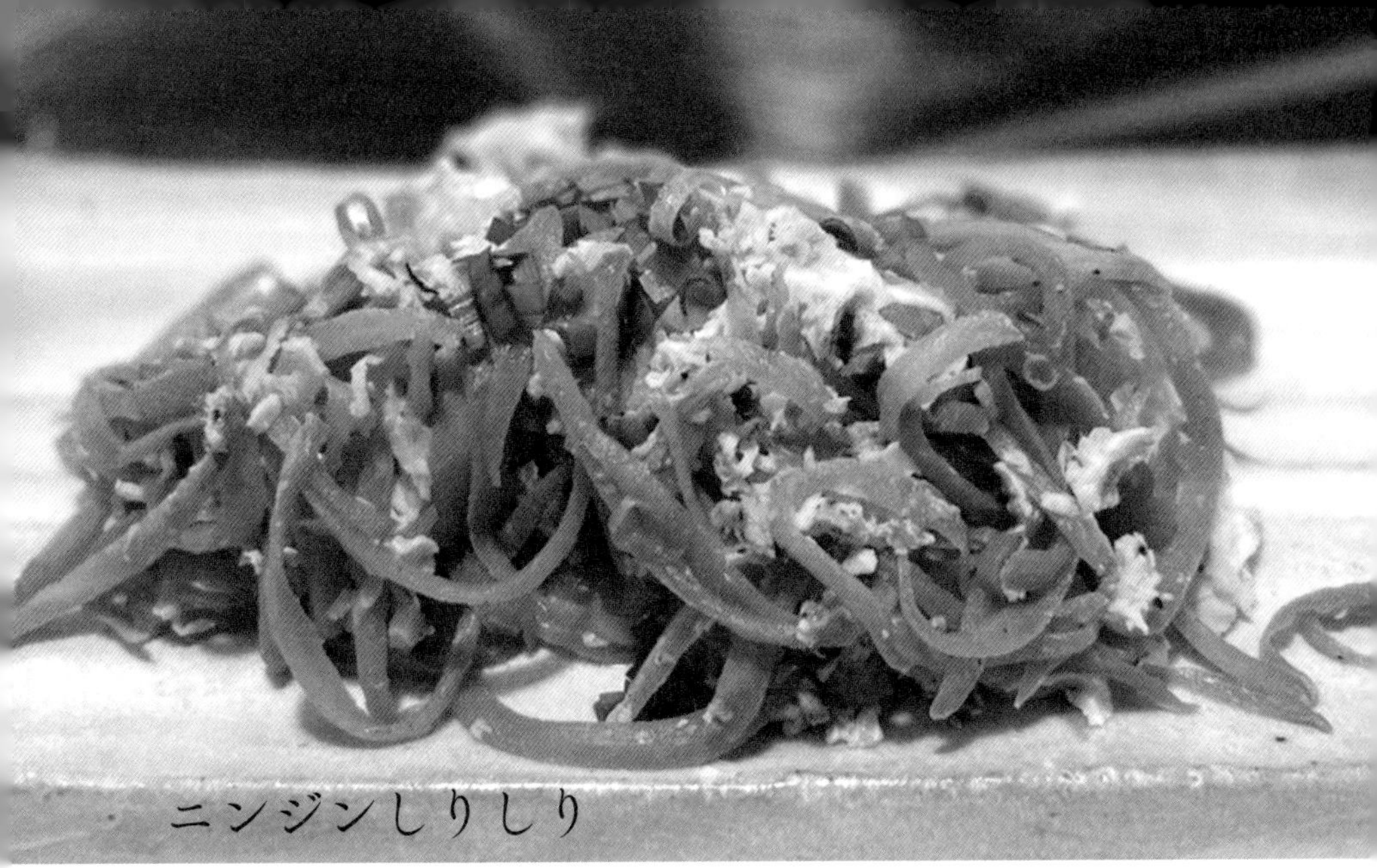

ニンジンしりしり

材料
ニンジンのしりしり
卵、ソーセージ（ツナなど、あるものでOK）、お好きな青菜、油、塩、こしょう、しょうゆ、出汁

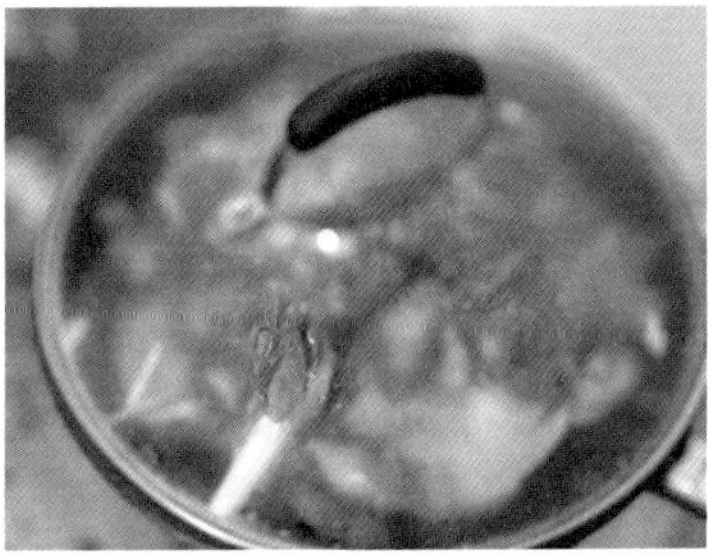

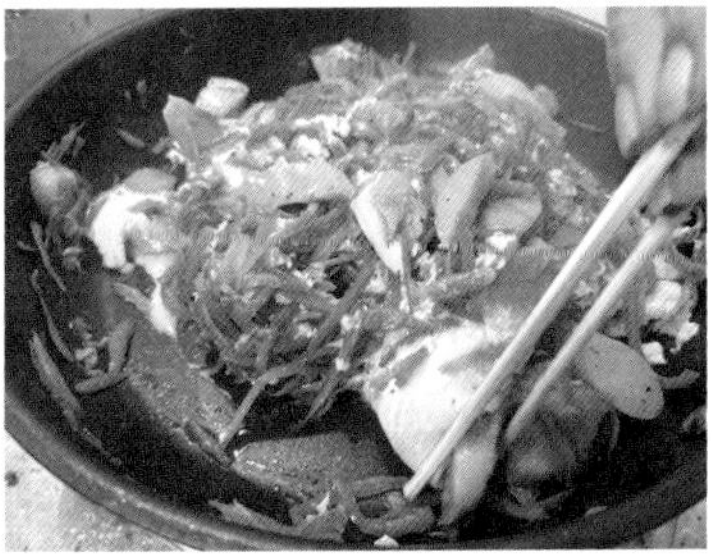

1、油を引いてニンジンを炒めます。
2、1に火が通ったらソーセージなどの具を入れます。
3、つづいてすべての調味料を入れます。※卵を入れるので濃いめの味つけで。こしょうは多め。
4、溶いた卵を入れてフタをして蒸してできあがり。
お好みで、できあがりにねぎやニラ、大葉を入れて彩りよく。

子どもたちにも大好評

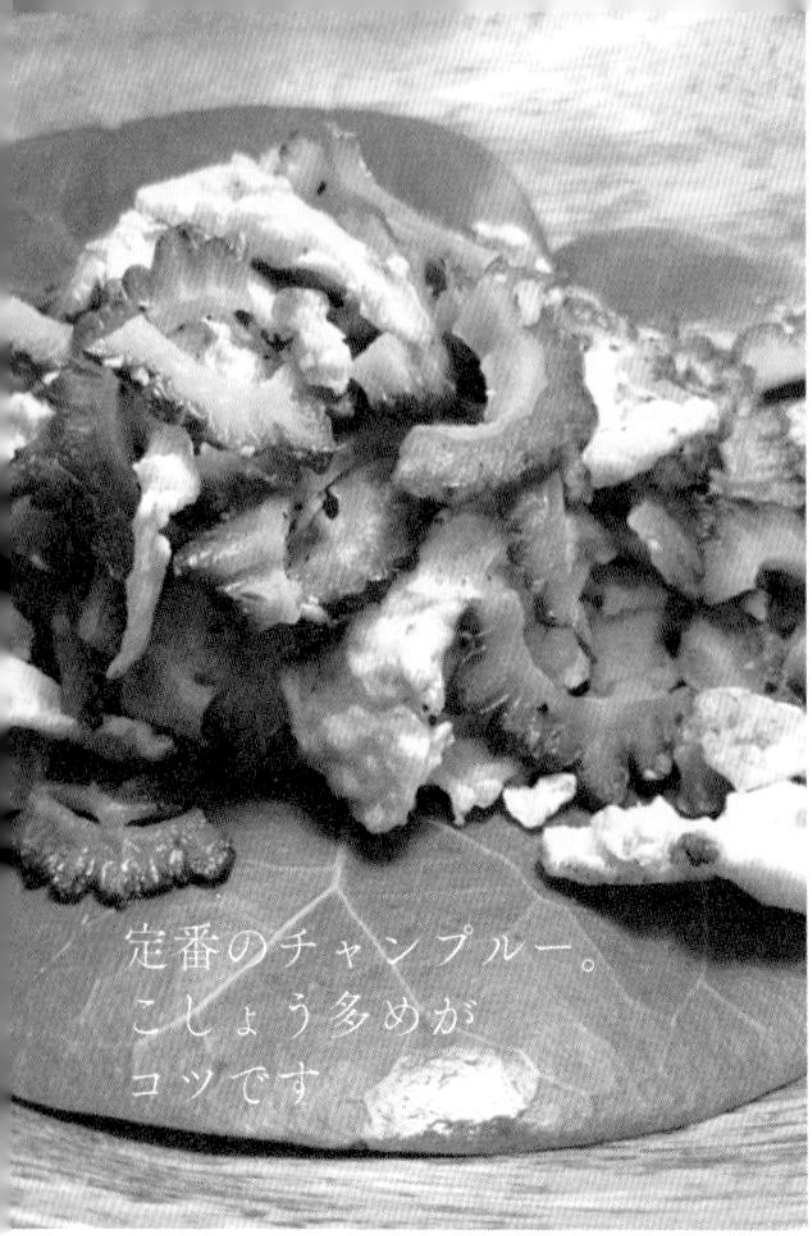

定番のチャンプルー。
こしょう多めが
コツです

ゴーヤチャンプルー

Ver. 味噌味

材料

ゴーヤのしりしり（太め）
ツナ缶、豚肉、卵
油、塩、こしょう、味噌

1、油を引いたフライパンに、ゴーヤ、ツナ、豚肉の順番で入れ、炒めます。
2、つづいて塩、こしょうをし、味噌、最後に卵の順番で入れ、2～3分蒸します。
※味噌で炒めることで苦みが抑えられるので子どもたちにも喜ばれます。

ゴーヤチャンプルー

Ver. 大人のしょうゆ味

材料

ゴーヤのしりしり（太め）
ツナ缶、肉、卵
油、塩、こしょう、しょうゆ

1、油を引いたフライパンに、卵を炒めます。
2、つづいてゴーヤを入れます。
3、他の具材、調味料を入れます。
4、火が通ったらできあがり。

ポピュラーな
ゴーヤの酢の物

材料

ゴーヤのしりしり（細め）
かつお節、塩、酢、しょうゆ

1、塩もみしたゴーヤのしりしりに、酢としょうゆを1：1で和えます。
2、かつお節をかけてできあがり。
苦みが強い場合は、軽く湯通ししてもよいです。

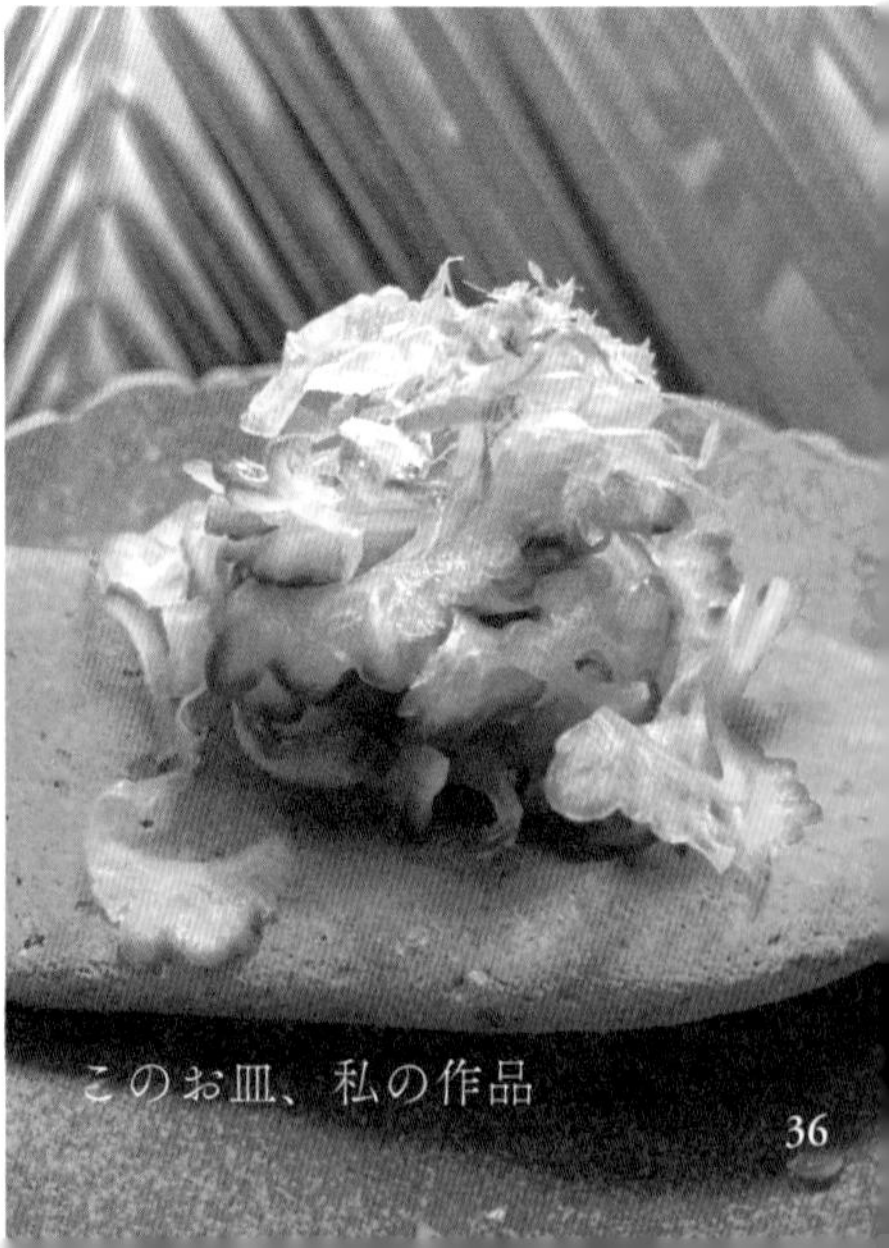

このお皿、私の作品

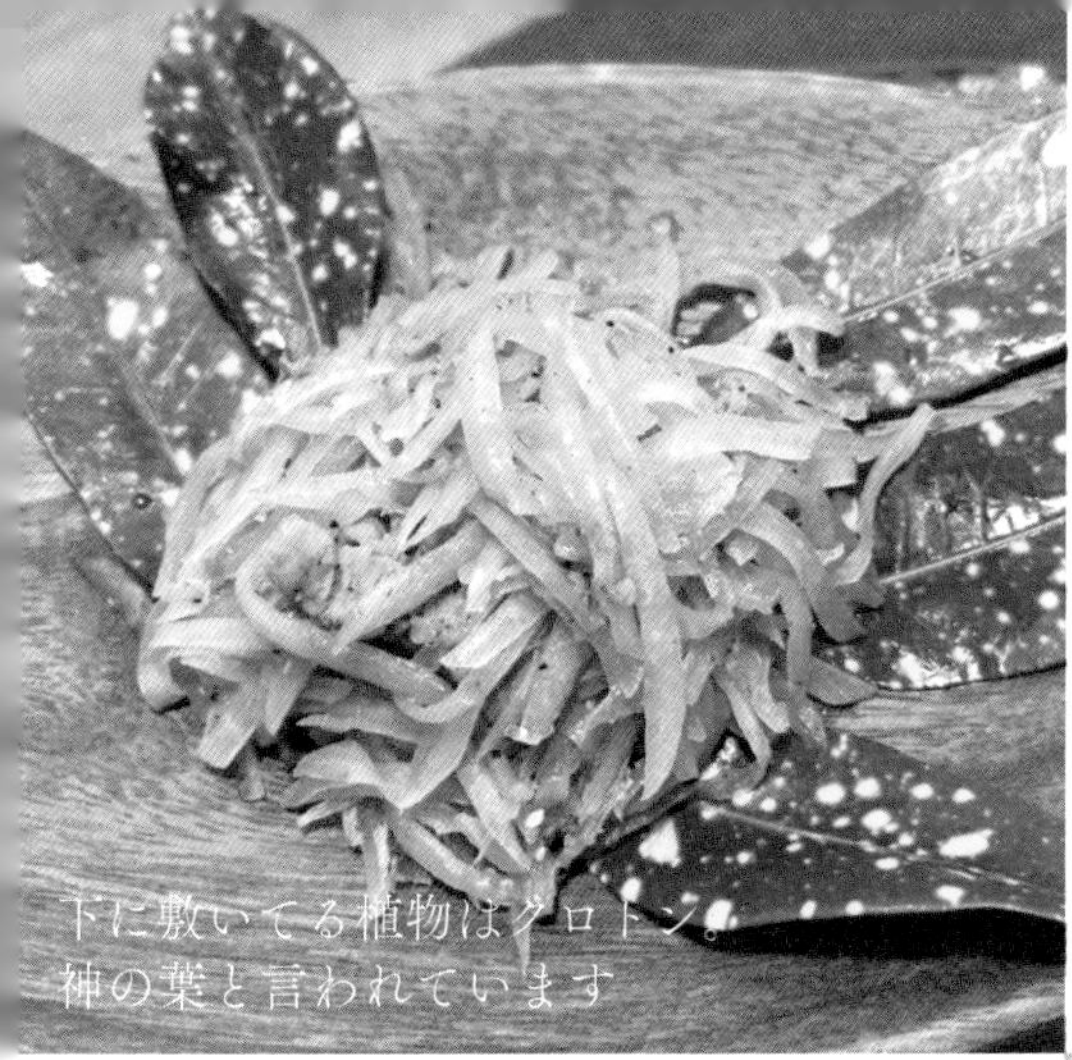
下に敷いてる植物はクロトン。
神の葉と言われています

パパイヤチャンプルー

材料
パパイヤのしりしり、豚肉のスライス、塩、こしょう、しょうゆ

1、パパイヤのしりしりを炒めます。
2、塩、こしょうをした豚肉を入れて、蒸すように炒めます。
3、火が通ったら、しょうゆで香りづけして、できあがり。

パパイヤの酢の物

材料
パパイヤのしりしり、ピパーズの実と葉(P.100)、塩、酢、しょうゆ

1、塩もみしたパパイヤのしりしりに、酢としょうゆを1：1で和えます。
2、盛りつけにピパーズの実と葉を乗せてできあがり。（ピパーズはシソや大葉など香りのある食材で代用できます）

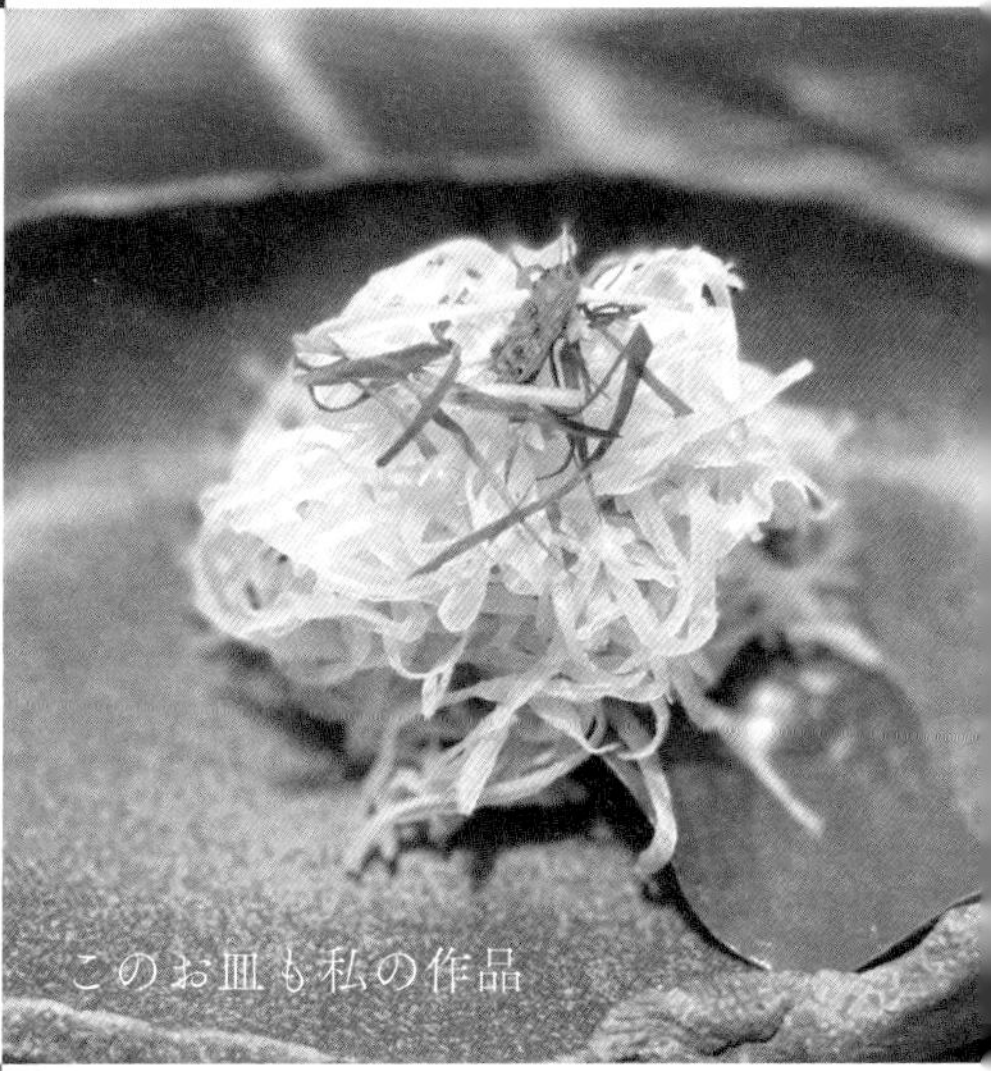
このお皿も私の作品

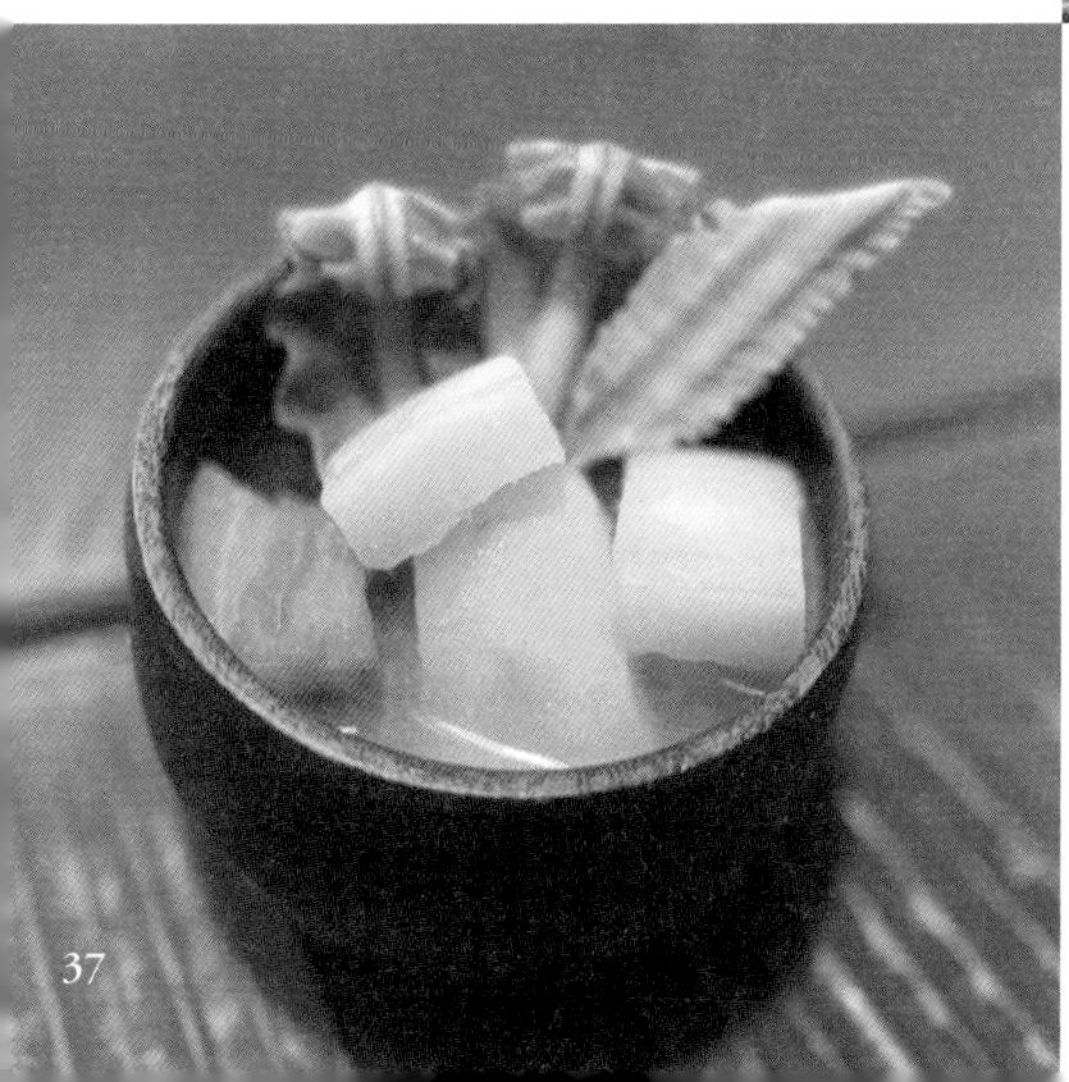

パパイヤスープ

材料
パパイヤ、お好きな具材

パパイヤのしりしりを作るときに残った部分を、スープに利用します。

パパイヤにはお肉を柔らかくしてくれる酵素があります。味つけは味噌もありますが、コンソメ味でも。

カレーに入れても OK です。

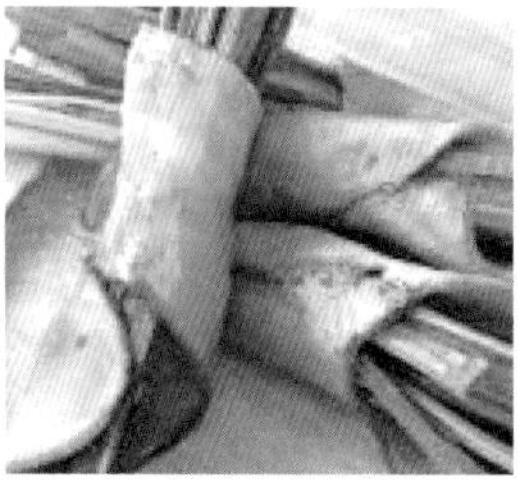

レモングラスハム巻き

材料

ハム（牛肉でも）、レモングラス（P.88）、レモン汁かシークヮーサー、片栗粉、ナンプラー、唐辛子、塩、こしょう、パームシュガー

1、レモングラスは20㎝ほど根元から切る。ハムに軽く片栗粉をふっておく。5分ほどおいたら、レモングラスにハムをクルクルと巻きつけます。
2、軽く塩、こしょう、唐辛子をふってからフライパンで焼き、ある程度、焼き色がついてきたら、レモン汁とナンプラーとパームシュガーを合わせてからまわしかけ、からめるようにサッと炒めてできあがりです。

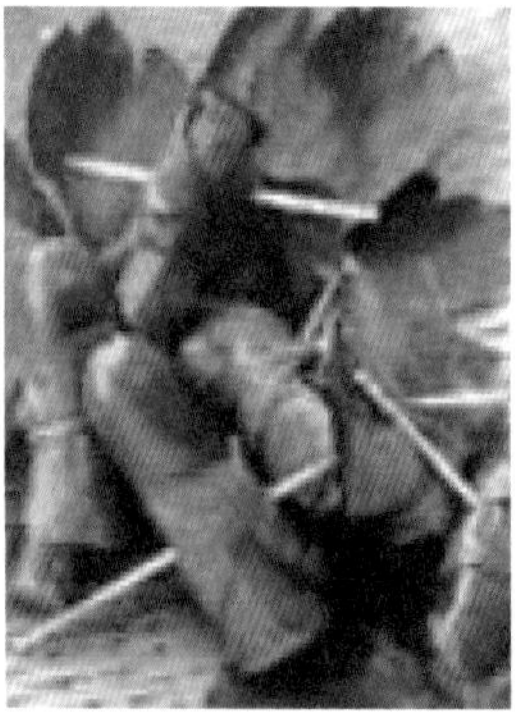

長命草のウインナー巻き

材料

長命草（P.82）、ウインナー、つまようじ

ウインナーを焼き、熱いうちに長命草でくるっと巻いてつまようじでとめます。お弁当にもいいです。長命草の代わりにシソや三つ葉でも。

湯がくだけのおひたし

塩を入れて湯がく。お好みで、塩、だし汁、しょうゆで味をととのえて

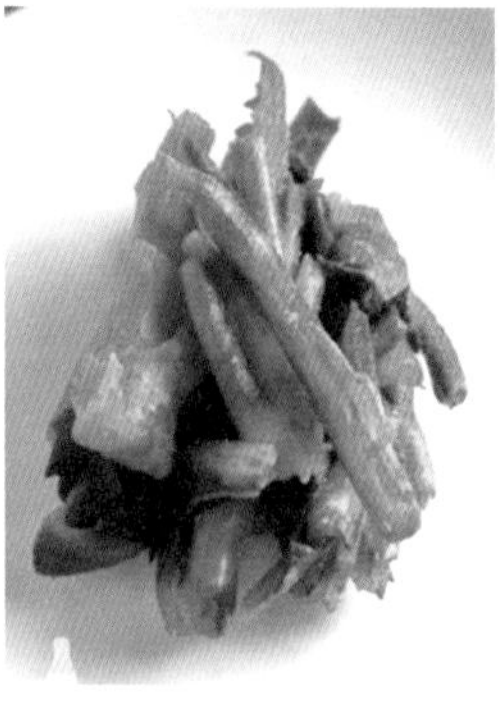

ハンダマの茎
（P.122）

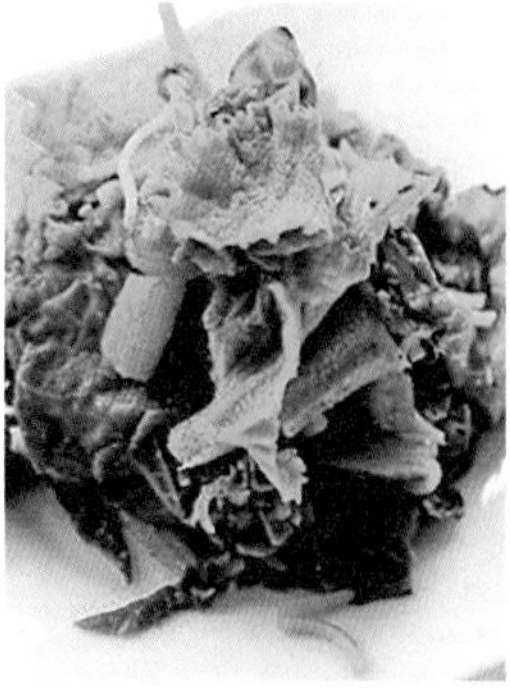

トウガンの葉と茎花
（P.118）

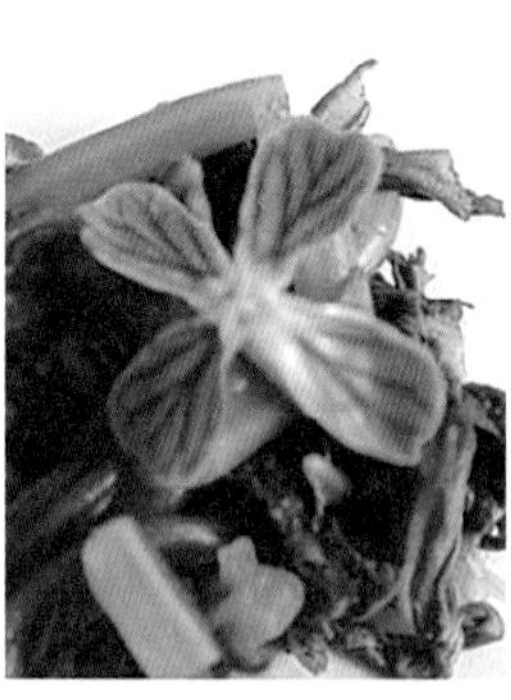

浜ダイコン
（P.104）

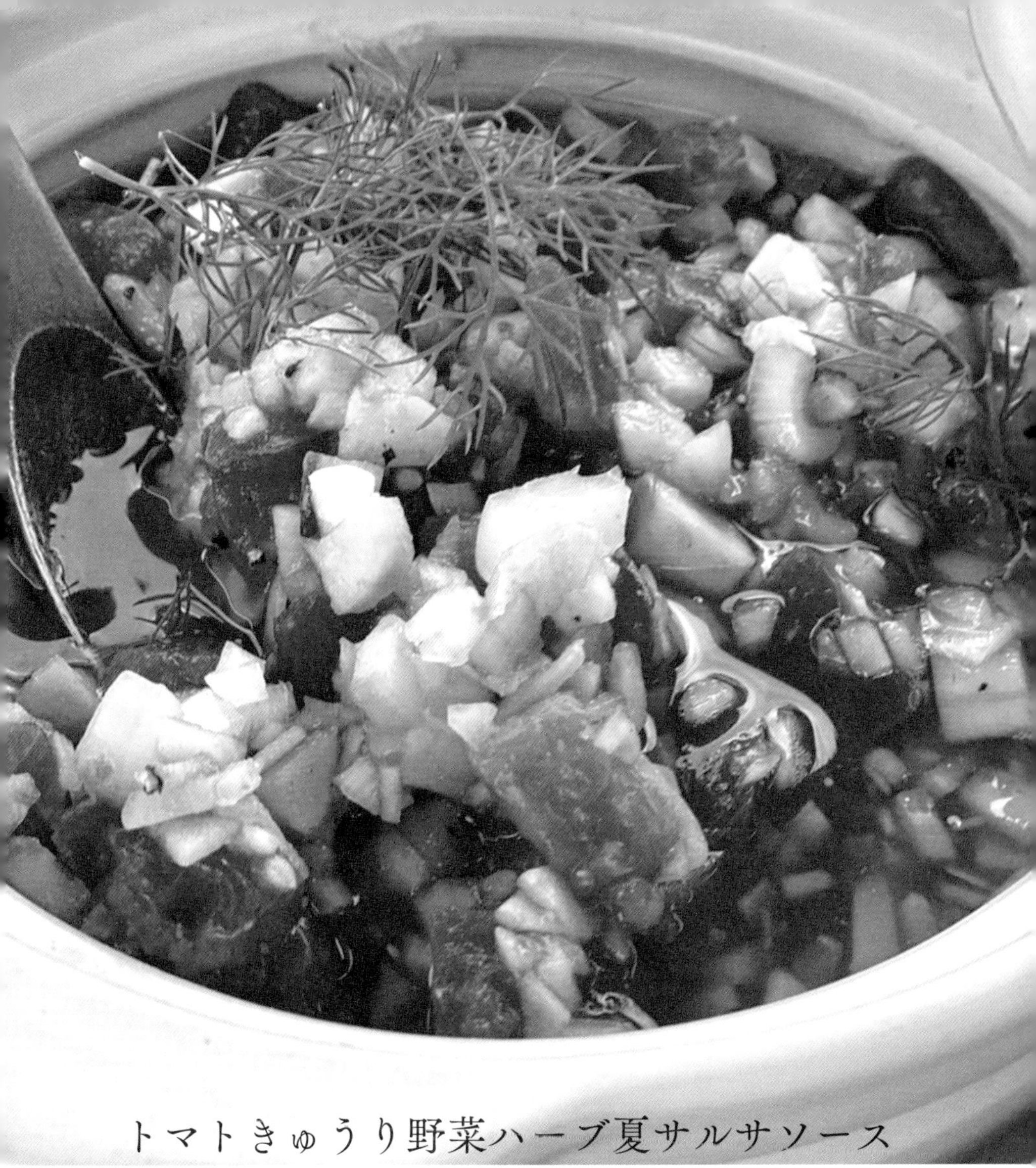

トマトきゅうり野菜ハーブ夏サルサソース

材料
トマト、きゅうり、玉ねぎ、
ニンニク、しょうが、唐辛子、
塩
そのほかお好きな具材でどうぞ

お好きな夏野菜や材料を
細かく刻んでソース仕立てにすると
野菜をたくさんいただけます。
野草は一度湯がいてから使うとよいです。

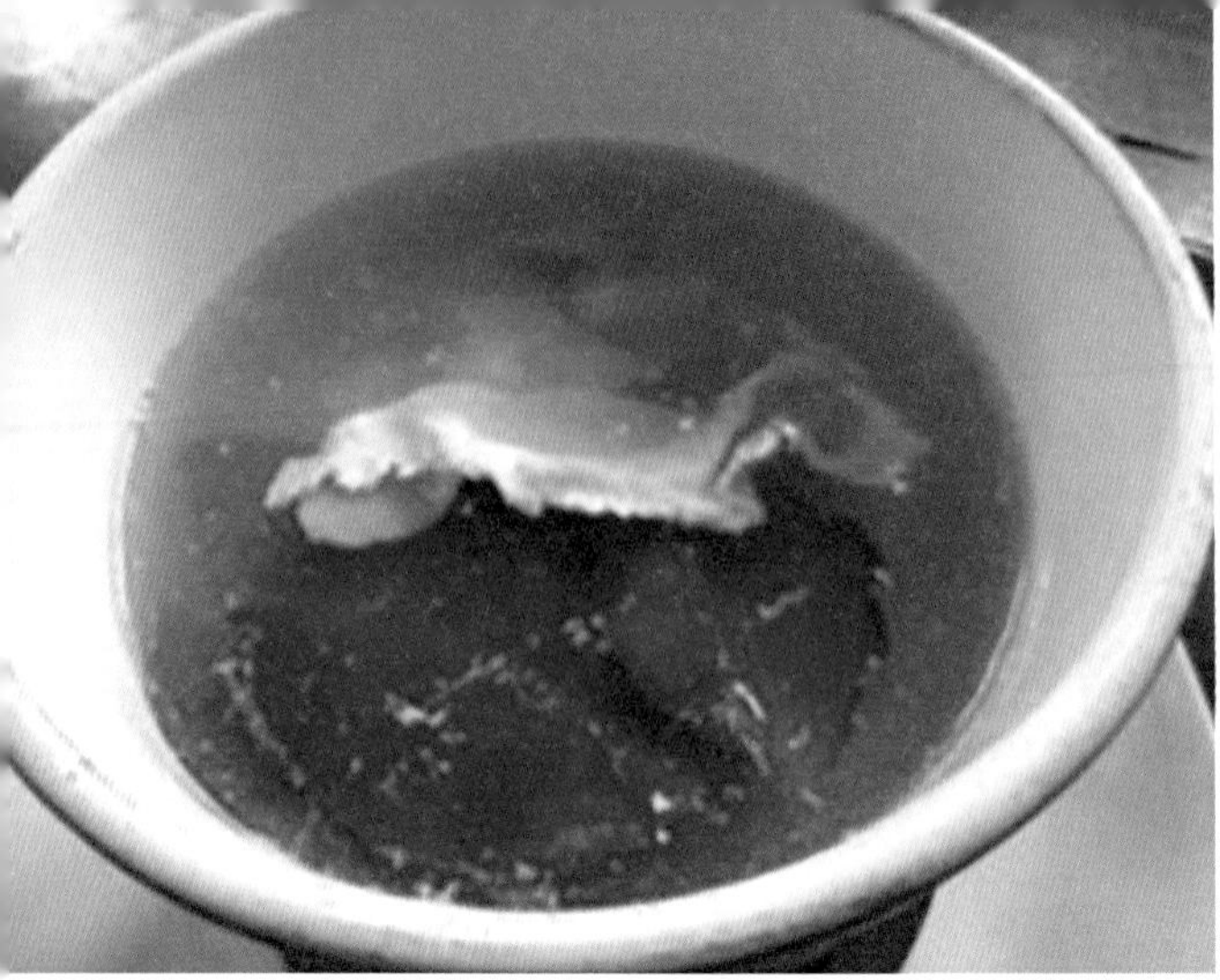

しゃぶしゃぶ

お湯に豚肉を入れて火が通ったら、雲南百薬草（P.132）を入れ軽くしゃぶしゃぶして、ポン酢でいただきます。ローズマリーのお出汁でもOK。

サンドイッチ

パンにバターを塗って、好きな若菜を乗せます。

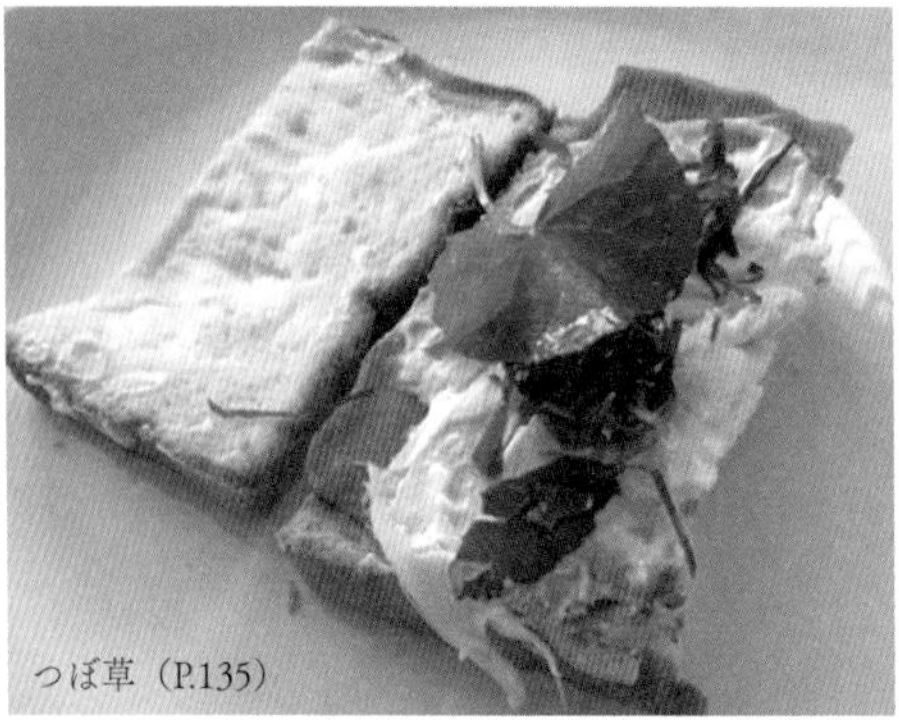

つぼ草（P.135）

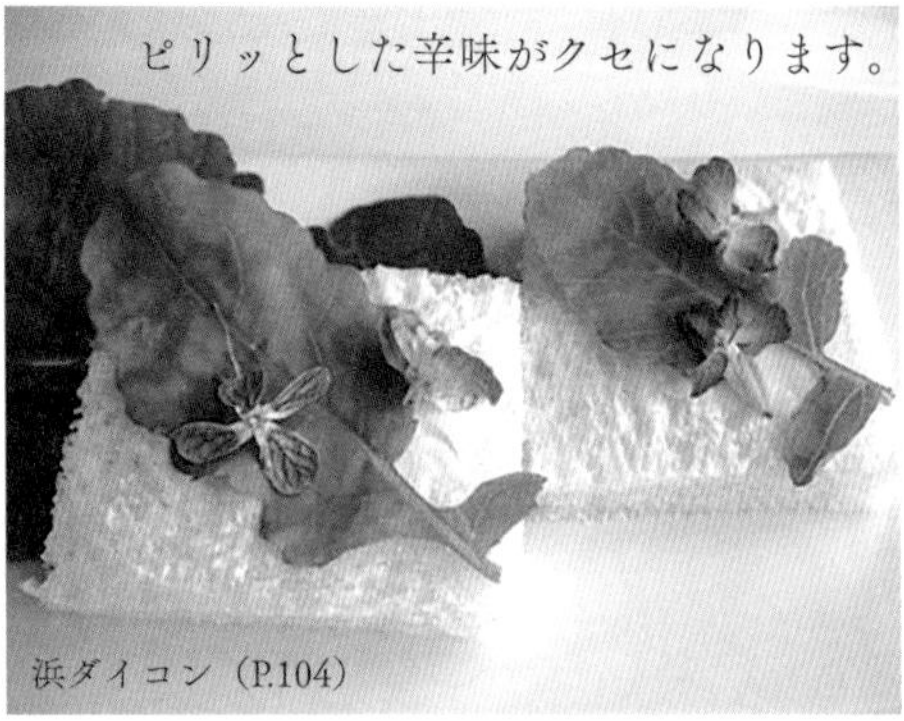

ピリッとした辛味がクセになります。

浜ダイコン（P.104）

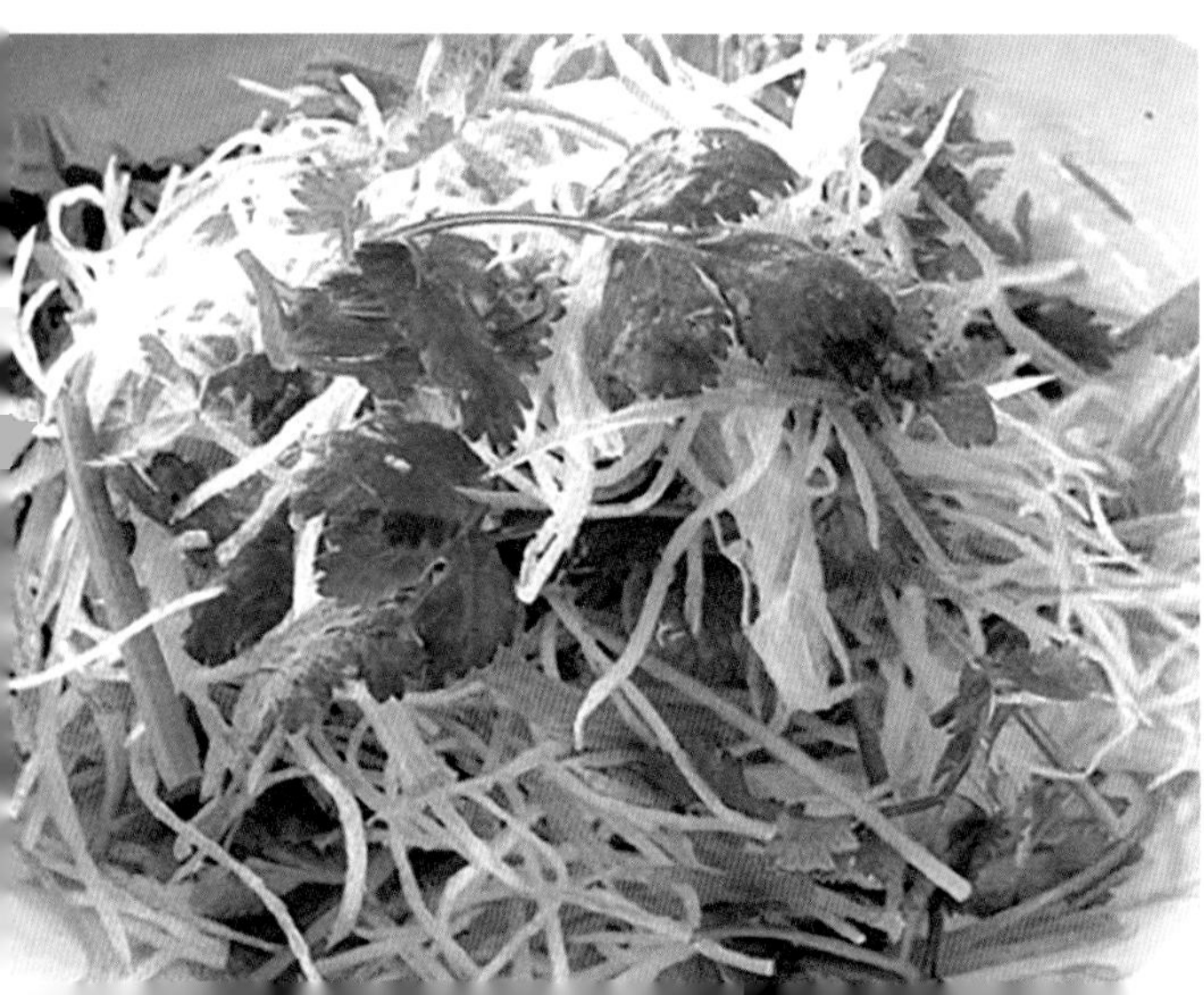

コリアンダーの和風サラダ

材料
大根、ニンジン、コリアンダー、ごま、酢、コリアンダーしょうゆ（P.78）

大根、ニンジン、コリアンダー（P.86）を切ります。酢とコリアンダーしょうゆをあわせていただきます。

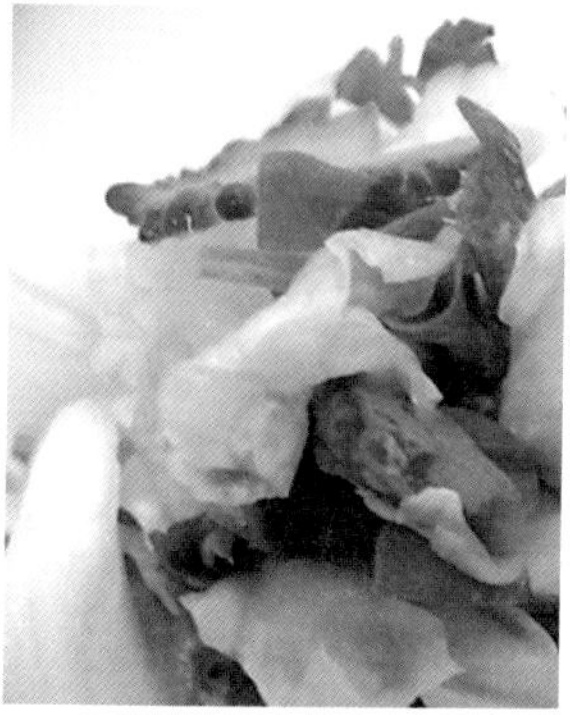

ツルナの浅漬け

材料

ツルナ (P.90)、ゴーヤ (P.110)、島らっきょう (P.112)、キャベツ、塩

ツルナ以外の野菜を食べやすい大きさに切り、軽く塩もみして1時間ほどおいてから、ツルナとまぜあわせます。お好みで島とうがらし葉のしょうゆ漬け（P.78）をかけてもグー。

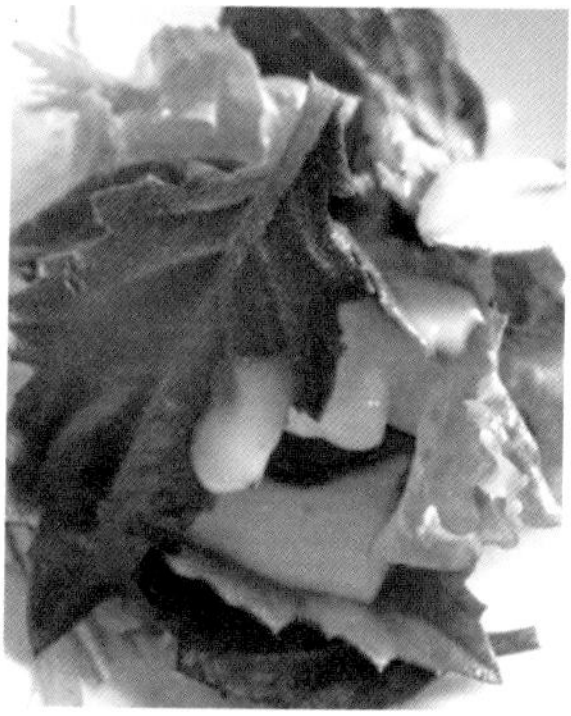

ハンダマのシーザーサラダ

ハンダマ（P.122、もしくはお好みのお野菜）をシーザーズドレッシングでいただきます。

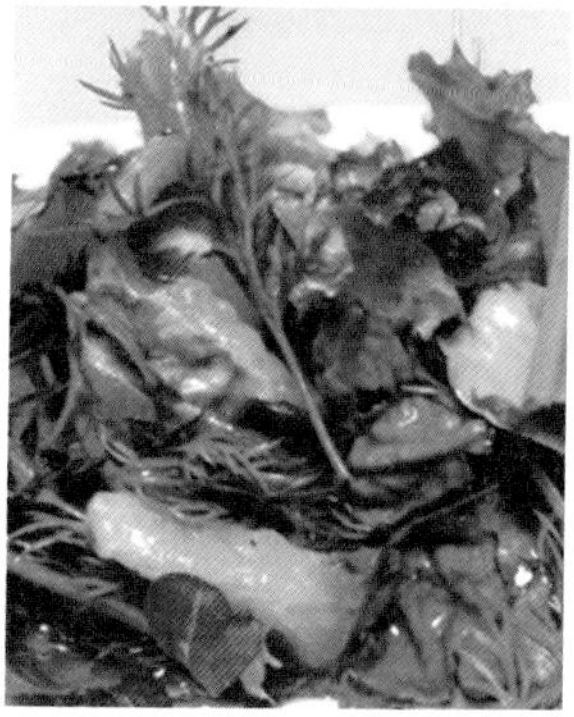

お魚と花びらハーブマリネ

お好きなハーブ、花びらとお好みの魚を、オリーブオイル、お酢、塩、こしょうで作ったマリネ液と和えます。

食べられるお花は、ローズ（P.138）、浜ダイコン（P.104）、ヤブカンゾウ（P.114）などがあります。

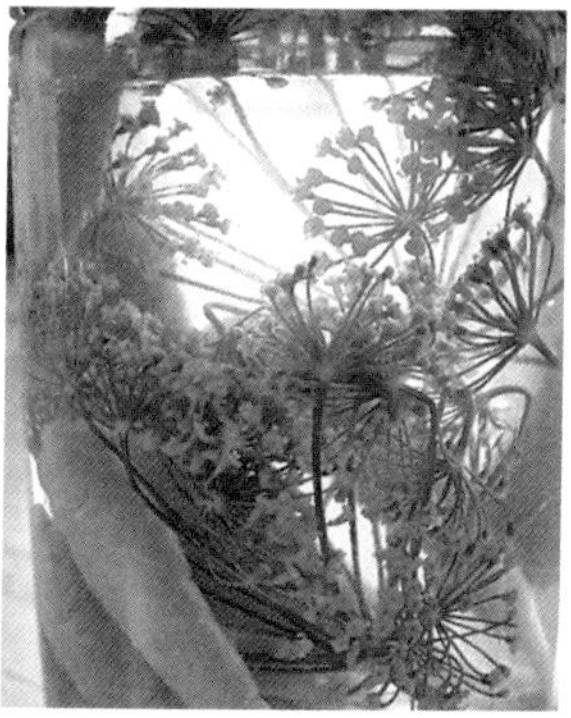

ニンジンとウイキョウのピクルス

材料

ニンジン、ウイキョウ (P.106)、リンゴ酢、みりん

リンゴ酢6と、みりん4の割合でまぜたものを沸騰させ、冷めたらニンジンとウイキョウの花を入れます。

カレーやタルタルソースに利用できます。

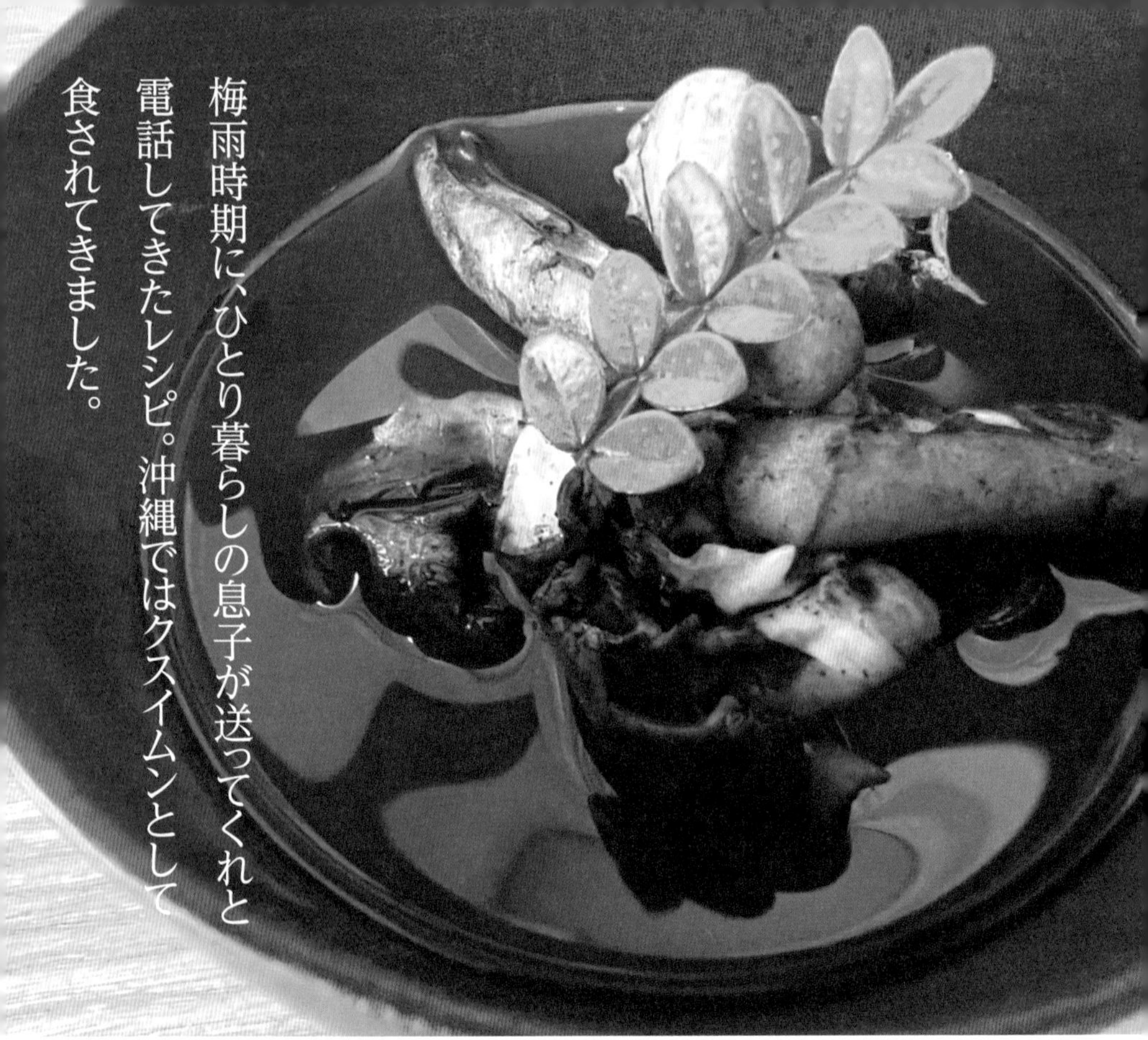

梅雨時期に、ひとり暮らしの息子が送ってくれと
電話してきたレシピ。沖縄ではクスイムンとして
食されてきました。

暑さを乗り切りたいときの下げ薬

イカの墨汁

クセになるこのコクの正体は、たっぷりの栄養素。
体は本能的に、夏を乗り切る準備をするんですね。

肥満、高血圧、貧血に。
新鮮なイカの刺身はアミノ酸補給源、スミはフグの中毒へ効果があると言われています。

材料
イカ１杯
塩
水
かつお出汁
お好きな青葉

1

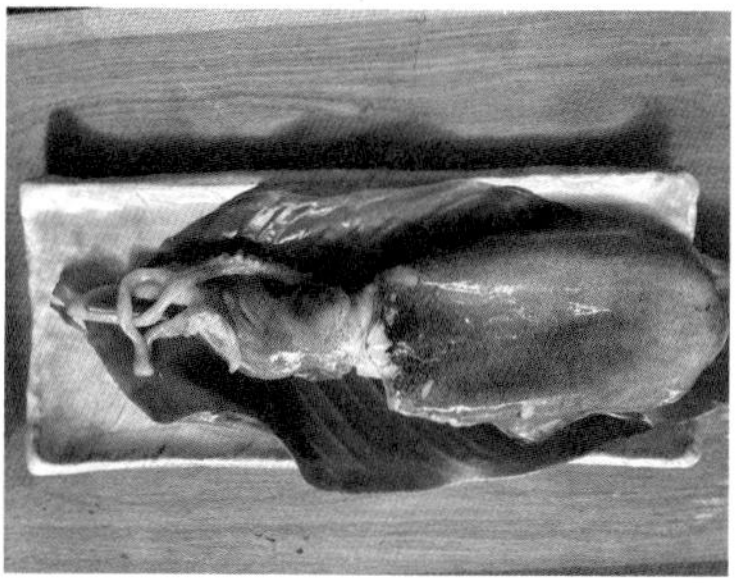

生のイカ１杯。

2

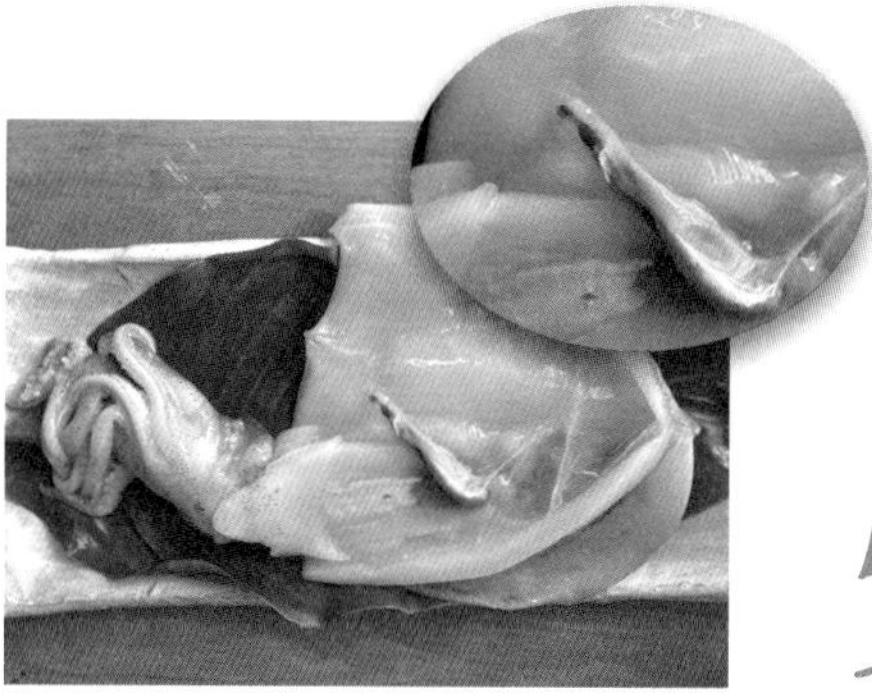

頭側をひらくと、墨袋があります。これを取り出します。

3

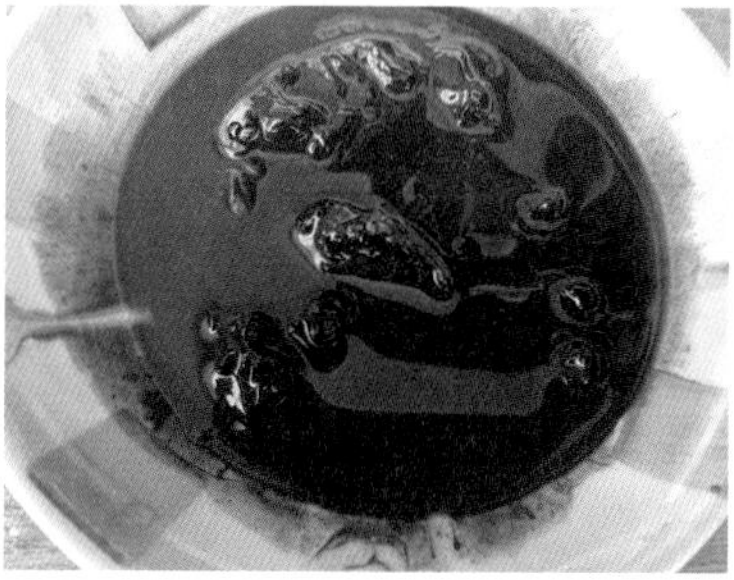

取り出した墨袋の外皮をやぶっておきます。

4

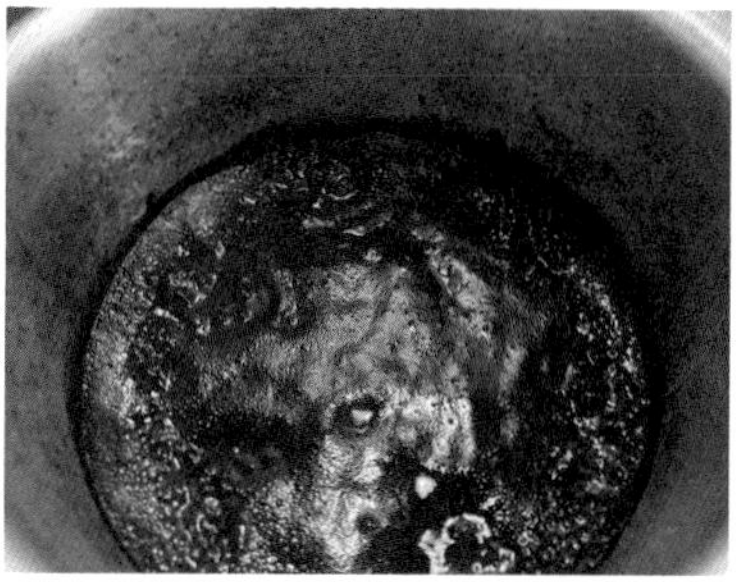

３で取り出したイカ墨に水を足して、沸騰寸前で乱切りにしたイカ本体を入れます。

5

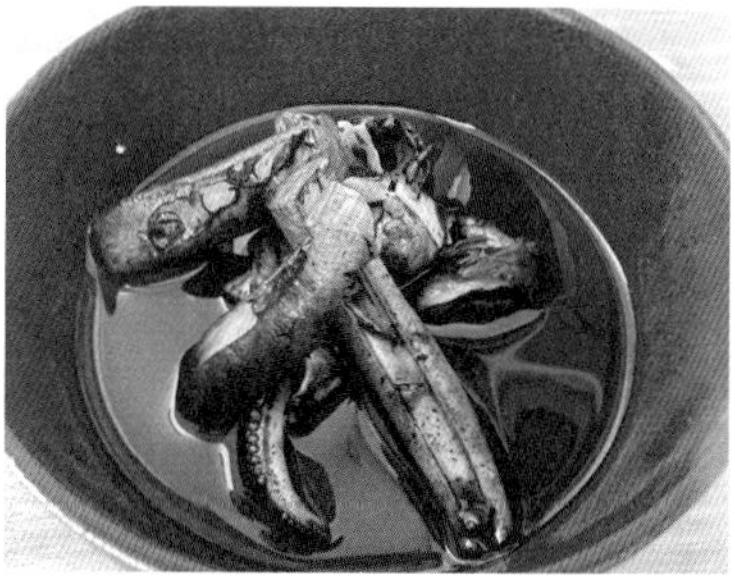

塩とかつお出汁を入れて味をととのえます。
沸騰させすぎると、墨が分裂するので注意です。生イカはアルカリ性アミノ酸が多いのですが、熱に弱いのであまり煮すぎないのがコツです。
お好きな青葉を添えてできあがり。

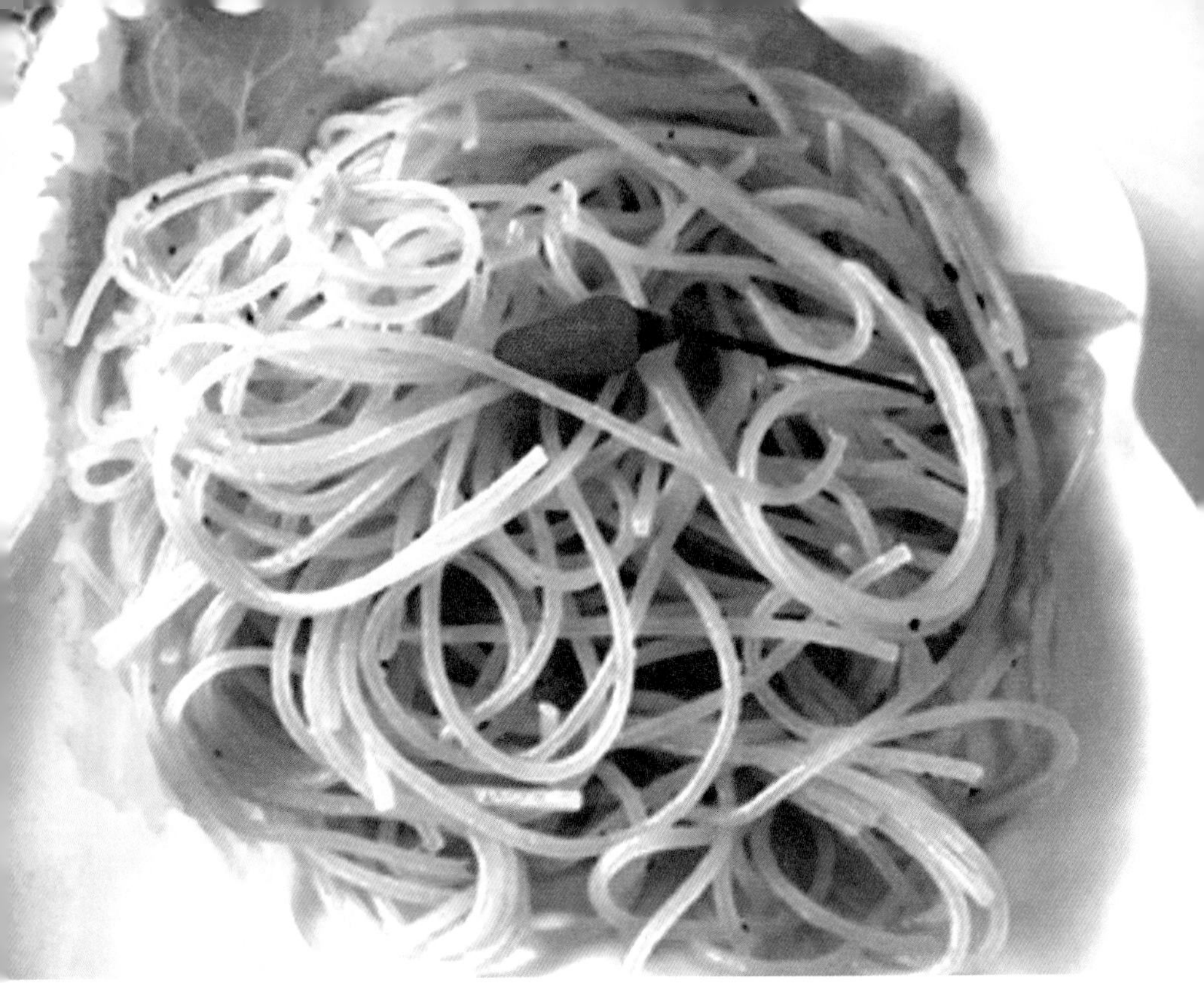

クースのペペロンチーノ

クースは沖縄方言で島とうがらしのこと。
発汗作用で、涼しく、食欲増進！　クースは赤唐辛子で代用可です。

材料

島とうがらし（クース、P.134）、ニンニク
スパゲティ麺
水、塩、オリーブオイル

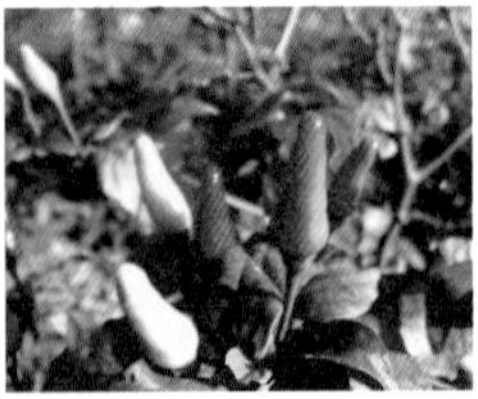

島とうがらし（クース）

1 クースは種を取って小口切りに。スパゲティはかためにゆでます。

2 フライパンにオリーブオイルを入れ、ニンニクを炒め、香りが出たら、クースを入れます。

3 つづけて、ゆであがったスパゲティとゆで汁を入れて、味をととのえてできあがり。

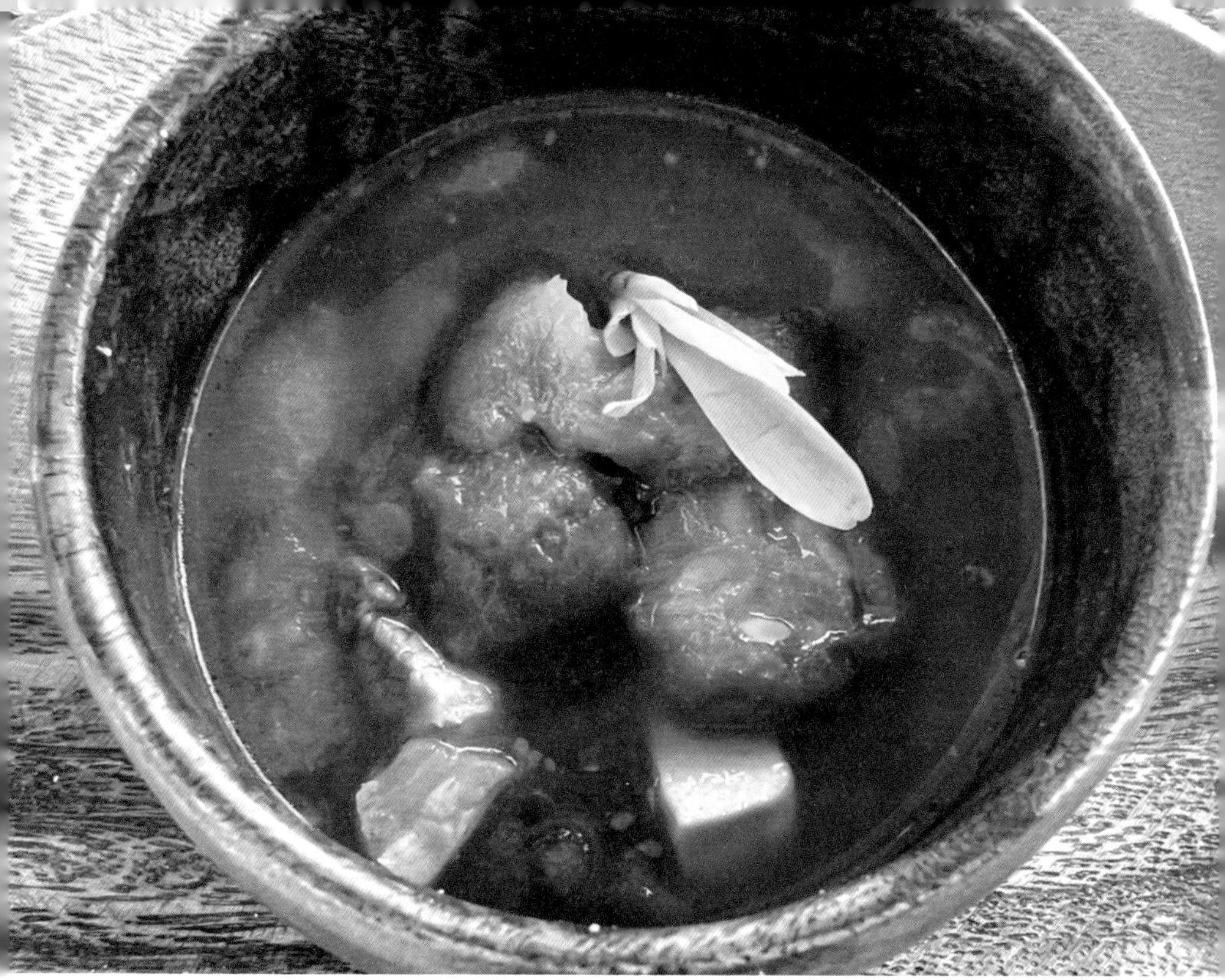

へちまスープ

体の外に水分を出しやすくしてくれる、へちま。
梅雨時期にいただくと、夏の体が楽になります。

へちまは、
頭痛、神経痛、心臓病、
腹痛、生理過多、冷え症に
よいとされています。

材料
へちま（実と花）
豚肉、
出汁、塩、味噌かしょう
ゆのどちらかで

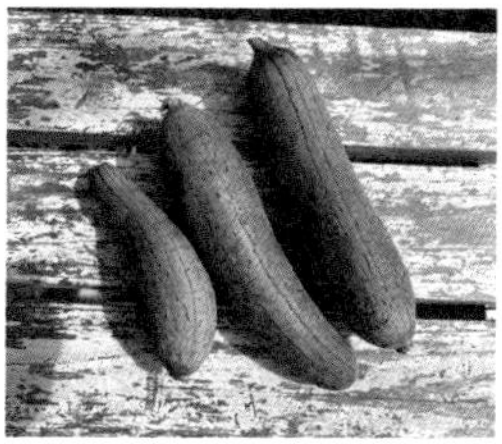

へちま

1 へちまを輪切りにして、少し塩をふる。へちまから水分が出てくるので少なめの水、または出汁を足して煮ます。

2 豚肉を入れます。
最後に、味噌かしょうゆのお好きなほうで味つけをしてできあがり。

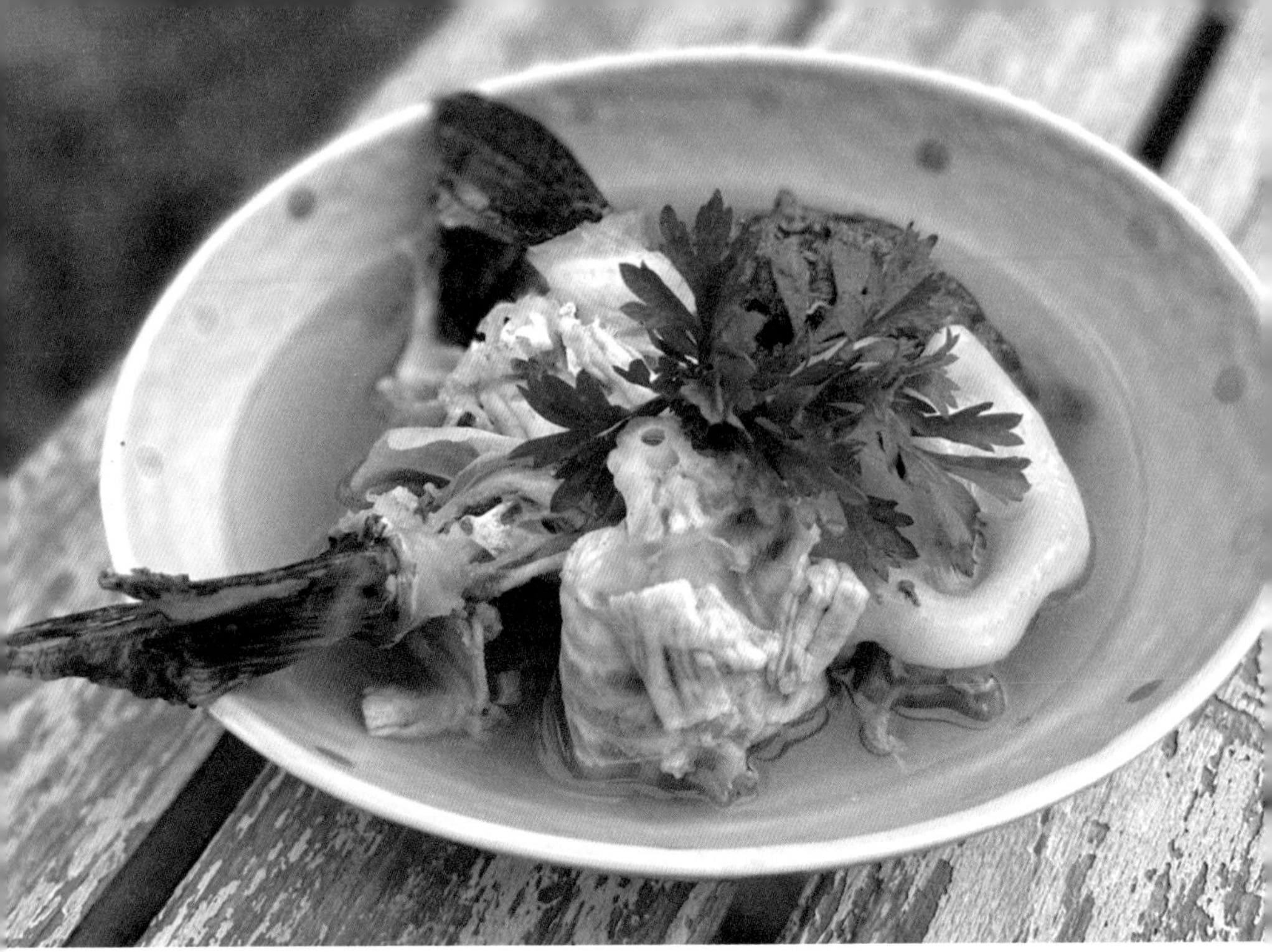

アバサー汁　クンチグスイ（力をつける）、下げ薬

エネルギーを取り入れたいとき

胃腸をととのえる、
のぼせを抑え、
身体を安定させたいときに。

材料
アバサー（ハリセンボン）
水
しょうゆ
飾りつけの葉（春菊、長命草P.82など）

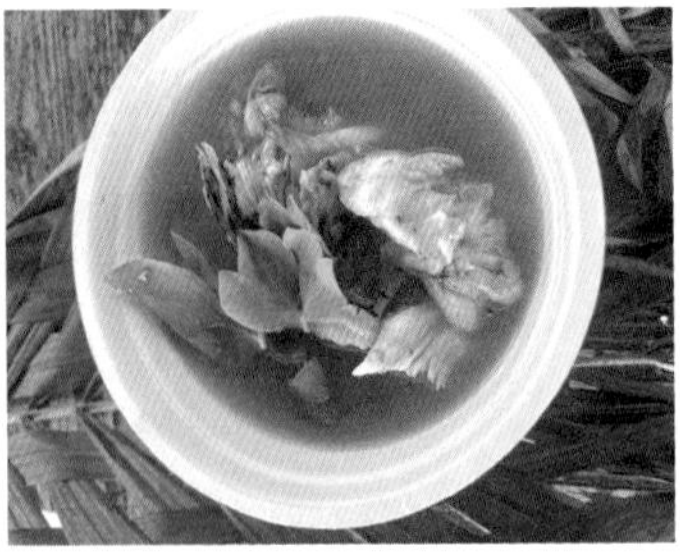

添えの葉、長命草バージョン

アバサー（ハリセンボン）

アバサーは沖縄の方言。
フグ毒がないので、
内臓も丸ごといただきます。
アバサーにはもう一つ「おしゃべりな女」の意味があるので
注意です（笑）。

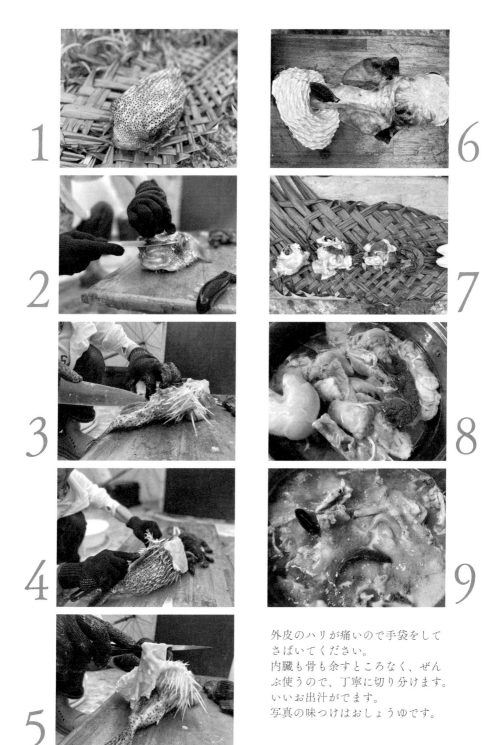

1

2

3

4

5

6

7

8

9

外皮のハリが痛いので手袋をして
さばいてください。
内臓も骨も余すところなく、ぜん
ぶ使うので、丁寧に切り分けます。
いいお出汁がでます。
写真の味つけはおしょうゆです。

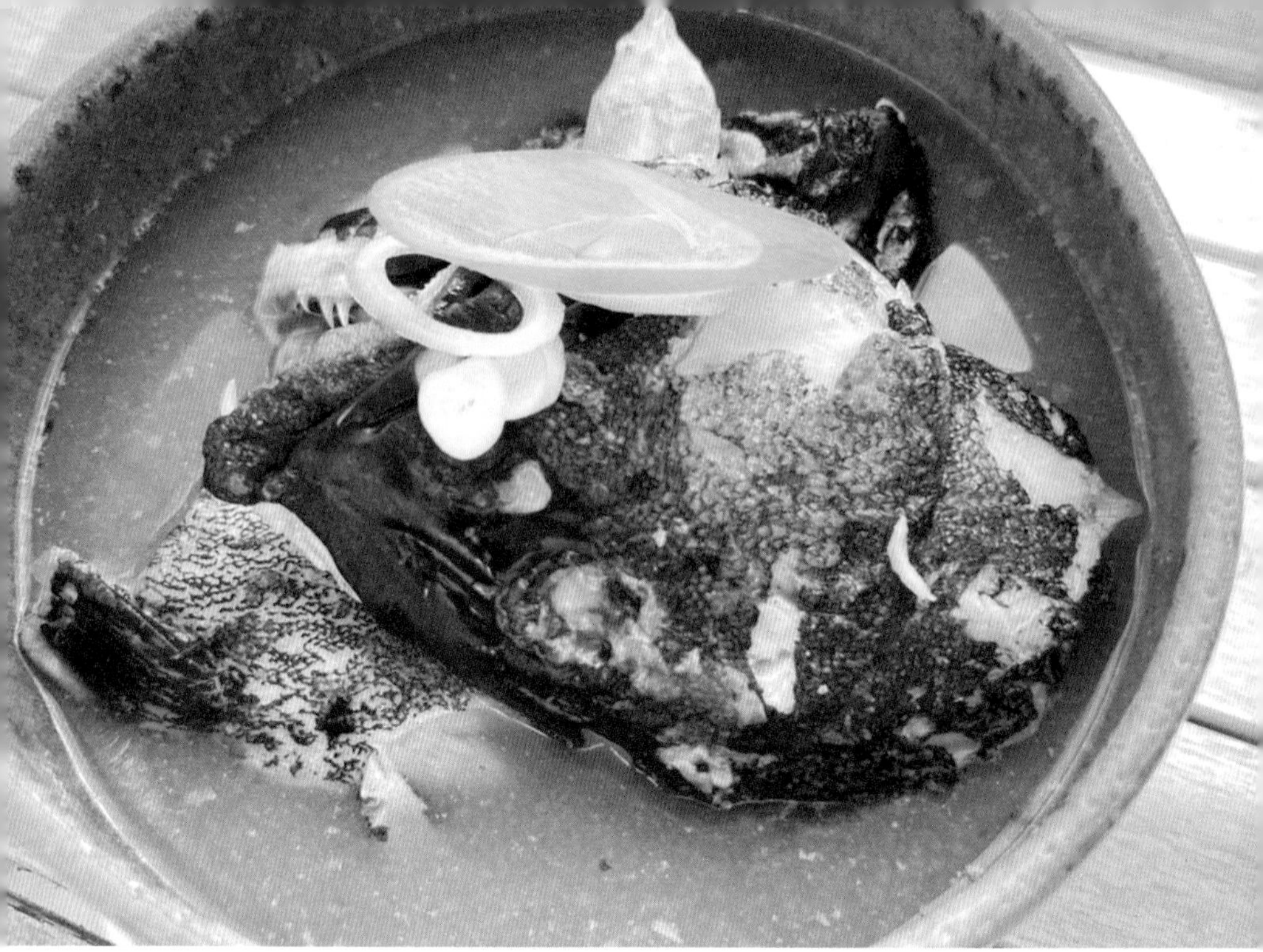

石ミーバイ（石メバル）の頭あら汁（魚の出汁のとり方）

材料
お好きなお魚
長ねぎ、しょうが
水、塩、しょうゆ、味噌

ミーバイは黄疸、眼病、魚の頭は脳神経、健忘症、滋養強壮などに働きかけると言われています。

沖縄は太陽のパワーが強いから、暑い。汗もたくさんかく。だから、生の肉や魚、草花が必要なのかもしれない。
コンビニ弁当じゃ負けちゃうのかもね（笑）。

はっちゃんより

ケガをしているときは、ヒレなどに毒をもつ魚を食べると傷にさわるので食べないようにします。エーガー（アイゴ）やチヌマン（テングハギ）といった魚が該当します。逆にケガのときにいただくのは馬肉です。また産後に食すのは、母乳の出をよくするパパイヤです。

1

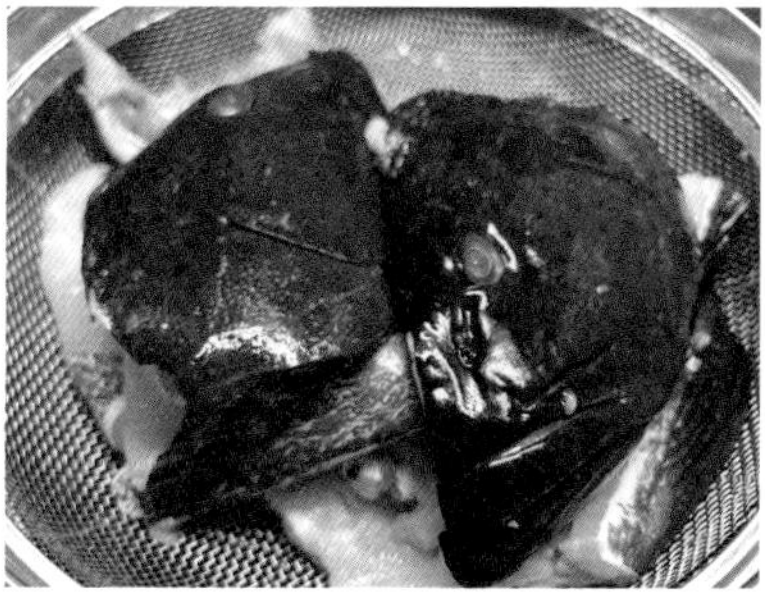

内臓をとってぶつ切りに。

2

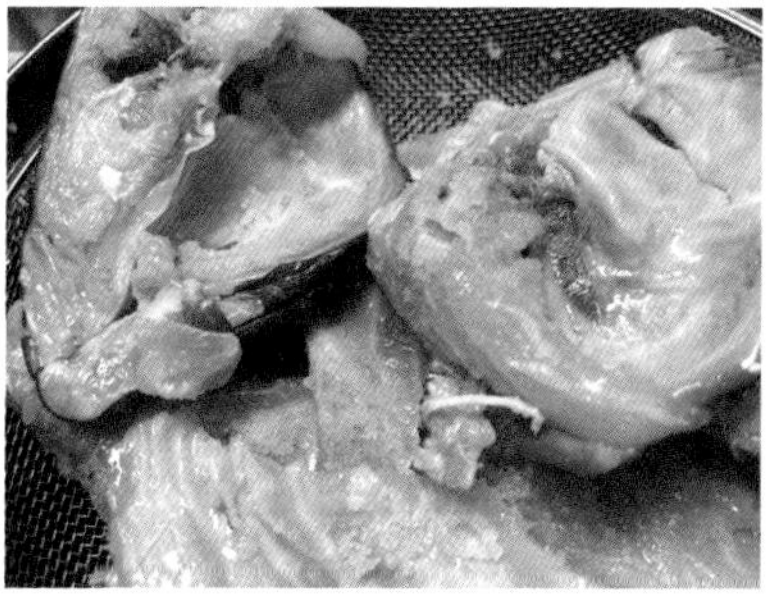

塩を多めにふります。
表裏全体にまぶして。

3

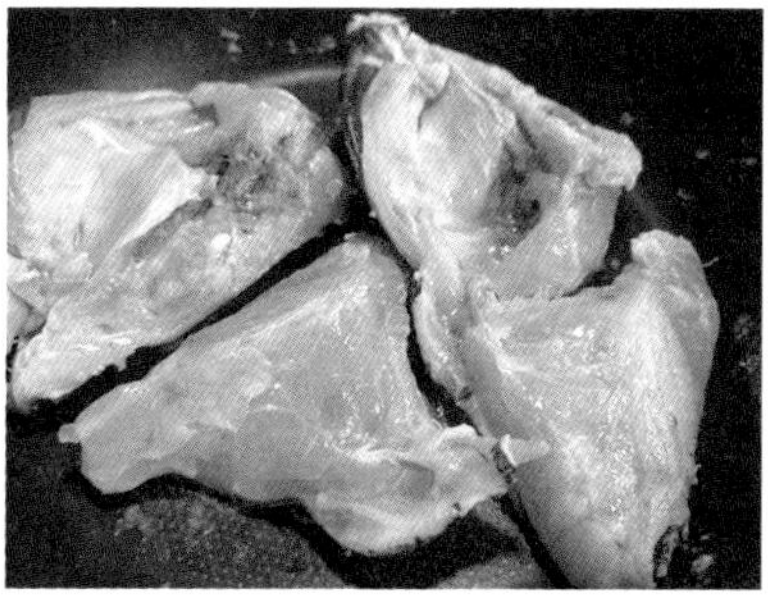

フライパンに魚を入れて、香りが出たら、皮目を下にして魚を入れ、炒めます。

4

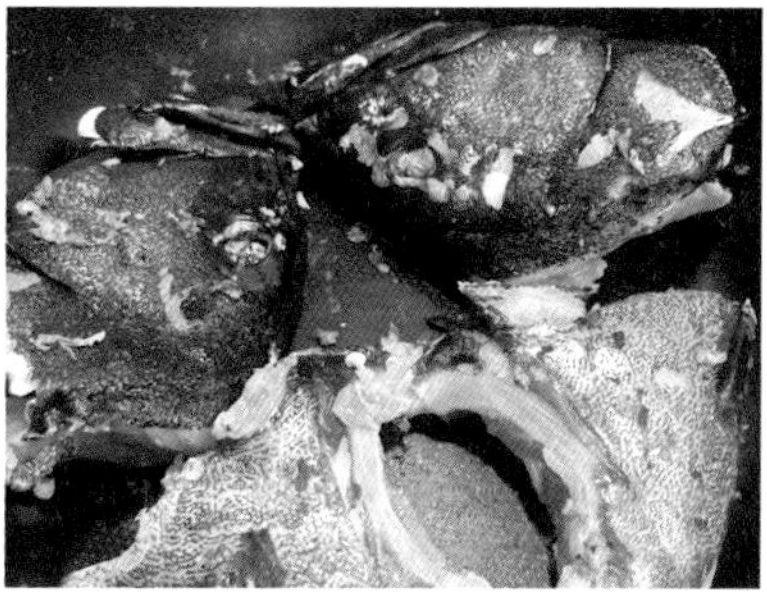

火が通ったらひっくり返して。

5

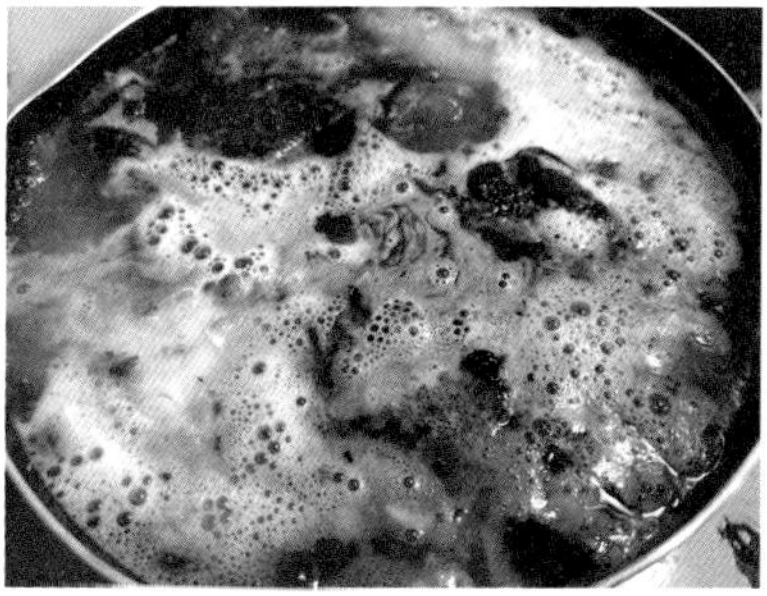

そのままフライパンに水を入れ、しょうがを入れます。アクを取りながら煮込んでいきます。

6

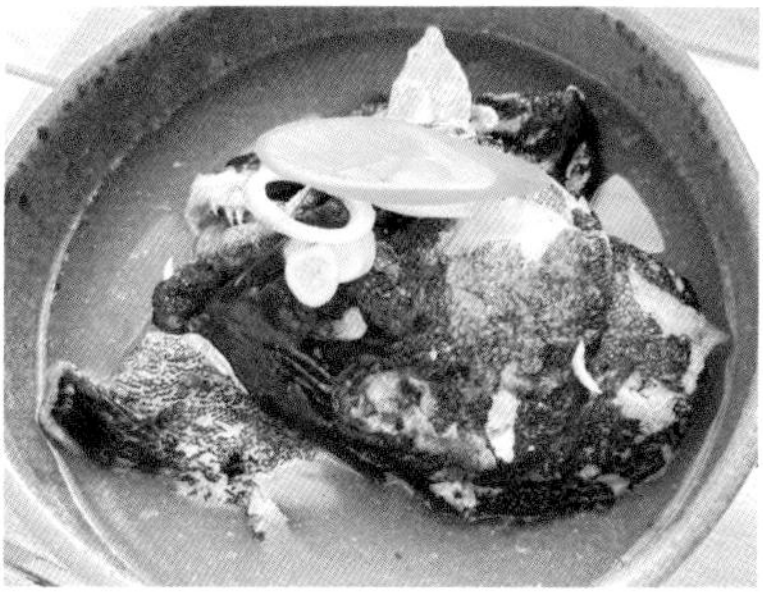

しょうゆや味噌で味をととのえます。
長ねぎを添えて完成。

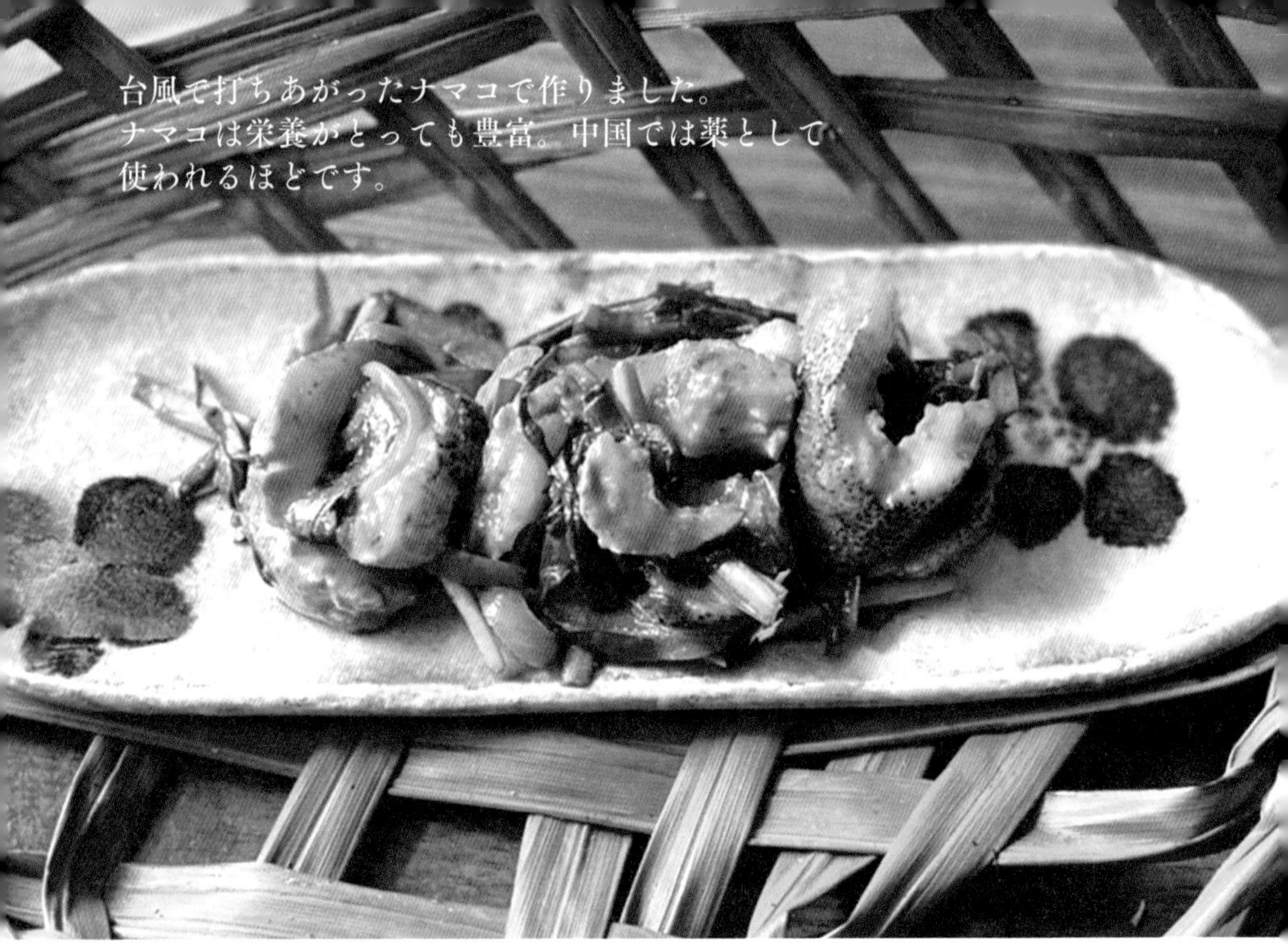
台風で打ちあがったナマコで作りました。
ナマコは栄養がとっても豊富。中国では薬として
使われるほどです。

ナマコチャンプルー

材料
ナマコ、ニラ、玉ねぎ
油、塩、こしょう、味噌

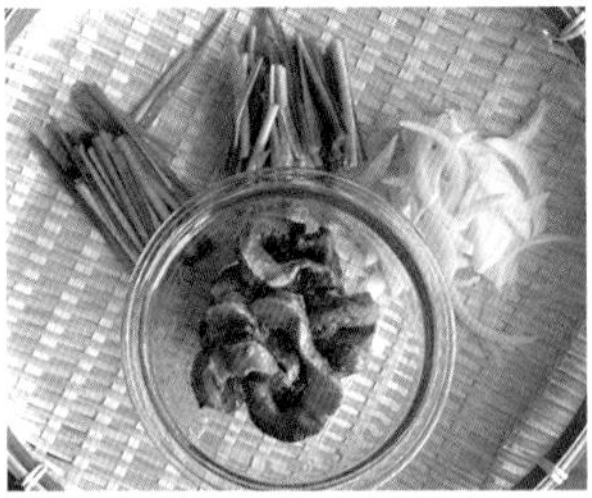

ナマコは
高血圧、強精、肝機能、
胃潰瘍、老化防止に
働きかける言われています。

1 ナマコを塩でもみ洗いし、両サイドを切り、内臓を取り出し、水でよく洗います。生の場合は、圧力鍋で30分。

2 油を引いたフライパンに野菜、ナマコの順で入れ、調味料で味をととのえ3分ほど蒸します。

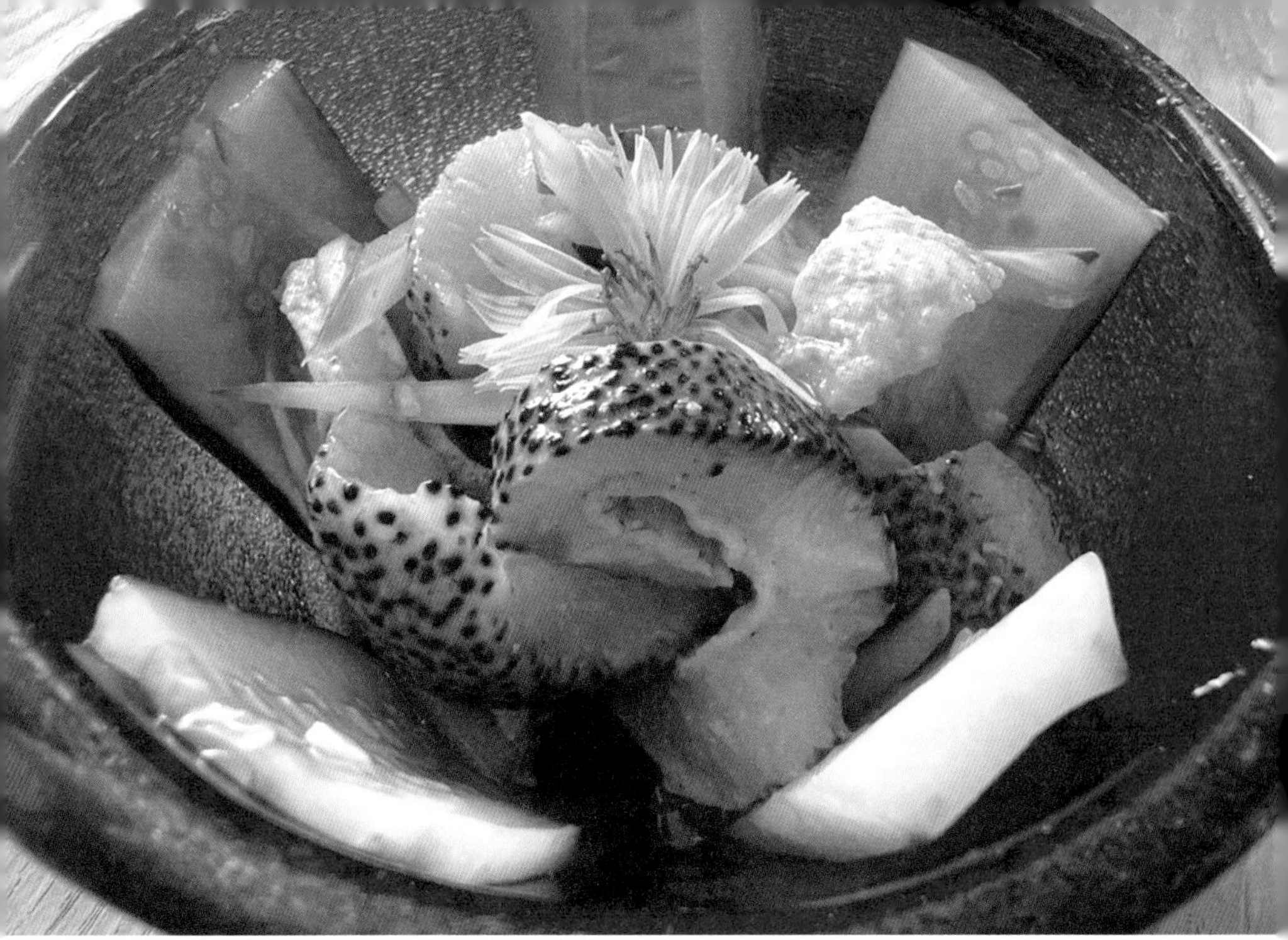

ナマコの酢の物

材料
ナマコ
きゅうり
酢、塩、しょうゆ

1 ナマコを塩でもみ洗いします。

2 ナマコの両サイドを切り、内臓を取り出します。水でよく洗います。生の場合は圧力鍋で30分。

3 ナマコをスライスします。

4 酢としょうゆで和え、きゅうりを添えてできあがり。

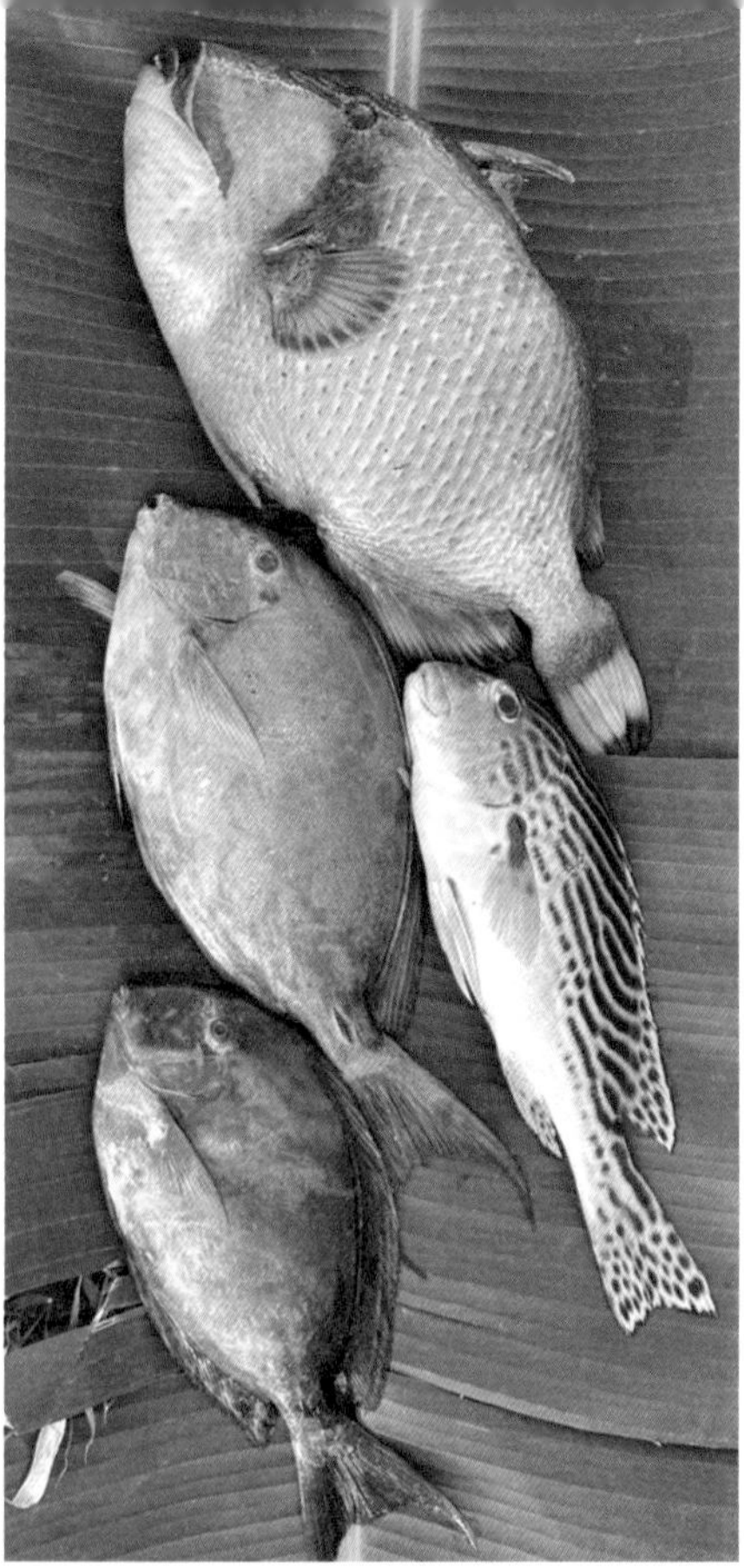

自分で調達
魚を釣る

釣って、浜でいただく。
海にも捧げながら

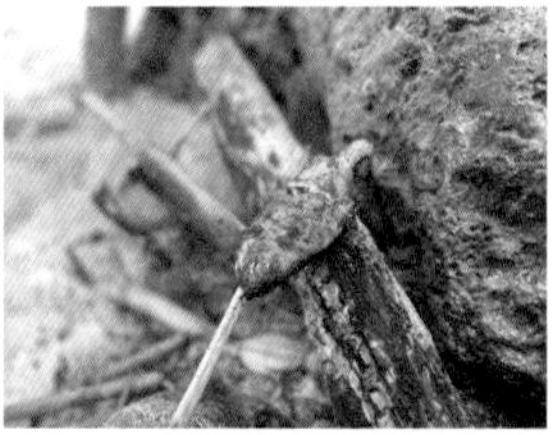

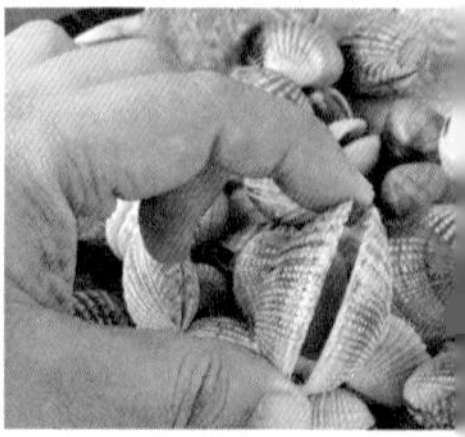

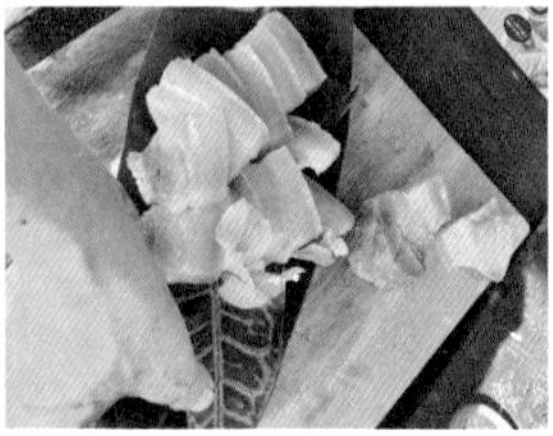

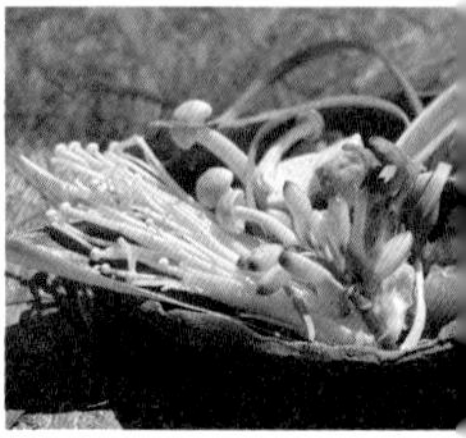

焼き魚、焼き貝、お寿司

ビーチにある植物と貝がお皿代わりに

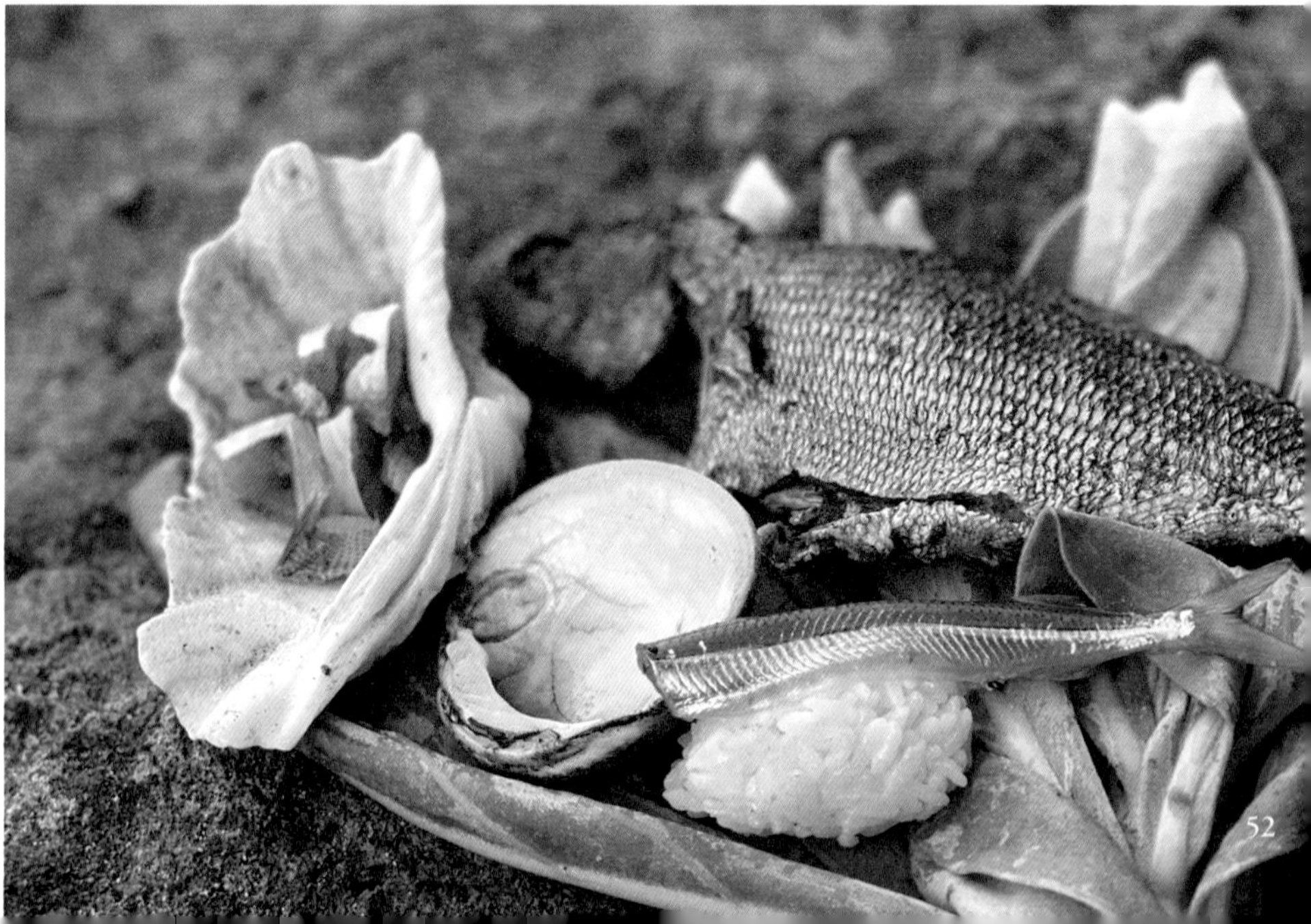

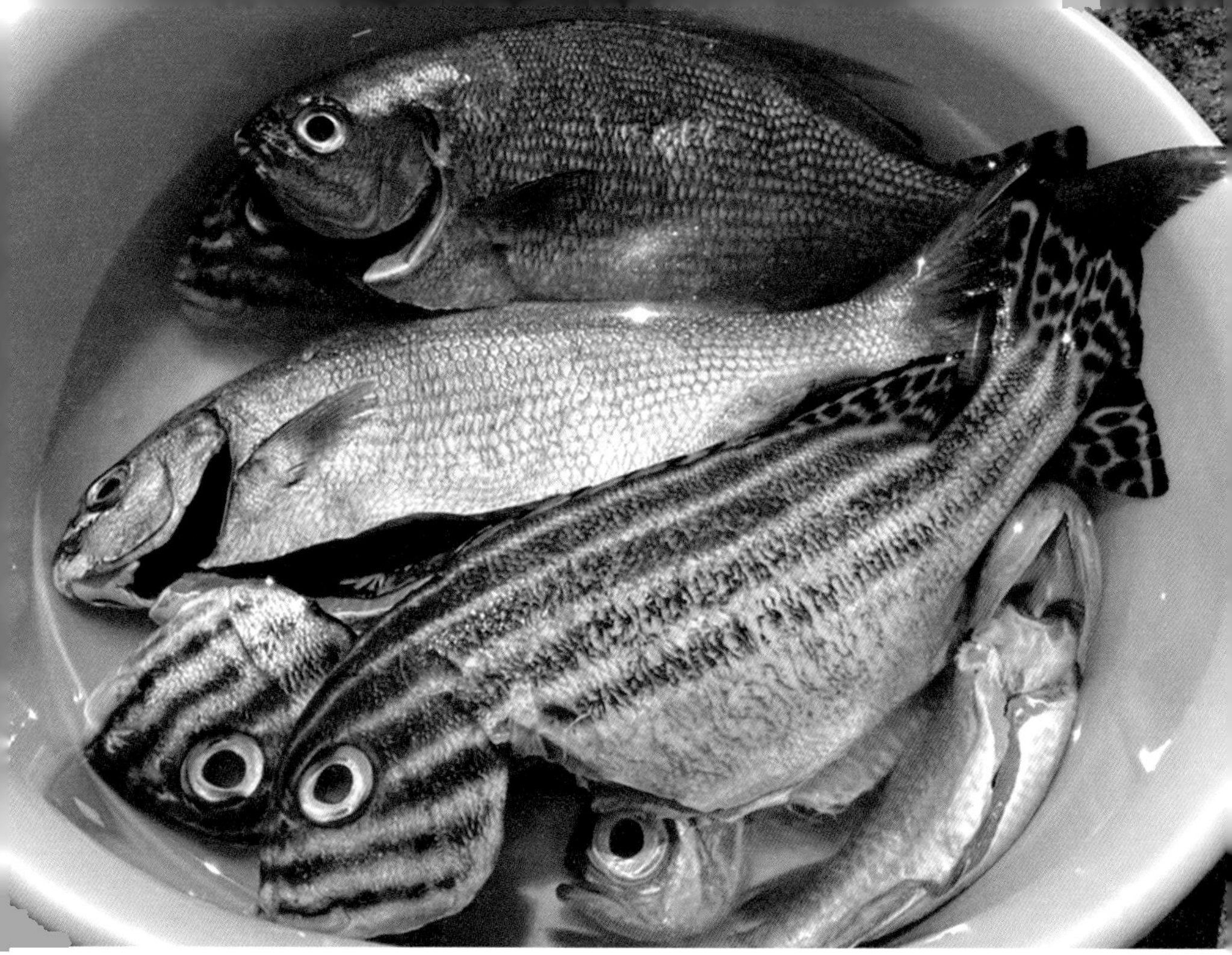

釣ったお魚をありがたくいただくときのアイディア5つ

1、お汁にして

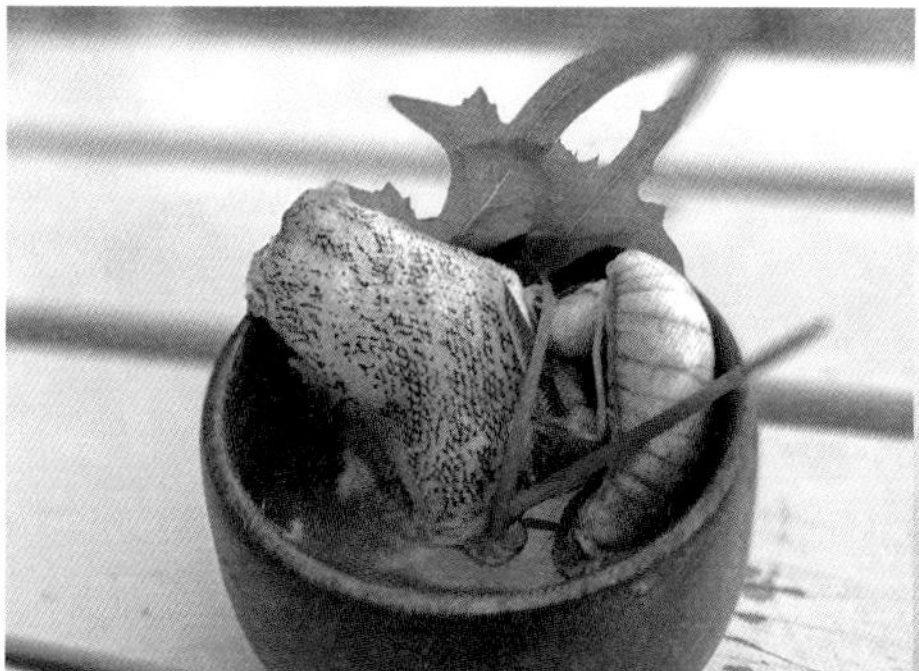

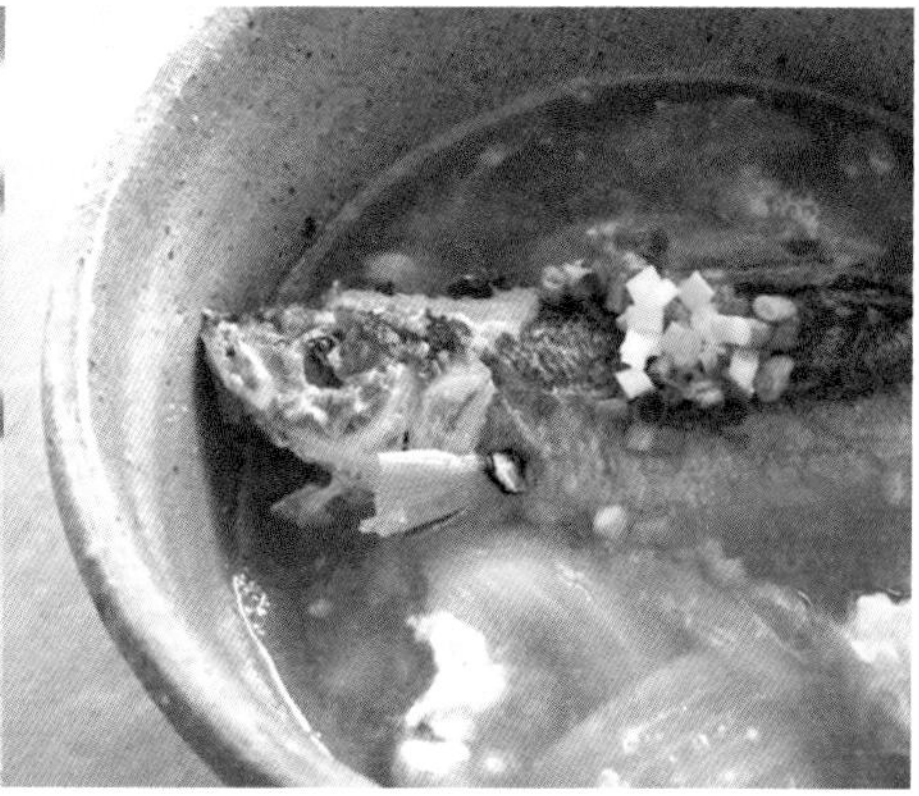

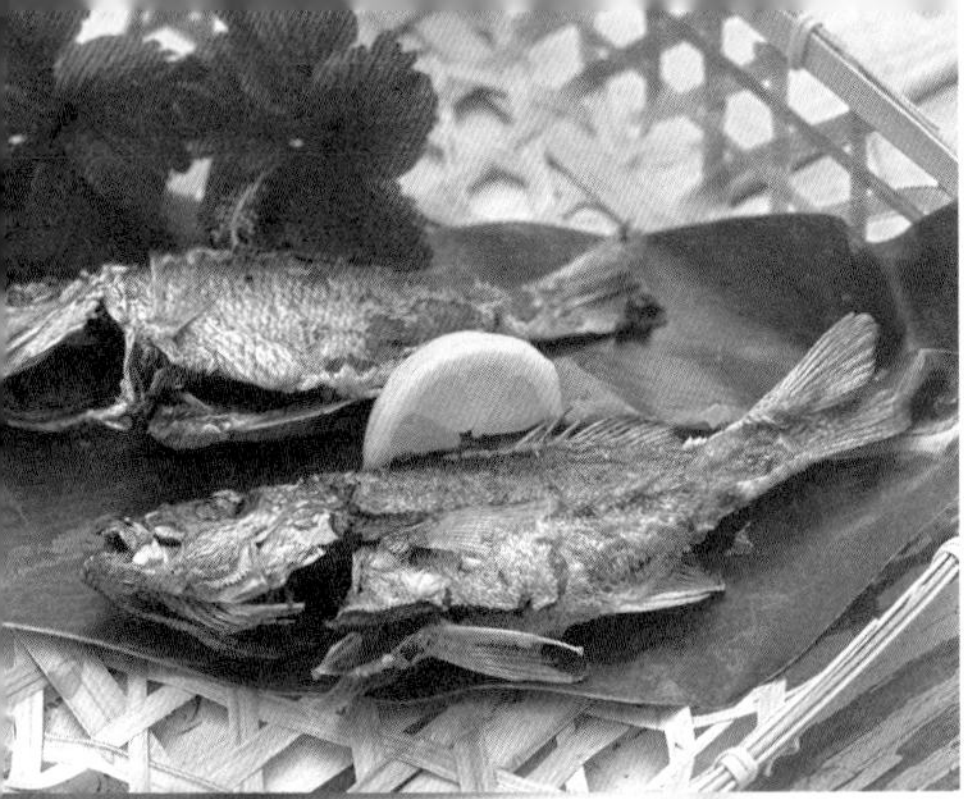

2、姿焼き

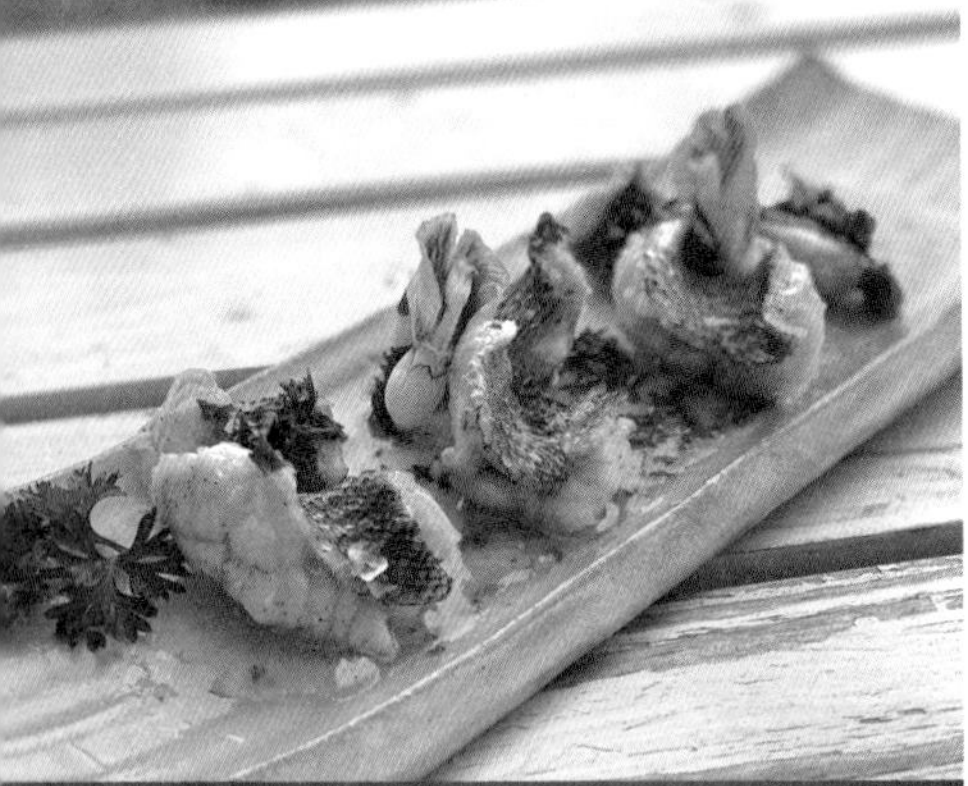

3、オリーブオイル ムニエル

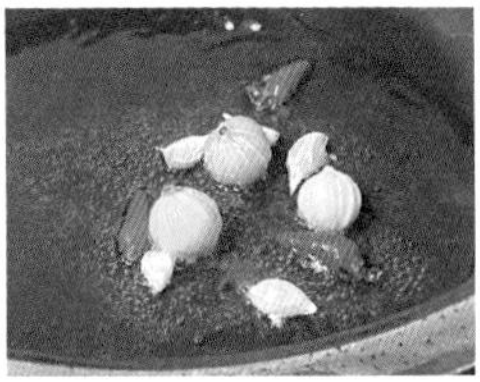

香りは島とうがらし(P.134)、島ニンニク(P.112)、月桃(P.89)で。

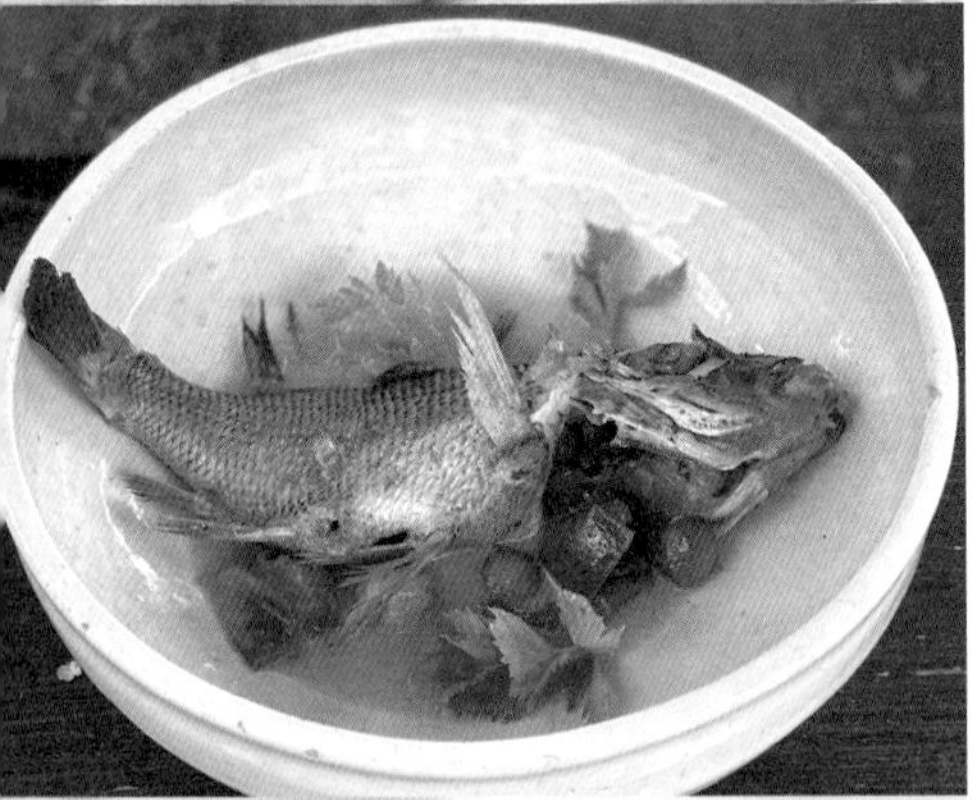

4、アクアパッツア

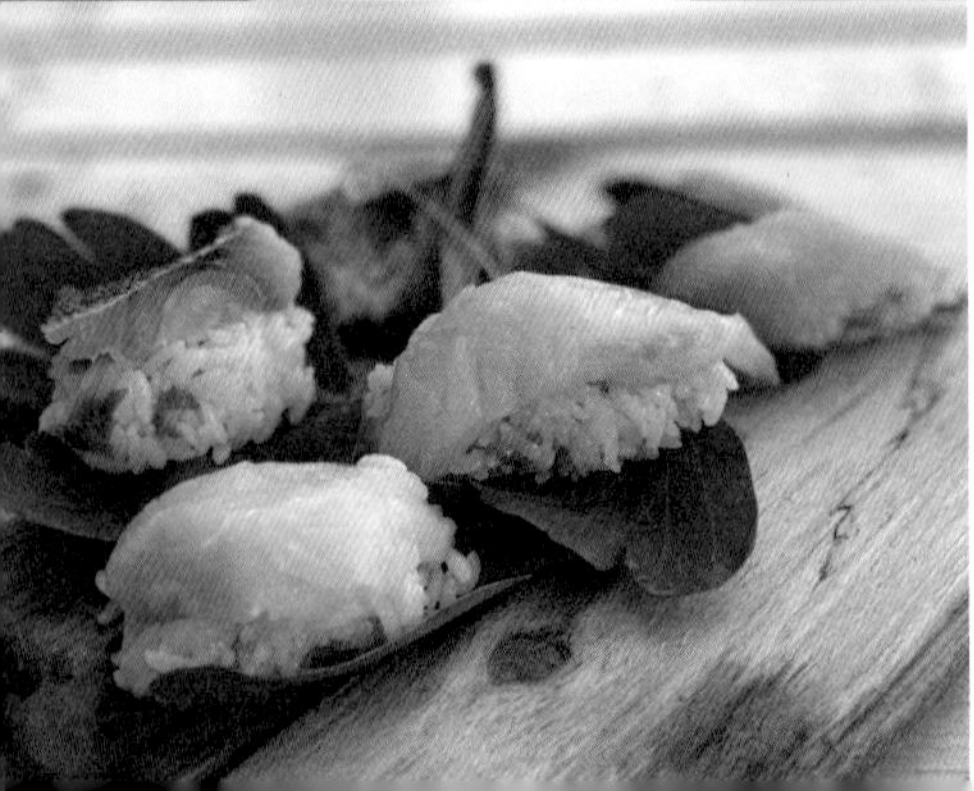

5、お寿司

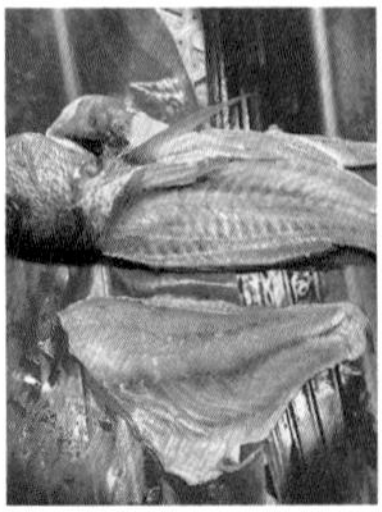

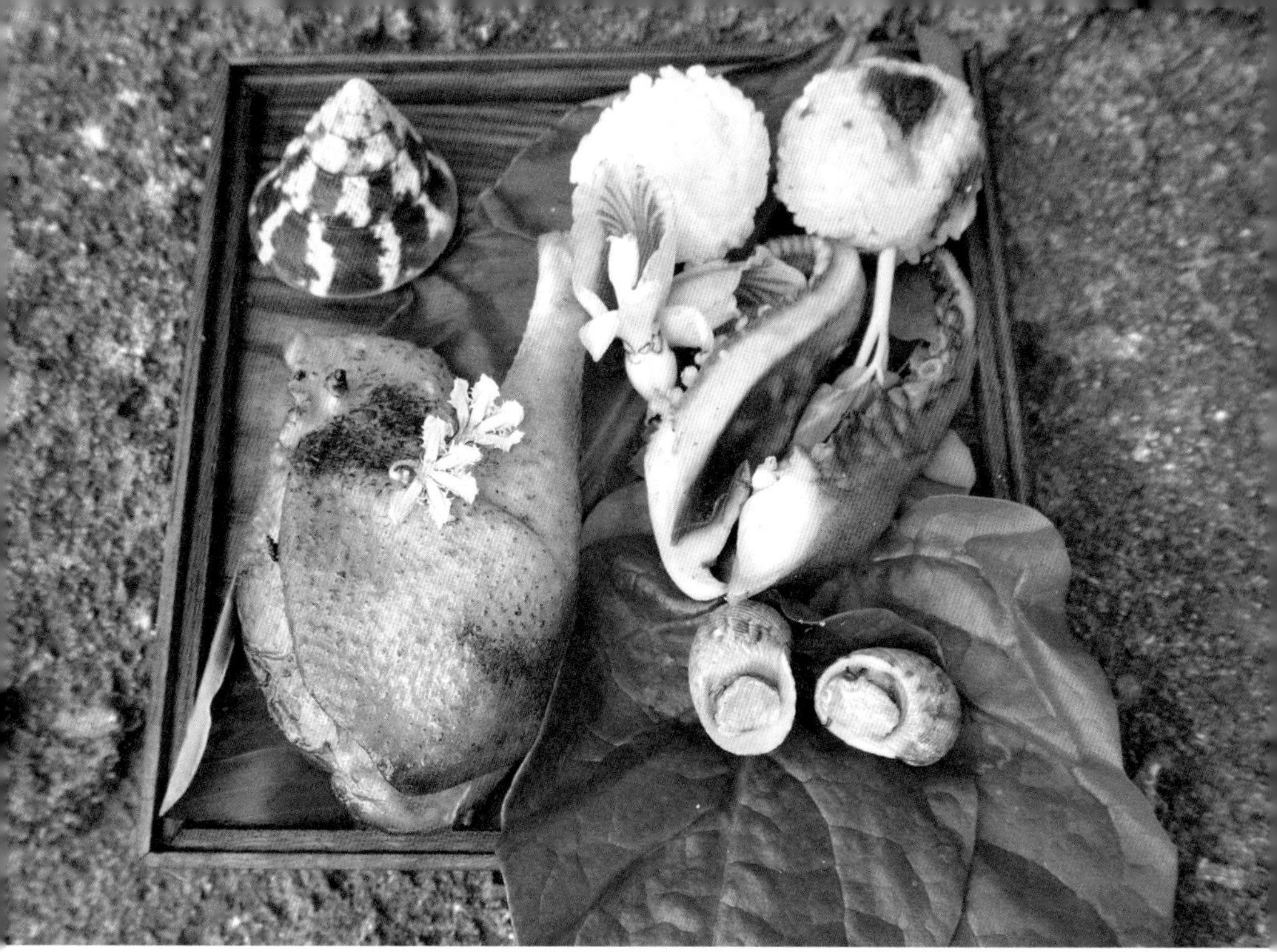

ビーチでバーベキュー　友人が来島したとき

材料
鶏丸ごと、お好きなハーブ、
飾りの花（月桃 P.89など）
タコ、貝
おにぎり

鶏肉は組み合わせにより、
高血圧、強壮、美肌、
貧血、冷え性にもよい
と言われています。

鶏は丸ごと調理します。内臓を取り出してから、海水で洗い、お尻からハーブを詰め、ホイルで包んで蒸し焼きに。蒸し終わったら、次は直火であぶり焼きにします。

フライパンには海水と貝を入れて煮ます（マース煮）。

おにぎりは家で握っていきました。塩にぎりと、ローゼルおにぎり（P.66）です。

盛りつけには、月桃（P.89）とヤブカンゾウの花びら（P.114）を使いました。

浜で料理をしました。
場のエネルギーも
一緒にいただきます。

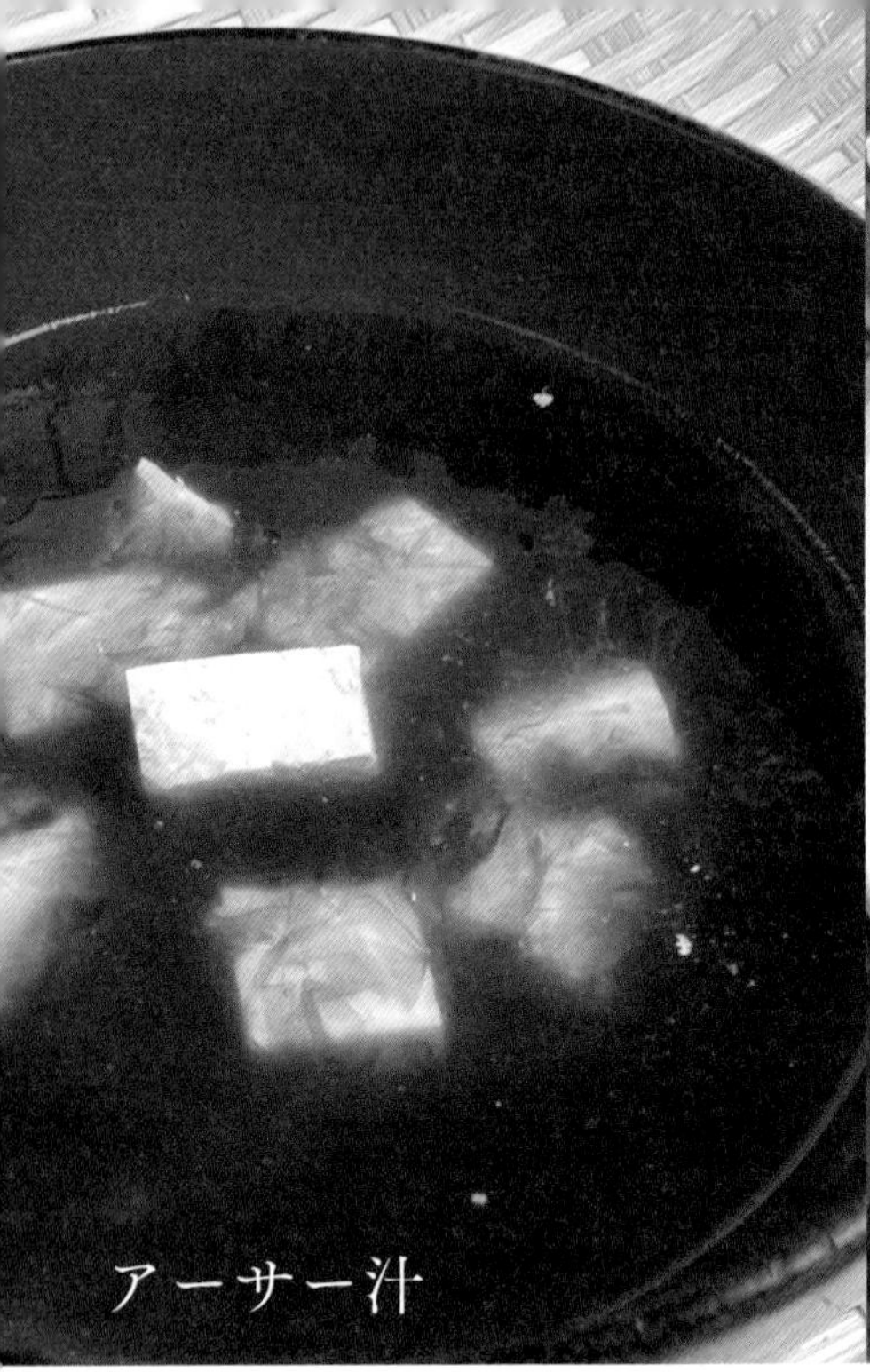

アーサー汁

材料
アーサー（海藻）
豆腐
塩、しょうゆ
かつおのだし汁

かつおのだし汁に、塩、しょうゆ、豆腐を入れ、煮立ったら火を止め、アーサーを入れます。そうすると新鮮な色味でいただけます。

アーサーは
沖縄ではメジャーな
海藻です。

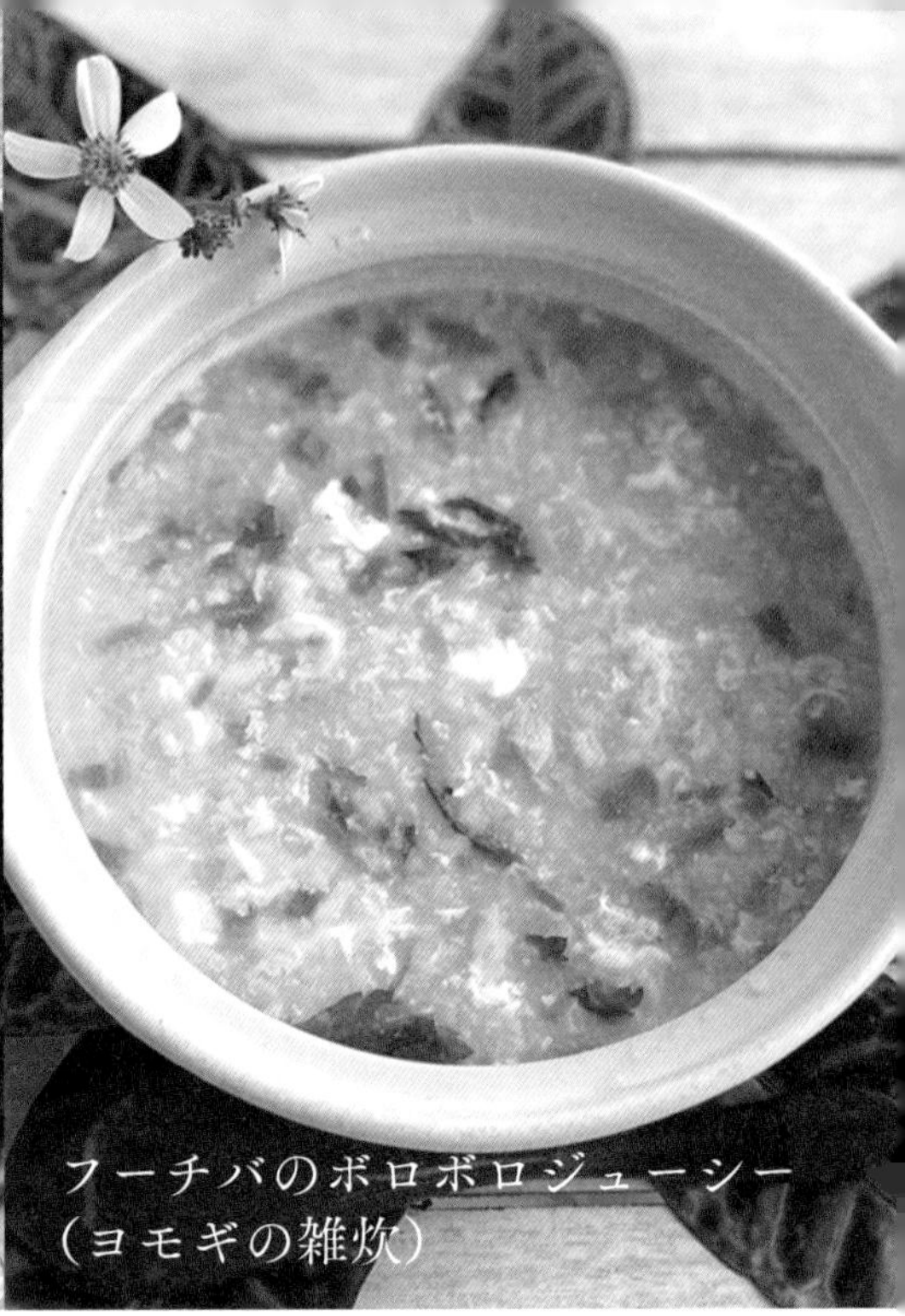

フーチバのボロボロジューシー（ヨモギの雑炊）

材料
フーチバ（ヨモギ）
ニンジン、ご飯、水
卵、味噌

お好きな具材で雑炊をつくり、最後にゆがいたフーチバを入れます。
ヨモギは湯がいてから使います。

ヨモギは高血圧、腹痛、腰痛、喘息、神経痛、リウマチ、痔出血にもよいと言われ、我が家の回復メニューの一つです。

体を優しく労《いたわ》る

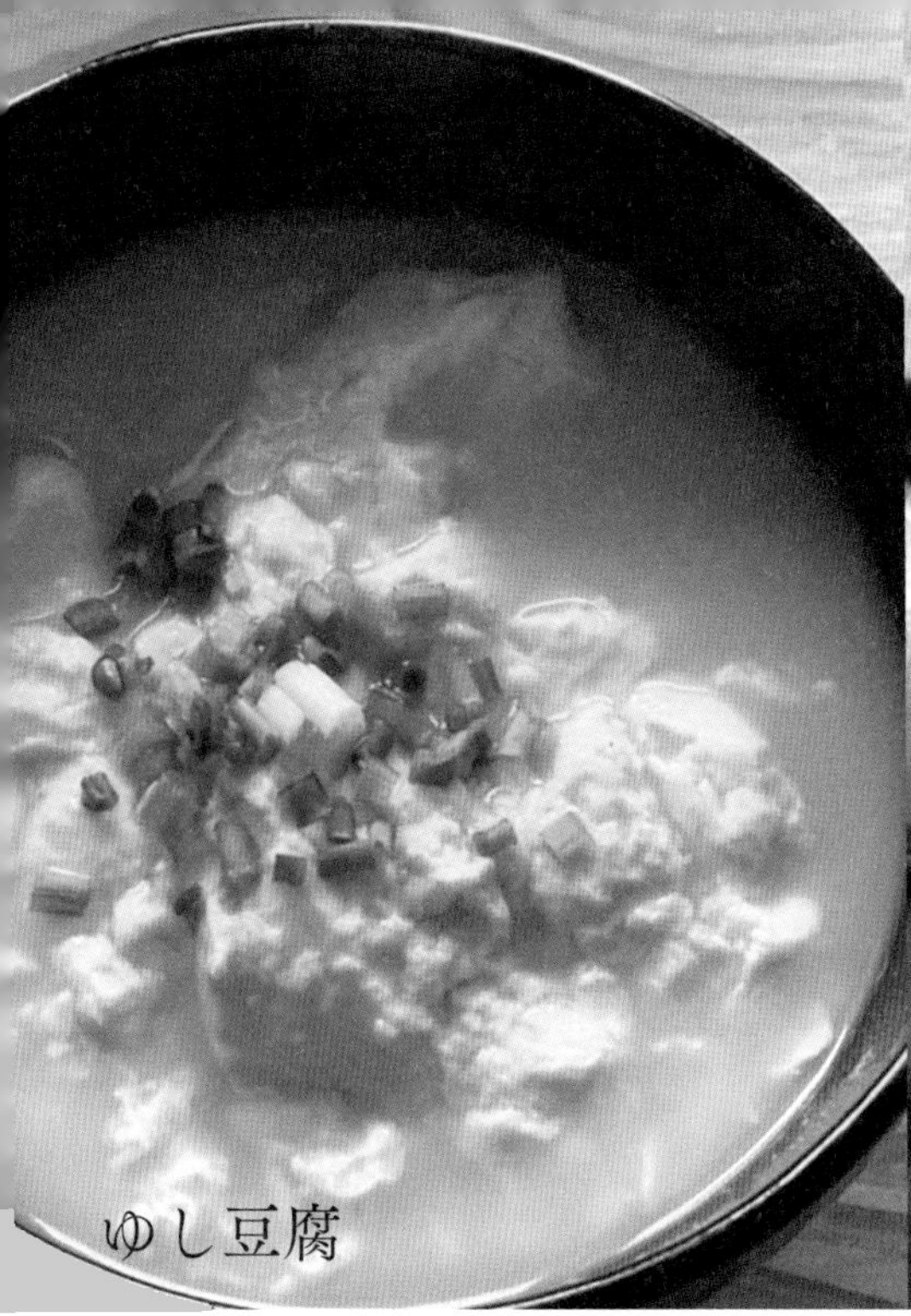

ゆし豆腐

材料
豆乳
かつお節
塩、しょうゆ
海水

海水にかつお節を入れ、沸騰させ、豆乳を入れてゆっくりとかきまぜます（２～３回）。塩やしょうゆで味をととのえていただきます。

ゆし豆腐は、
今も流通していて、
朝や寒いときには
食べたくなります。

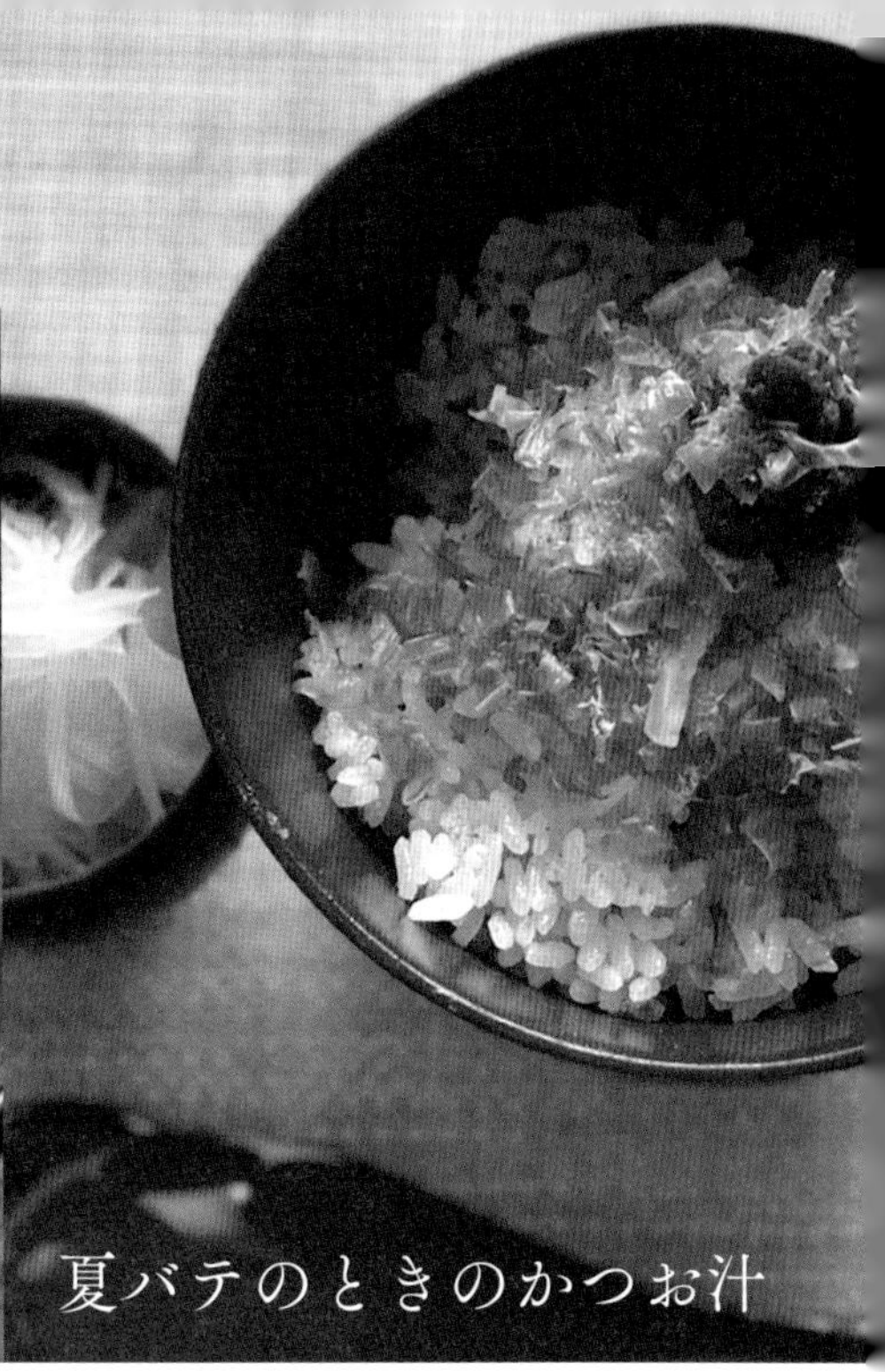

夏バテのときのかつお汁

材料
冷えたご飯
かつお節
味噌
冷たい水

冷えたご飯に、かつお節と味噌を入れて、冷水でいただきます。

子どもの頃、バテて何も食
べられなくなっても、
これだけは食べられて、
その後、回復しました。

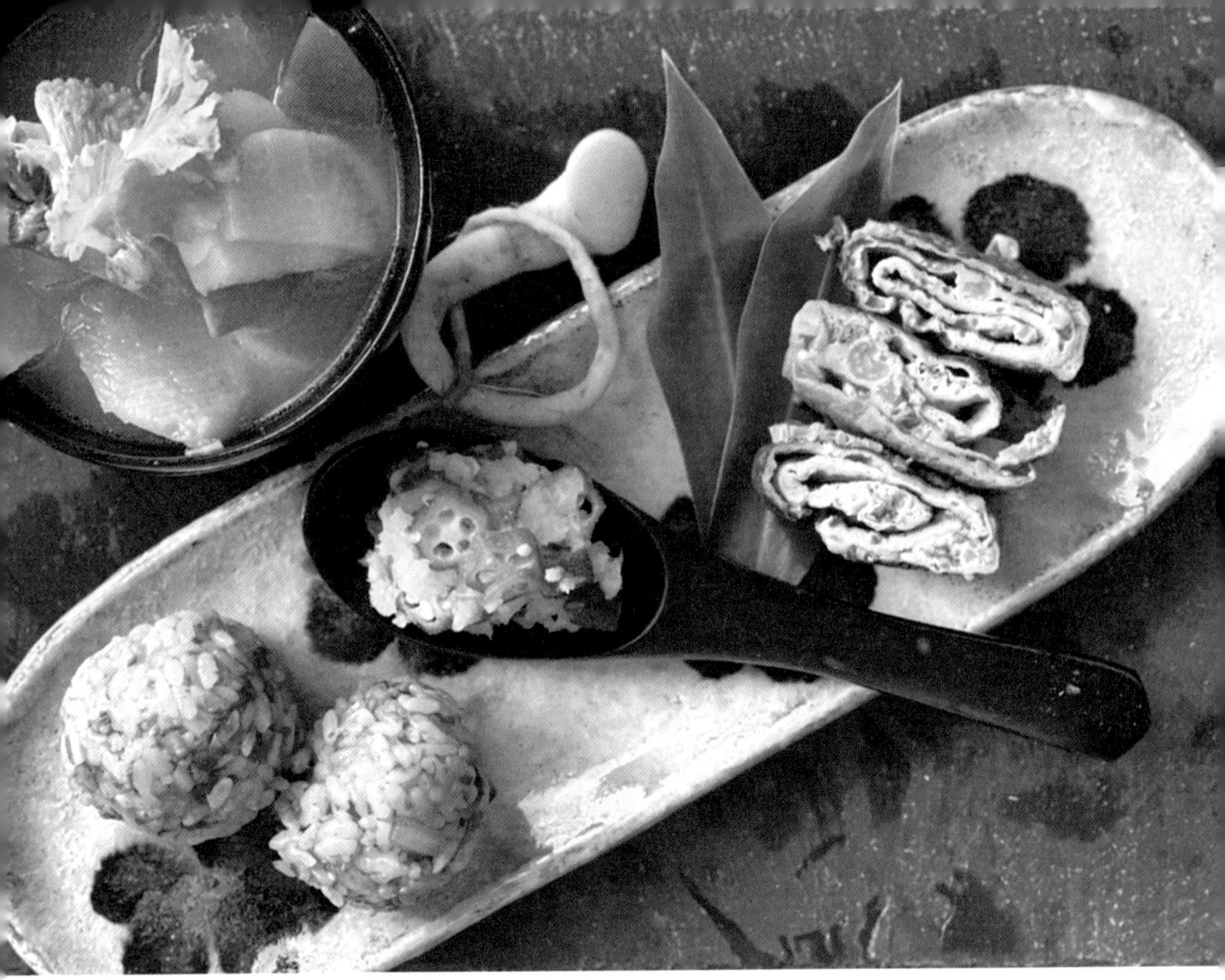

大根と大根葉のづくし料理

いただいた小さな大根。
丸ごと、想いと生命をつくす、喜びの循環。
まるまる大根1本使いつくしの御膳です。

メニュー
・大根汁（皮ごと使う）
・大根ご飯（湯がいた大根の葉を入れる）
・大根葉の卵焼き（大根の生葉を入れる）
・大根とオクラの和え物
・しっぽのかざり

さっぱりいただきたいとき

いつもの冷麺に、季節の野草やハーブをトッピングします。

薬草冷麺

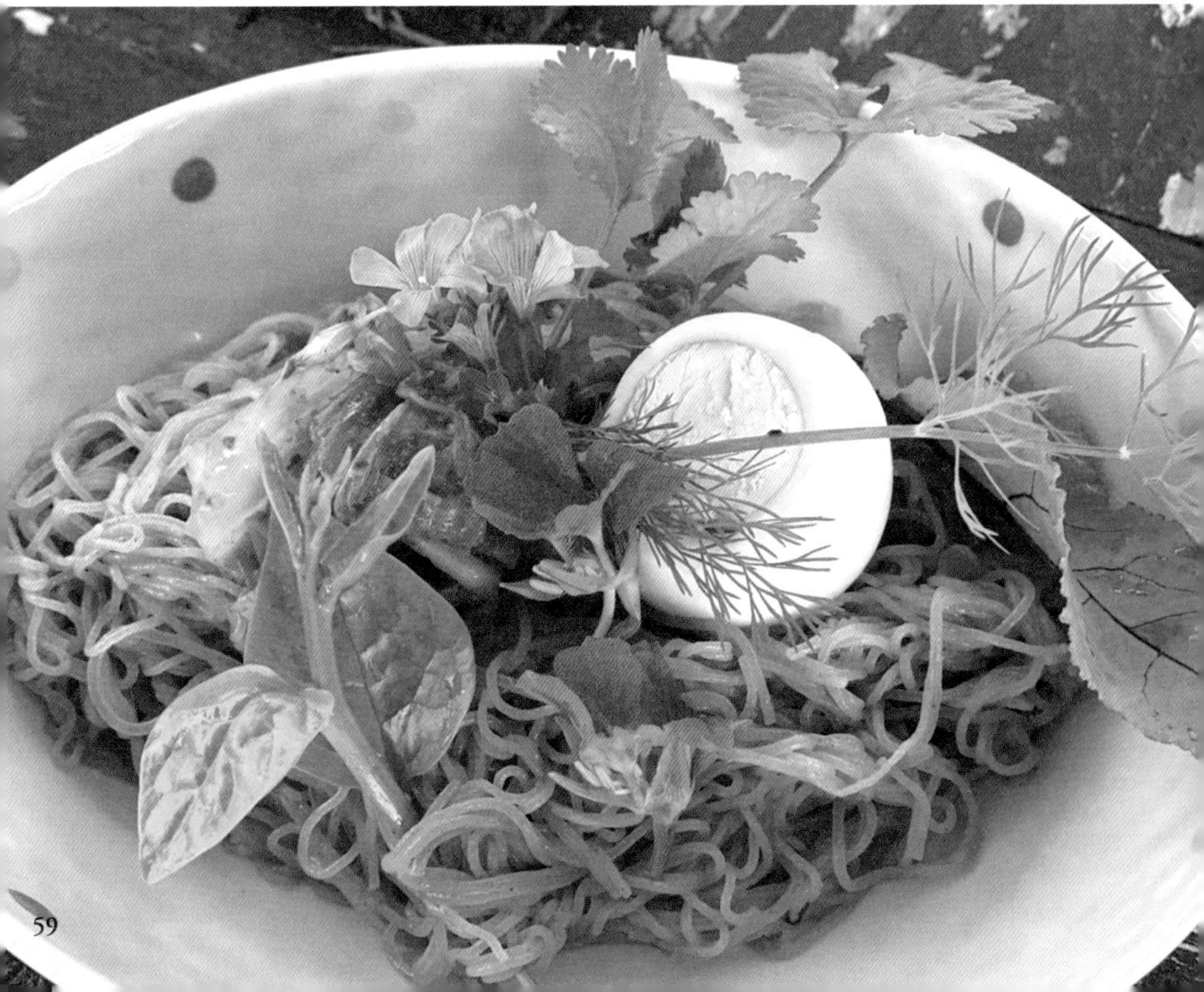

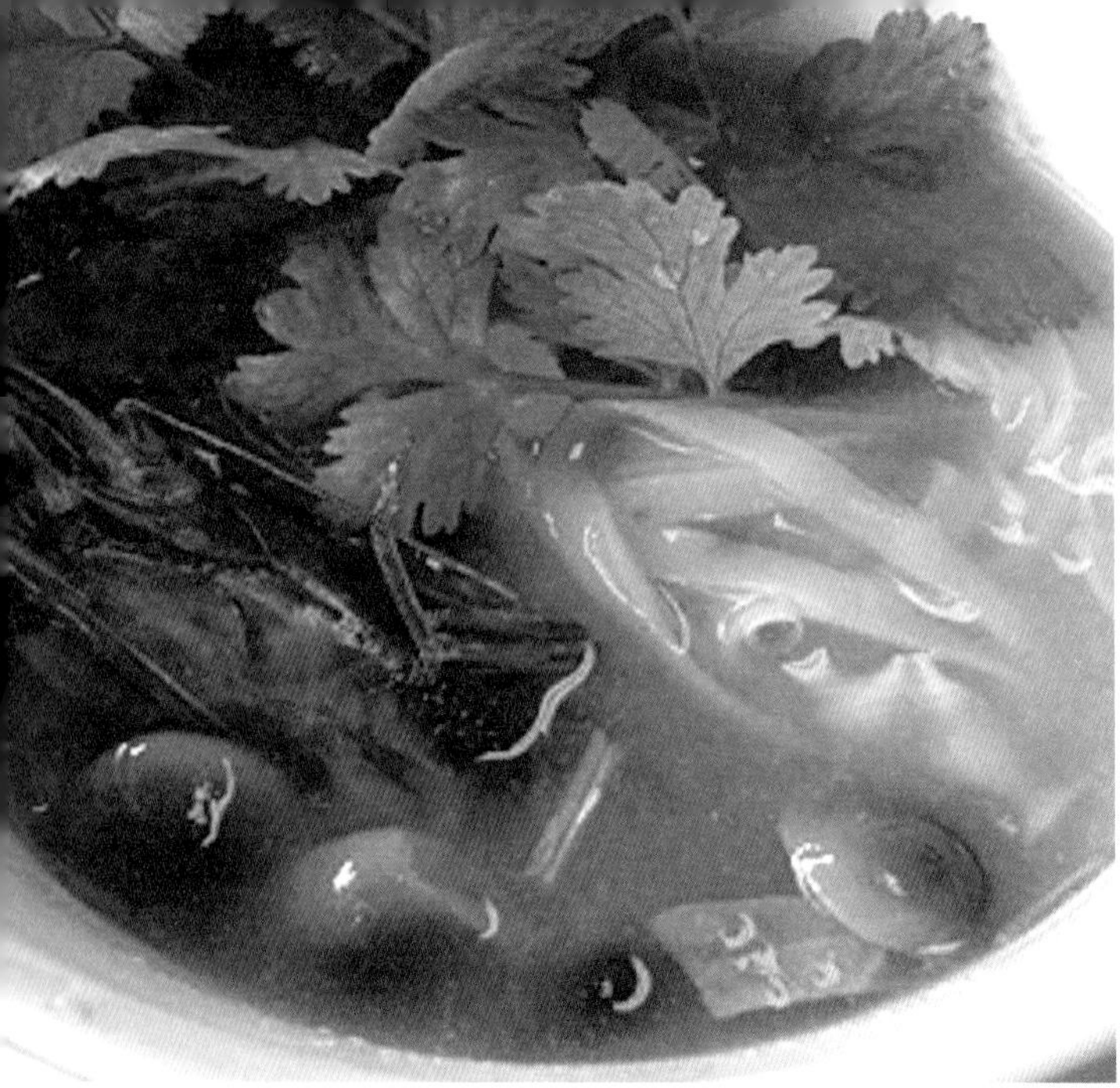

寒い冬にも、
暑い夏にも
どちらにもぴったり。

トムヤムクン
Ver. レモングラス

材料
えび、缶ふくろたけ、水煮たけのこ、しょうが、レモン（もしくはシークヮーサー）、香草、レモングラス（P.88）、バジル（P.124）、鶏ガラスープの素、ナンプラー、チリインオイル

1、えびの殻をむいて背ワタを取り除く。殻は捨てないでおきます。
2、たけのこを薄く切り、ふくろたけを縦半分に切る。合間に鍋で鶏ガラスープを沸騰させます。
3、えびの殻を入れて再び沸騰したら、殻は取り出します。
4、えび、バジル、レモン以外の材料を加えて、20分前後煮込みます。
5、えびとバジルを加えてひと煮立ちさせ、レモン汁を加えたら、できあがり。

トムヤムクン
Ver. コリアンダーしょうゆ

材料
えび、キノコ、フォー、コリアンダー（P.86）、ニンニク、唐辛子、しょうが、レモングラスの茎（P.88）、鶏ガラスープの素、塩、こしょう、ナンプラー、コリアンダーしょうゆ（P.78）

1、油を引いた鍋に、しょうが、ニンニク、唐辛子を炒めます。
2、香りが出てきたら、レモングラスの茎、えび、キノコを入れます。
3、水を足して鶏ガラスープの素を入れ、煮込みます。
4、火が通ったら、塩、こしょう、ナンプラー、コリアンダーしょうゆを入れて、できあがり。

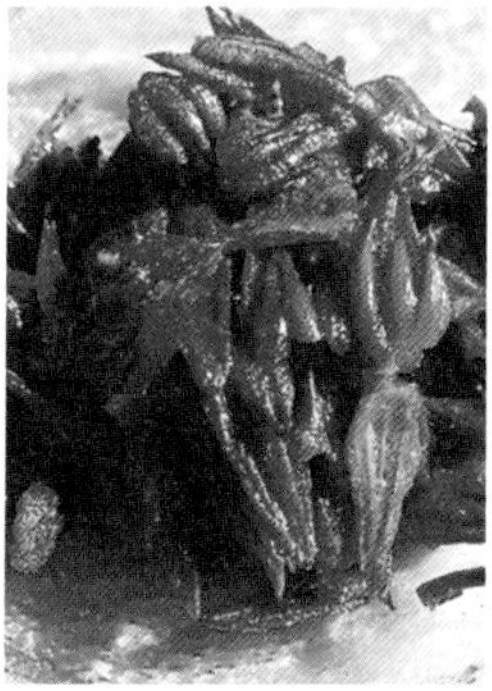

ローゼルの塩漬け

下準備をしたローゼル（P.102）に岩塩を入れてまぜる。常温で保存する場合は岩塩を多めに、冷蔵庫で保存する場合は岩塩少なめがよいです。

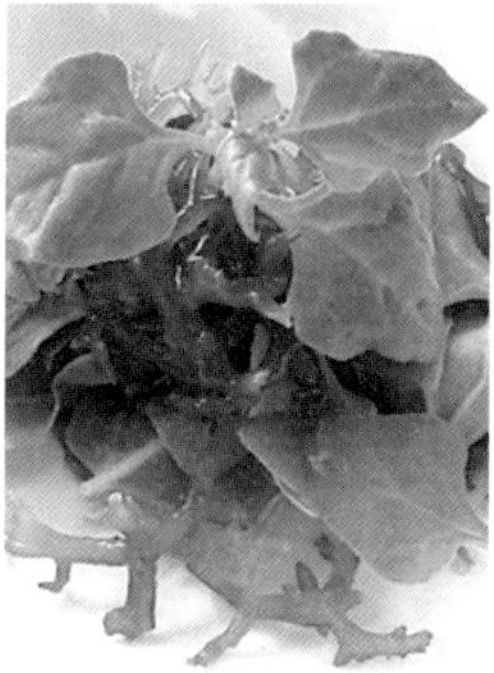

ツルナのサラダ

材料
ツルナ（P.90）、もずく、ドレッシング

ツルナともずくにお好きなドレッシングをかけるだけ。

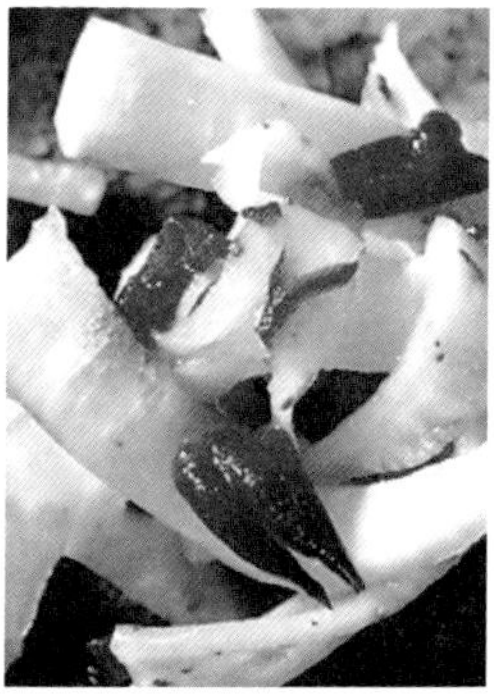

大根の漬物 in ローゼルの塩漬け

塩もみした大根を水洗いして、ローゼルの塩漬けとまぜます。

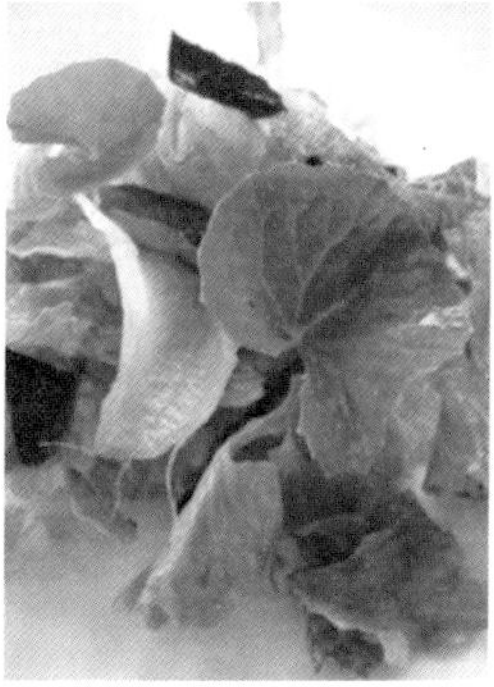

つぼ草のサラダ

つぼ草（P.135）の生葉に、お好きなドレッシングをかけていただきます。

フレッシュバジルの春雨サラダ

材料
春雨、豚肉、バジル（P.124）、ドレッシング。チリソースやナンプラー、レモンなども合います

春雨と豚肉をゆでる。盛りつけに生バジルを乗せる。お好きなドレッシングでいただきます。

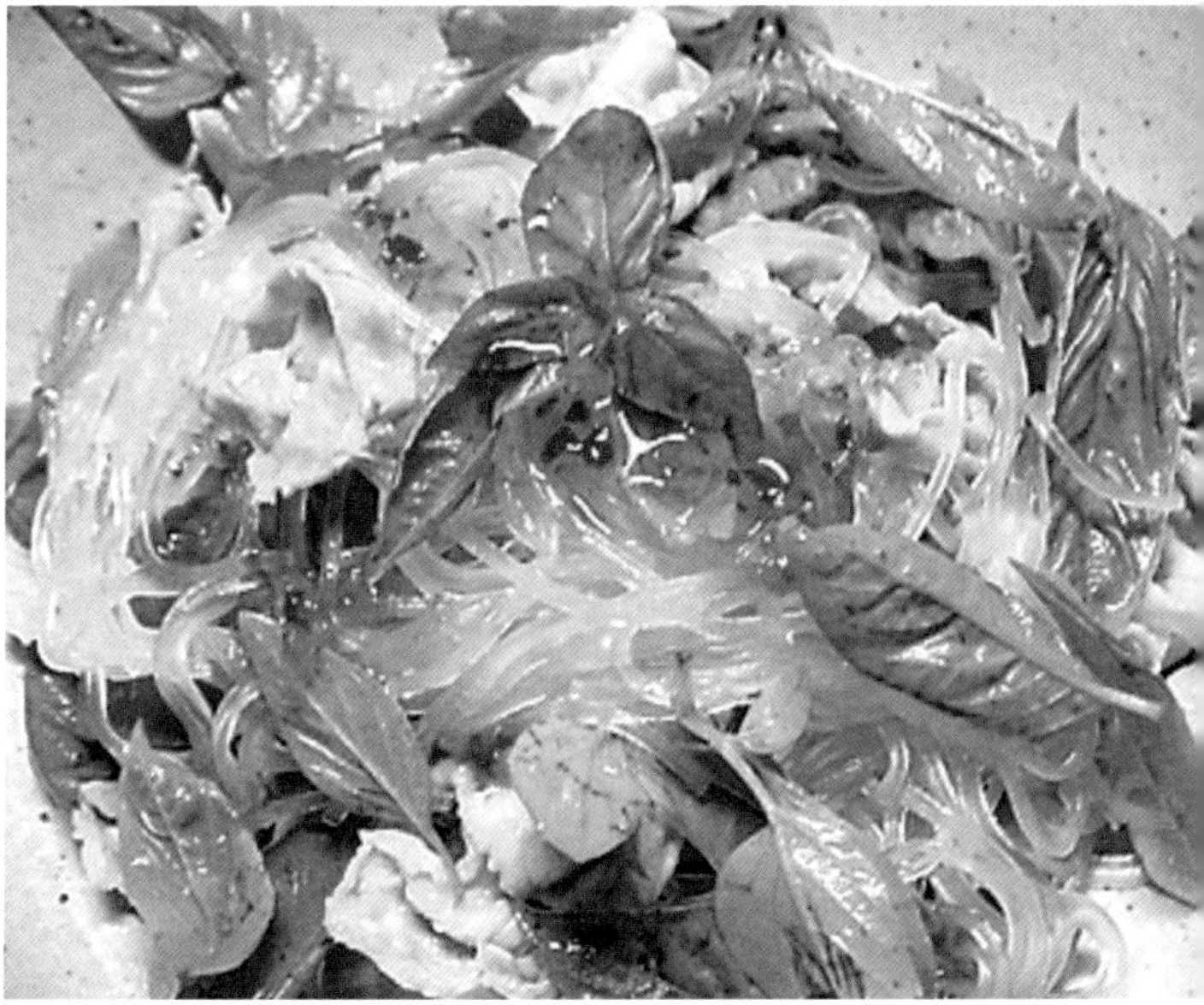

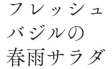

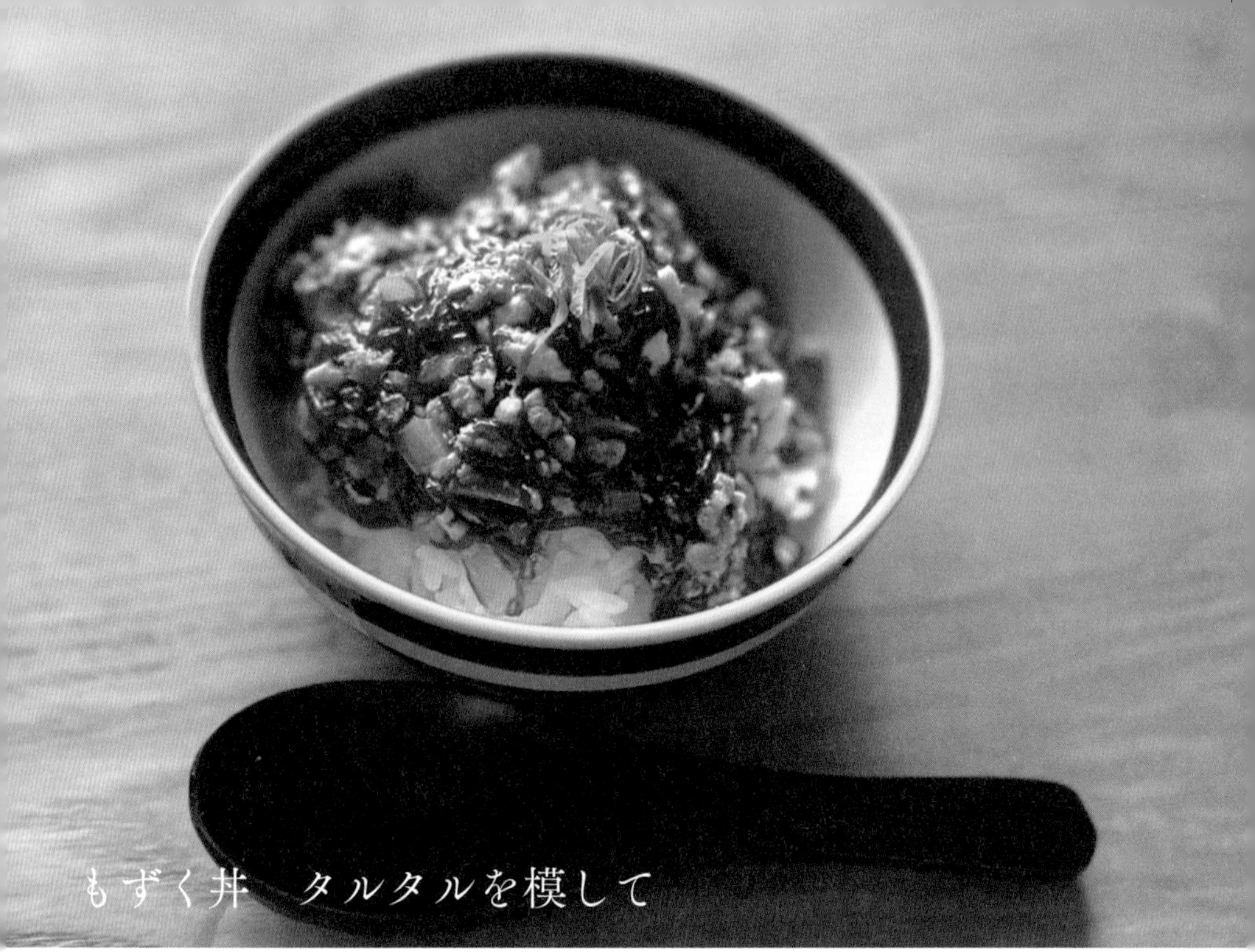

もずく丼　タルタルを模して

材料
ニンニク、しょうが、ニンジン、玉ねぎ、鶏ひき肉、豆腐、もずく、片栗粉、塩、しょうゆ、みりん、ご飯

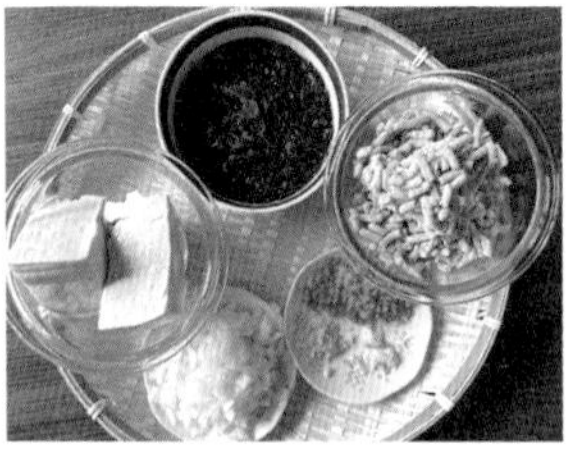

もずくは美肌、美髪や血管の硬化防止などで重要とされています。

1. 油を引いてニンニクとしょうがを炒めます。
2. お野菜を入れて炒めます。火が通ったら、お肉を入れます。
3. つづけて、調味料を入れたもずくを入れます。
4. 最後に豆腐を入れます。ご飯にかけてできあがり。コツ：調味料はもずくに入れる！

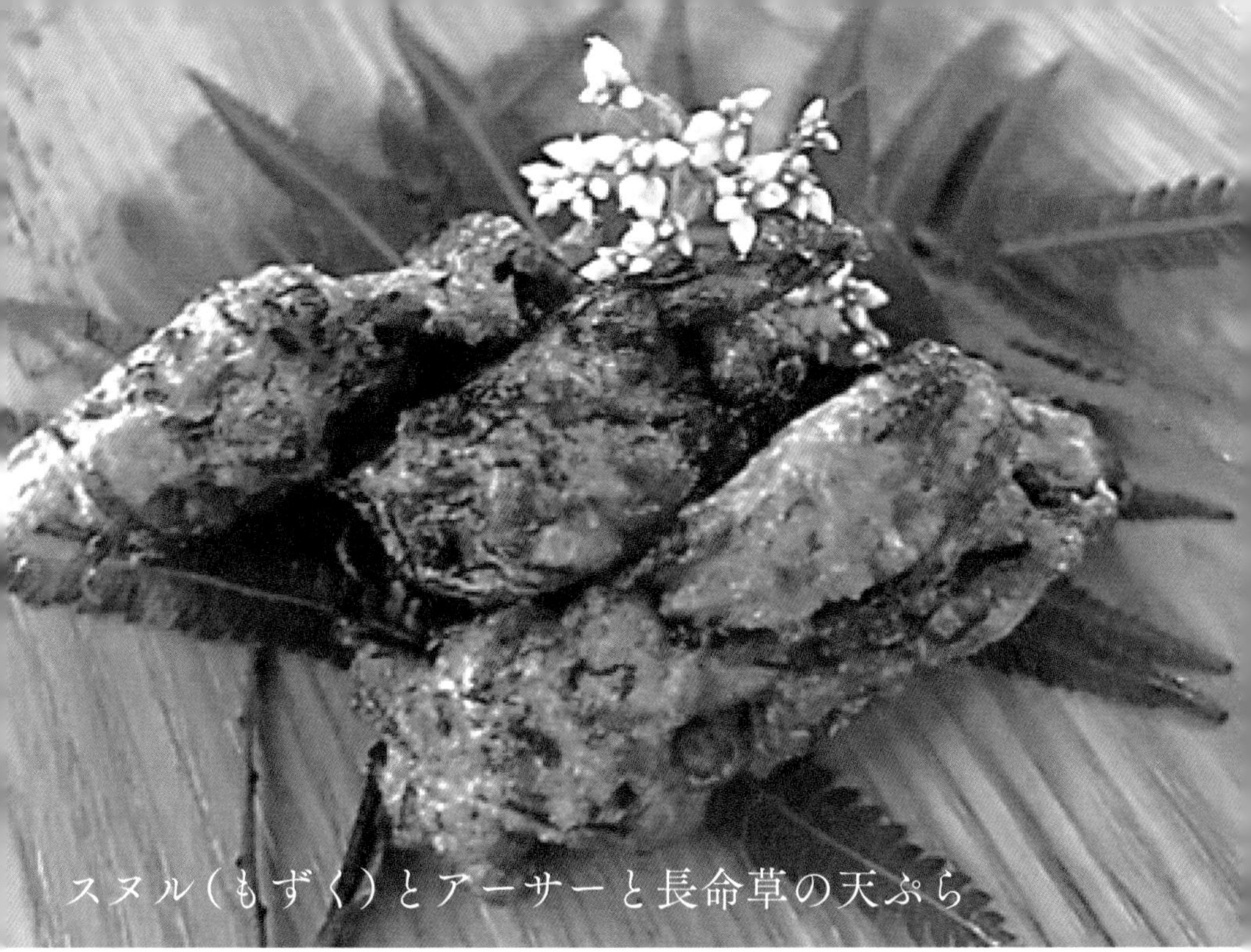

スヌル（もずく）とアーサーと長命草の天ぷら

材料
もずく、アーサー、長命草
小麦粉、水、油

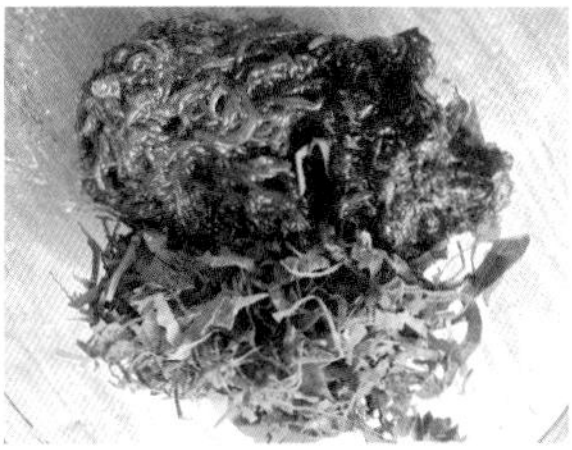

もずく（左上）、アーサー（右上）、
長命草（下）

海の香りと野の香りを
生かして。代替で三つ
葉なども。

1

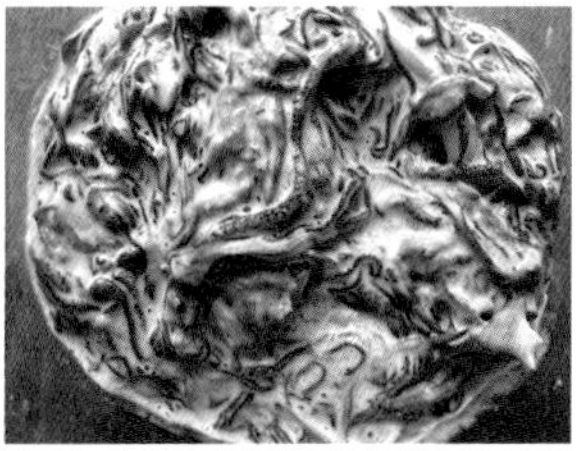

材料をあわせて、小麦粉や
水と一緒に和えます。

2

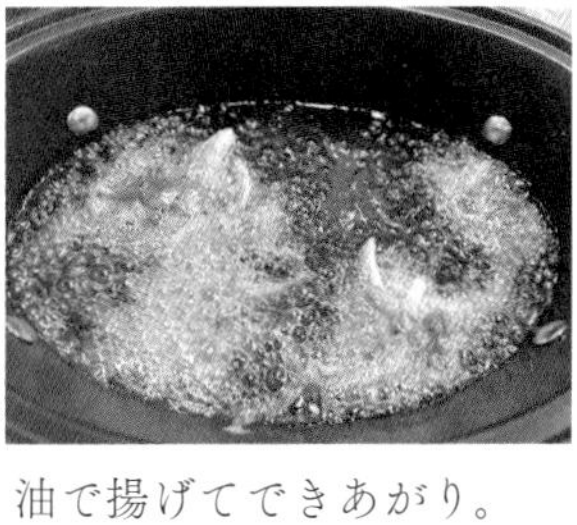

油で揚げてできあがり。

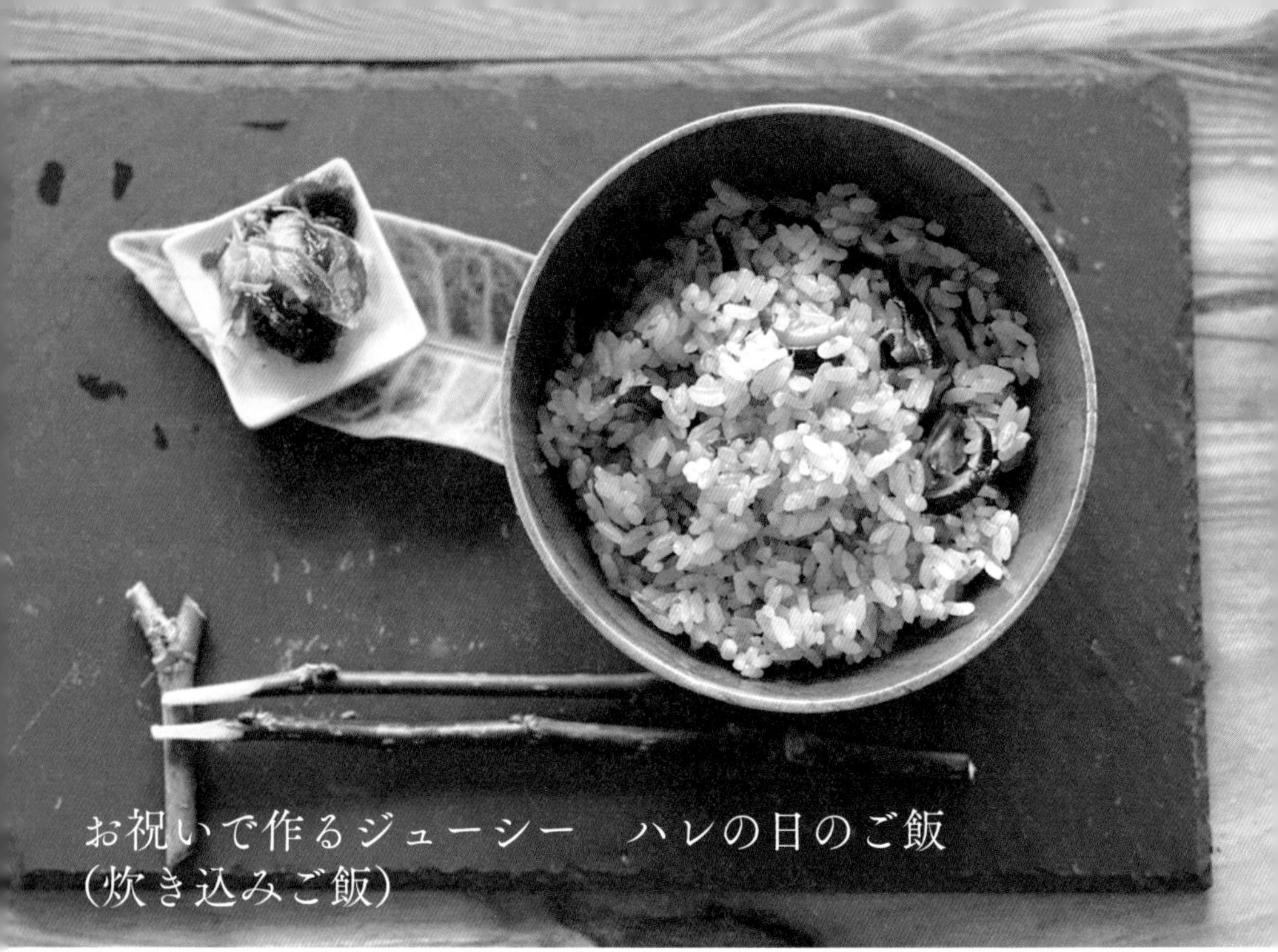

お祝いで作るジューシー　ハレの日のご飯（炊き込みご飯）

材料
ニンジン、しいたけ、豚肉
など、お好きな具材
だし汁、米、水、しょうゆ

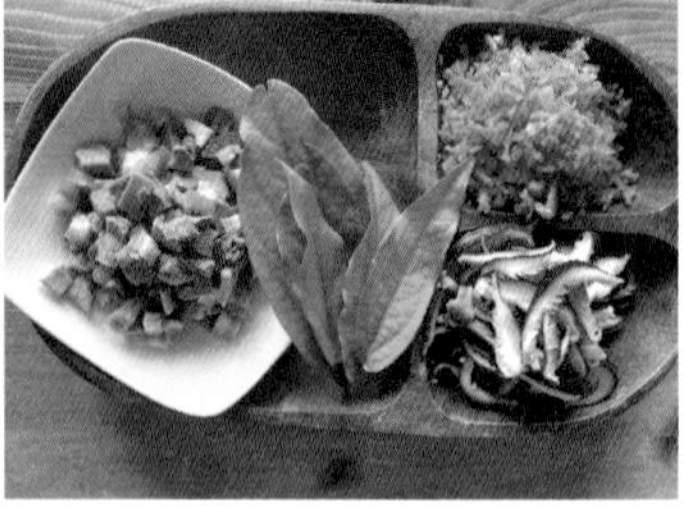

お好きな具材で炊き込み
ご飯を作ります。
お箸は木の枝です。

カチャーシー

沖縄ではカチャーシーといって、
喜びをかき混ぜる
踊りがあります。
祝いのジューシーは
喜びの分かち合い。

八重山では
旧盆に「ウンケー」
ご先祖様を迎えるジューシー
としても作られます。

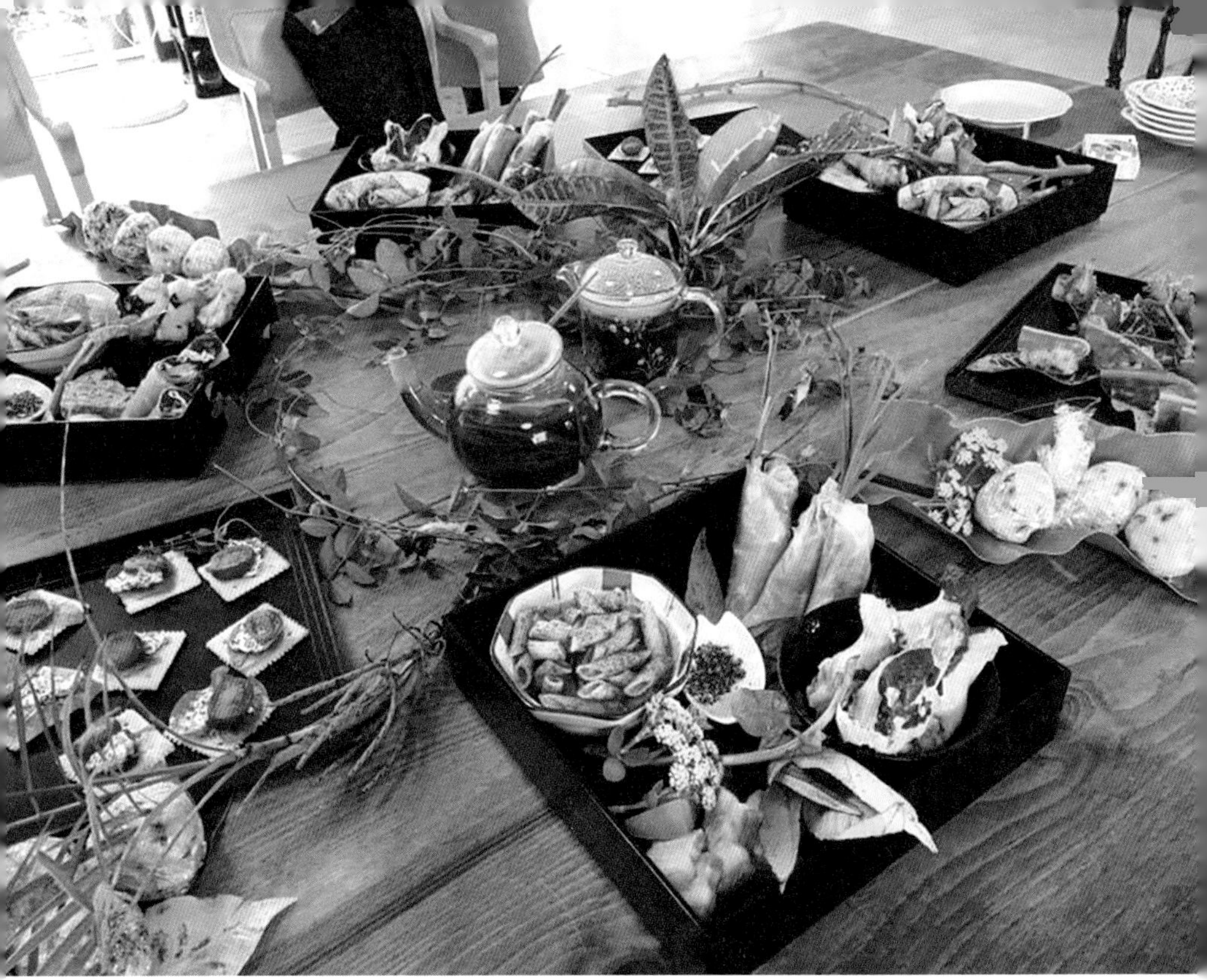

養護施設でのセミナーにて。そこで自生している食物と植物を使って、
料理とともにテーブルコーディネートをしました。

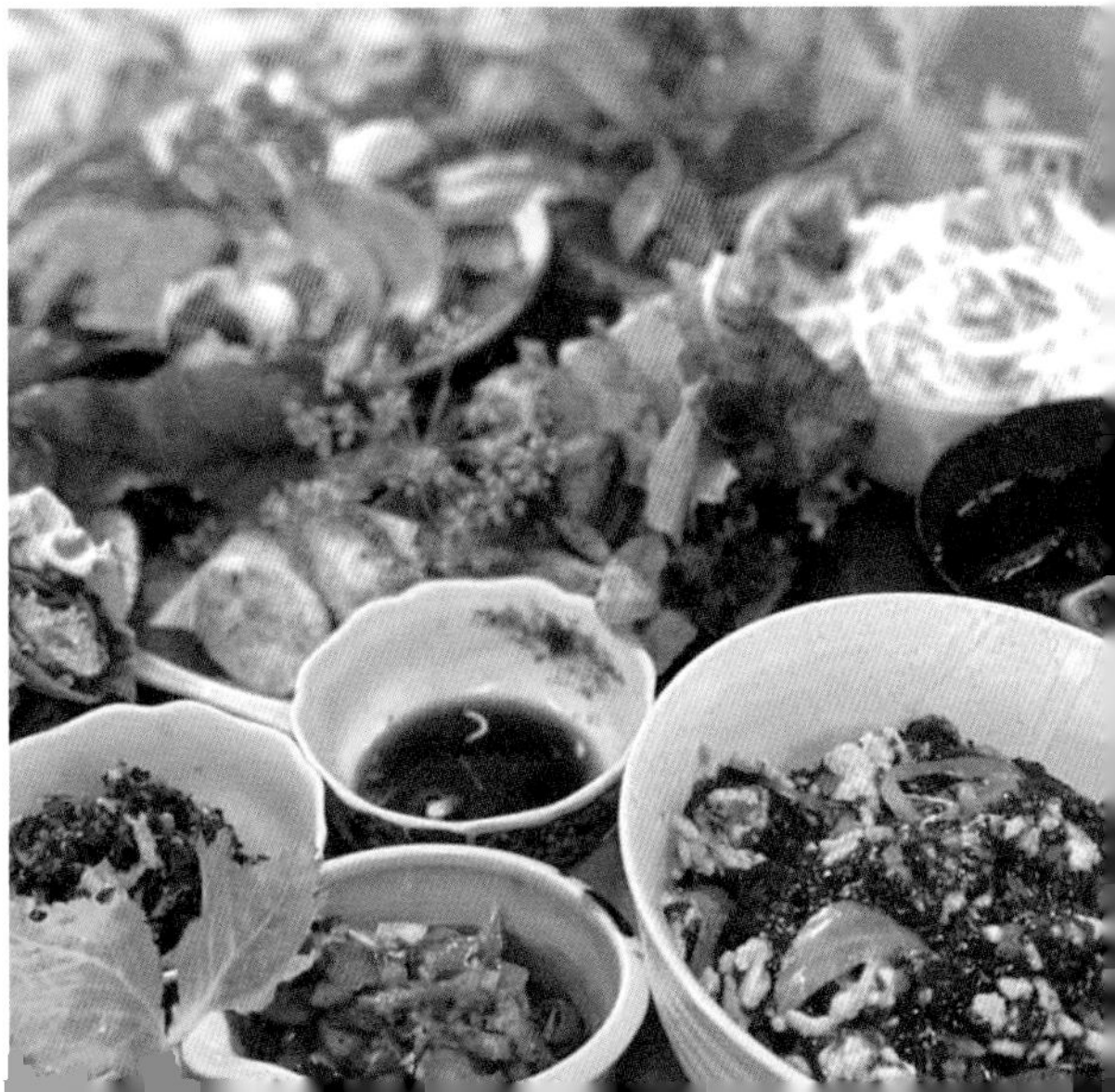

旬の食材で食卓を飾る。
みんなでいただきます。

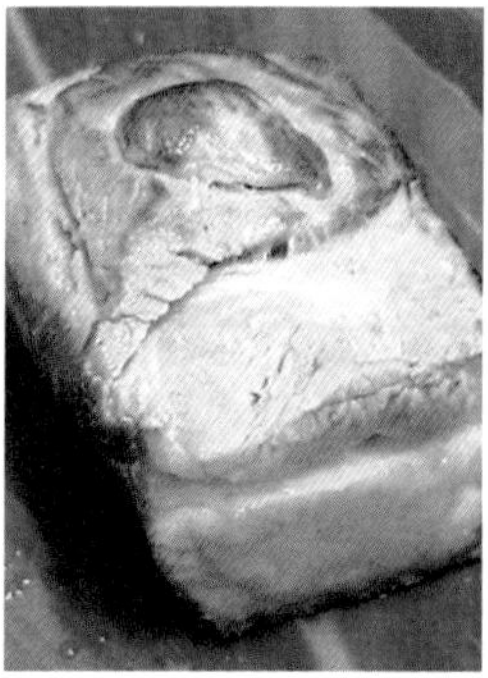

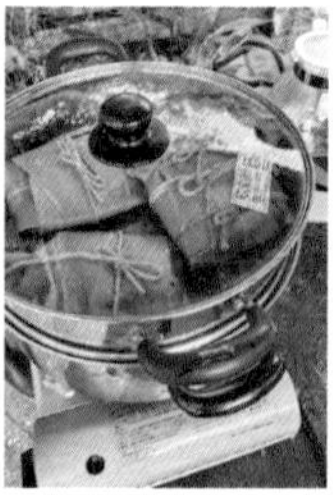

スーチカ（豚肉）の月桃の葉香包み

豚の三枚肉にたっぷりの塩をふり、月桃の葉で包んで一晩おく。表面の塩をふき取り、新しい月桃の葉に包んでタコ糸でまき、30〜40分蒸す。火が通ったら薄切りにしていただきます。

パッションフルーツ

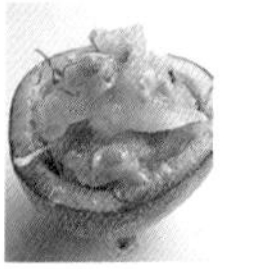

パパイヤ

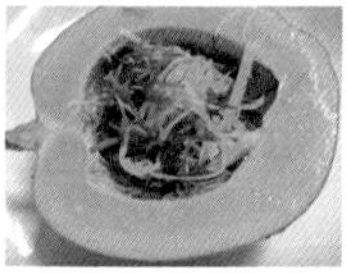

和え物は、器をパッションフルーツやパパイヤにしても美味しくできます。

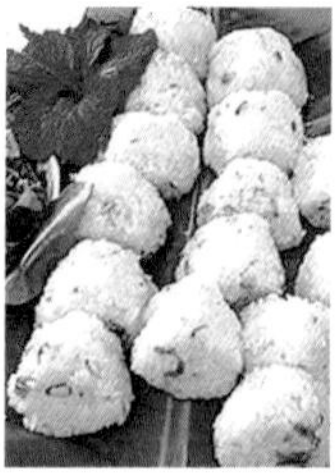

月桃ご飯

通常通りのお米とお水で、月桃の葉（P.89）を2〜3枚切って入れて炊きます。炊きあがったら月桃の花を刻んでまぜます。

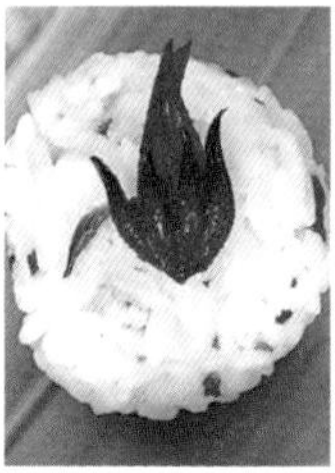

ローゼルご飯

細かく切ったローゼルの塩漬け（P.61）をご飯とまぜます。塩が強い場合は、少し洗い落としてから握るといいです。

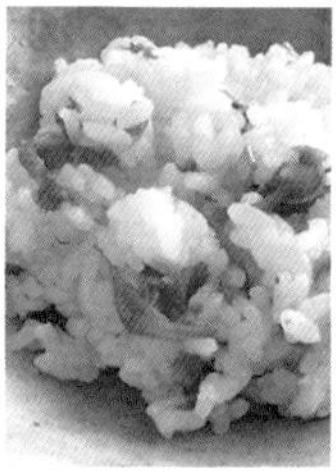

ヤブカンゾウの花びらのお寿司

ヤブカンゾウの花びらビネガー（P.76）から花びらを取り出して、細かく刻み、炊きたてのご飯にまぜます。

午後のお茶

ハーブティー、しそジュース、
シーマメドウフ（落花生）、黒糖甘餅

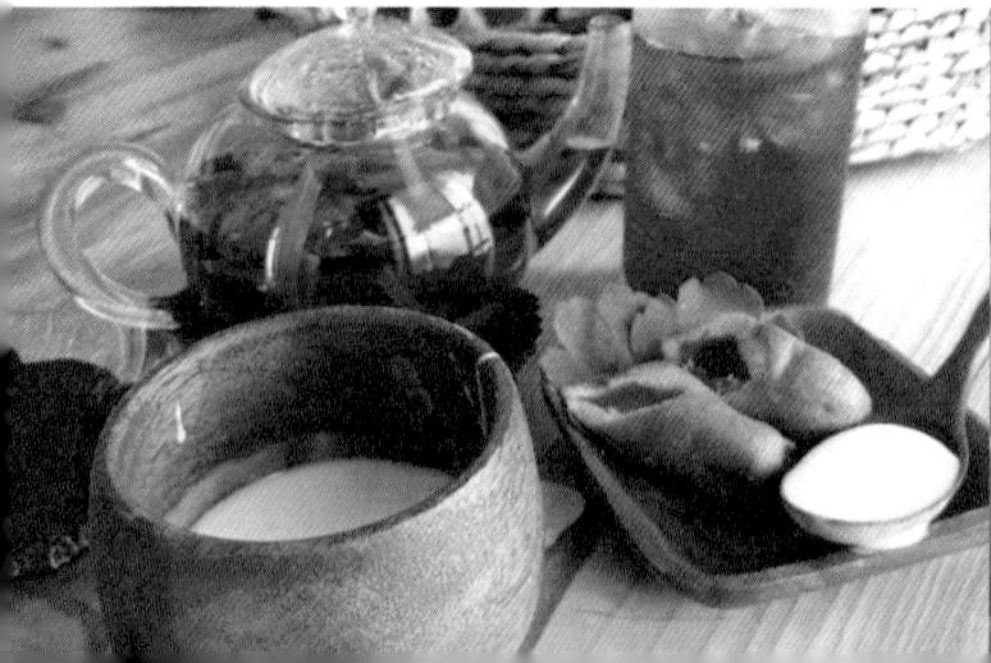

外でいただく

外でいただくときには大きな葉を食器代わりに、桑の木の枝をお箸にします。

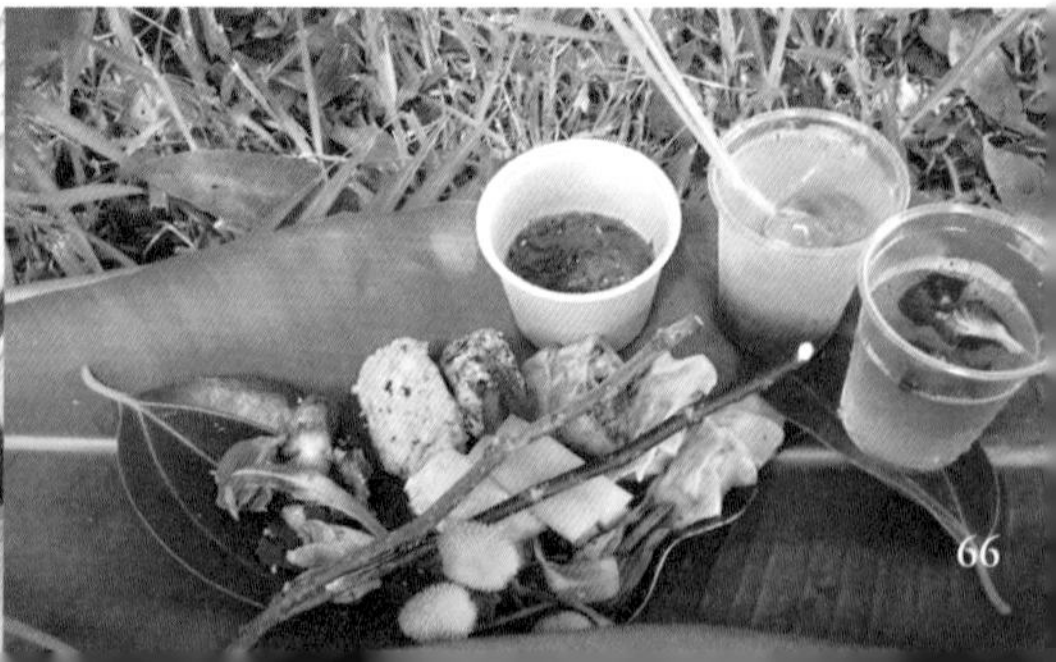

ヤーグスイ

ヤーグスイは常備薬のこと。野草・薬草の知恵が詰まっています。

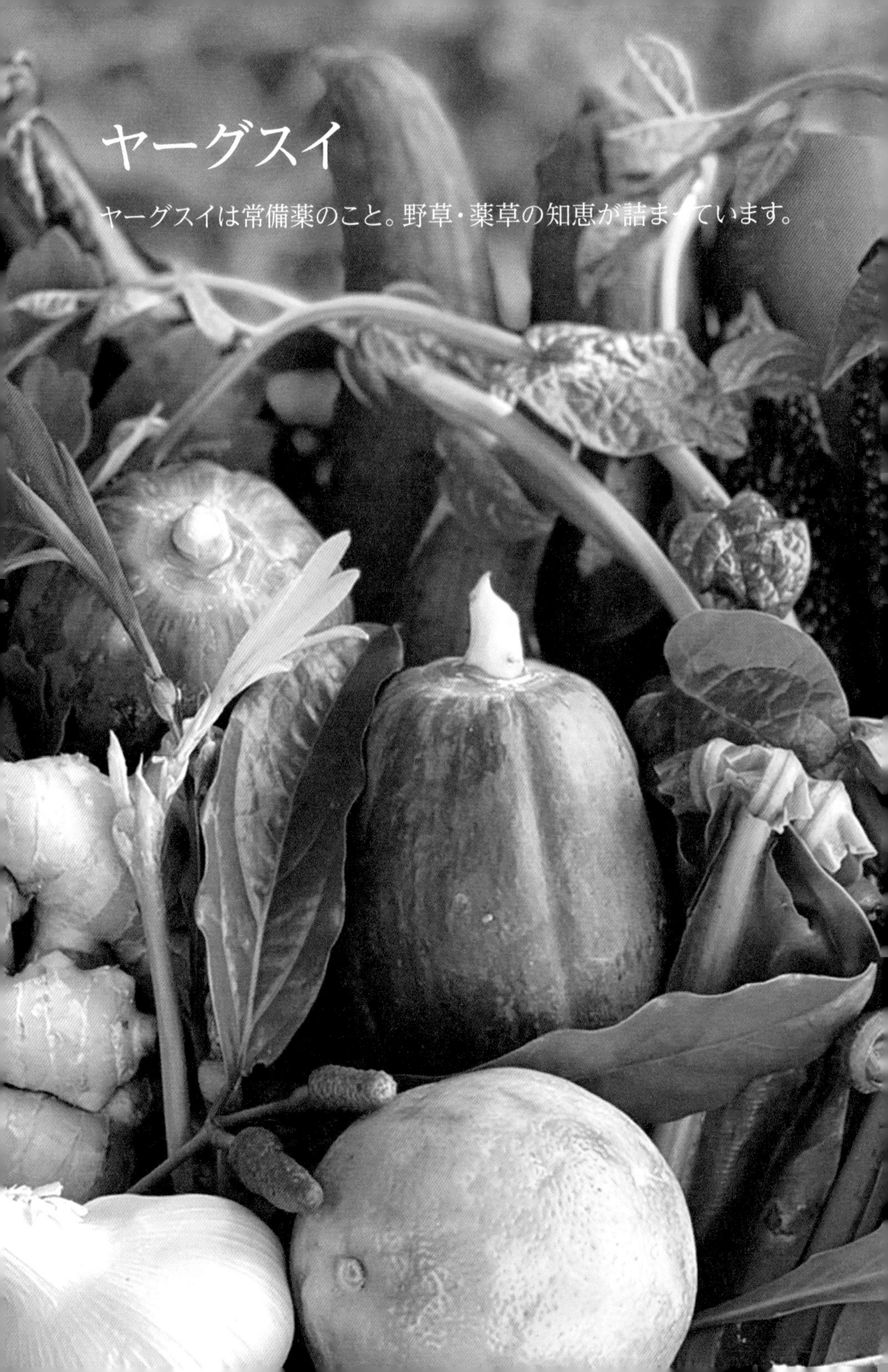

植物とのかかわり

私のひいばあちゃんは、宮古島で薬草を摘んでかまどで炊いていたから、幼いころから一緒にいた私は、祈りと食のことは興味津々で、感覚的に見ていたの。そのころから植物に光が見えたりして、植物にさわると身体が反応していた。それが後に、その植物の効能だとわかるんだけどね。ひいばあちゃんや母やご近所、見て聞いて体験し、身体と心に刻まれていったような気がします。

自分の中でちゃんと裏づけが必要だった。高校のときに植物の名前を知りたくて、図書館の先生にお願いして、アルバイトのお金3回払いで学研の野草図鑑を買って、名前からスタートしてね、メディカルハーブ、ハーブコーディネーター、アロマ、栄養学、色彩、食育もたくさん学んで、いろんな資格も持ってます。でも、それらでカバーできないものがあることもわかったので、聞き耳を立て、目を皿のようにして、まだまだ学んでいます。沖縄の薬草や伝承、地域の知恵そして意識と発見は全部が一つ。自然と植物に使われてます（笑）。

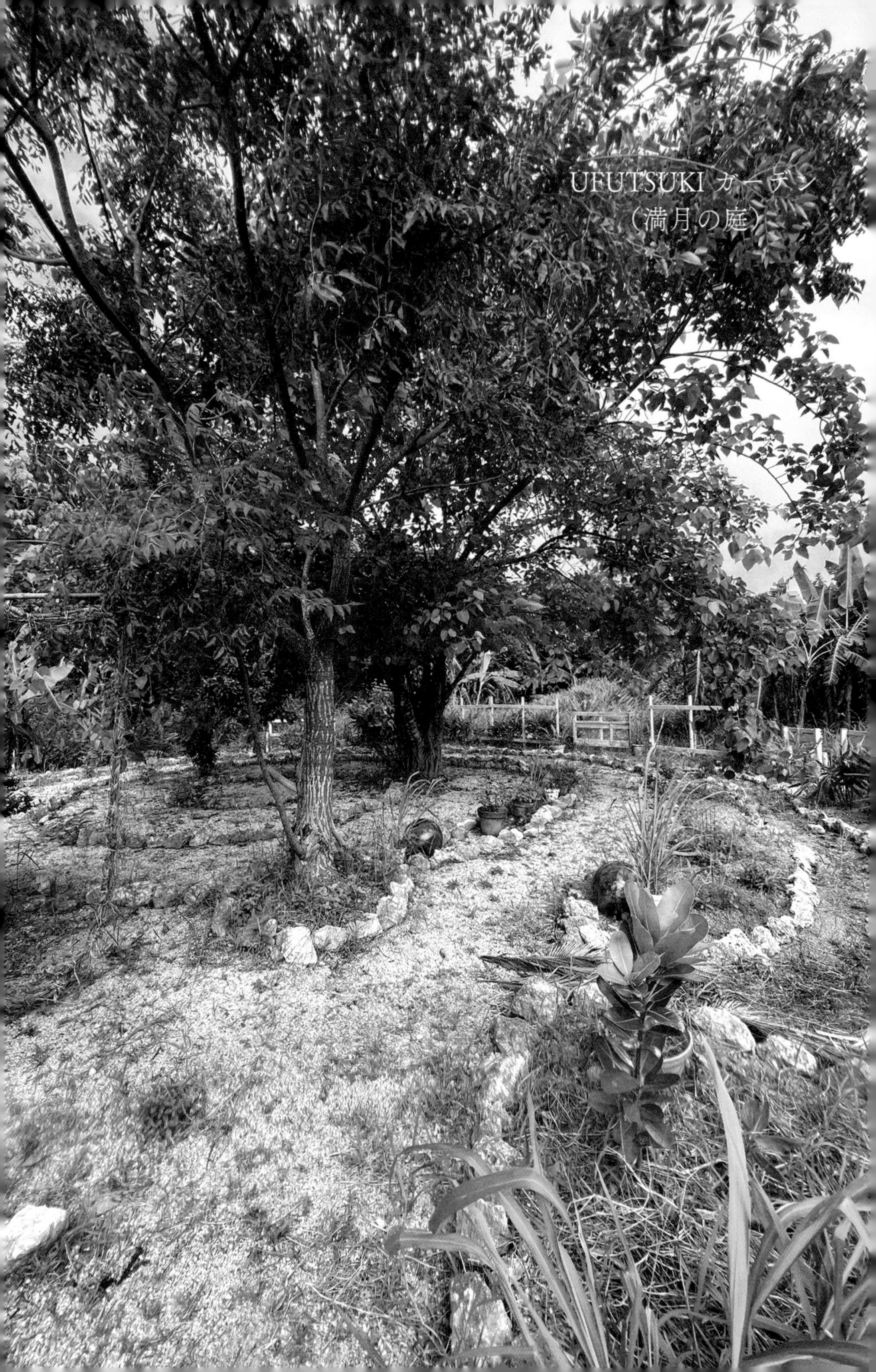

UFUTSUKI ガーデン
（満月の庭）

植物は人間を超えている

動かずそこにいたままで、すべてをまかなっている。
だから、ご神木とかいって大事にされている。
大きな台風が来る。
植物たちはそれを知っているけど、逃げないんだよ。
すべてを引き受けるということは、植物から教えてもらいました。

バランスをとるために

「病」と「癒え」は、ひとつの輪になっている。
「私」と「周囲の環境」も、ひとつの輪になっている。
「私」と「周囲に生えている植物」で、ひとつの輪になっている。
周囲に生えている植物は、私たちに働きかけている。
エネルギーや、効能、未来の情報を、いつでも発している。

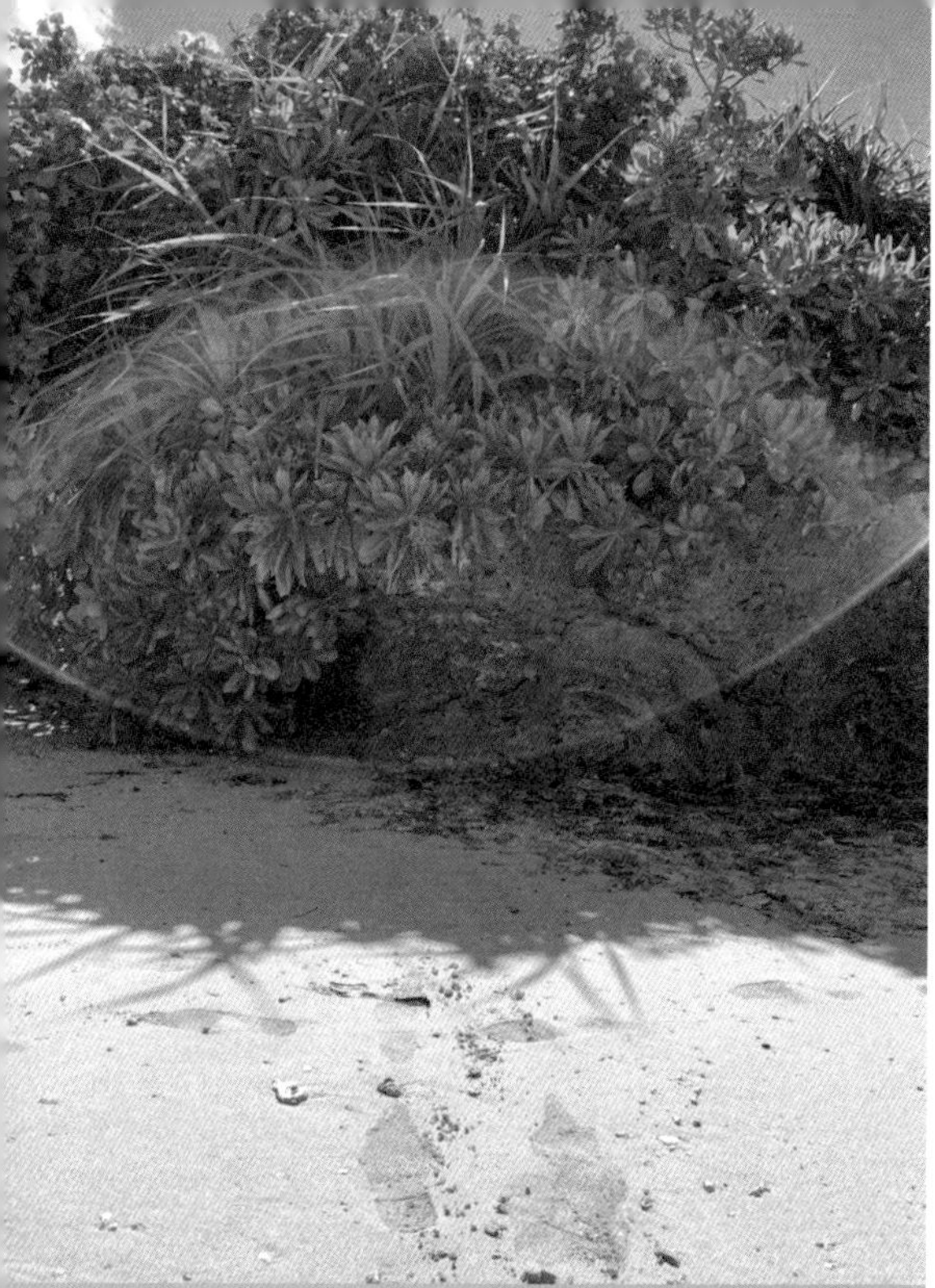

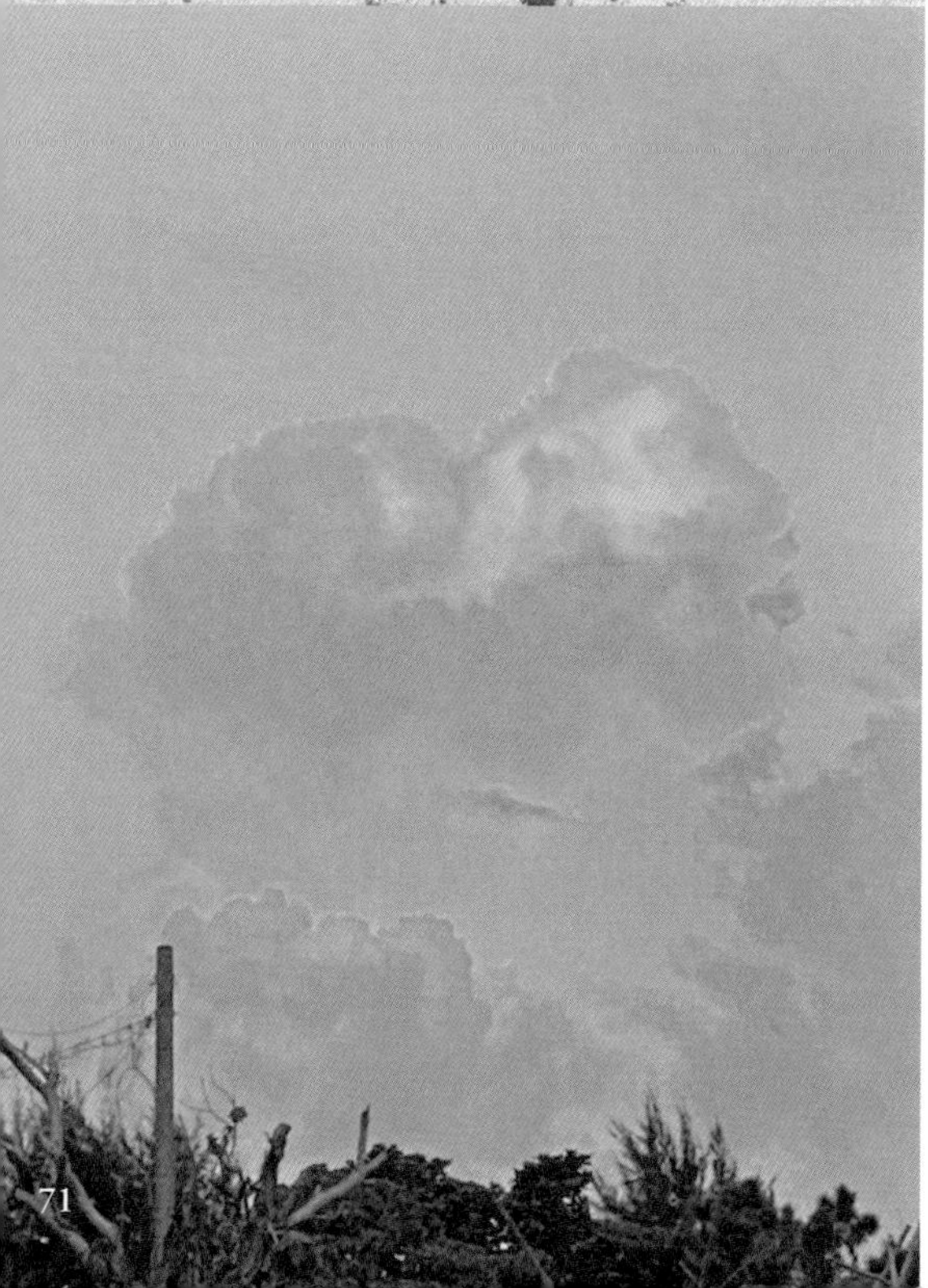

だから本来は、バランスをとるために、その植物がまわりに生存しているのではないかと思います。

植物は偶然には生えてこないんです。

今、この時期とタイミングで、私たちに必要な植物が生えてきます。

これが意識できると、植物を自分の体に取り入れやすくなっていくかなと思う。

共鳴と調和で振動をいただく

植物や自然界とかかわるときにはエネルギー（振動）を受け取る気持ちでいる。

私たちは、自分一人で、そこに存在しているように、思ってしまうけれども、そうじゃないのよね。周囲にある自然界に支えられて生きている。

自然のエネルギーを受け取るには「共鳴」と「調和」をすること。

自然と友達になる。そばに行って、さわって、感じて、香って、それから取り入れていくという方法が一番いい。

気になる植物があったら、その横に行ってちょっとエネルギーをもらう。

もらうときには「さわるね」とか言ってあげるといいです。

すると、交信ができるので、エネルギーをもらうことができます。

植物が、そこにたたずんだままで発している情報、私たちに伝えている情報はたくさんある。植物から読み解ける情報は深い。

情報量が膨大すぎて大変！

だから、さわって、香って、というところからスタートする。

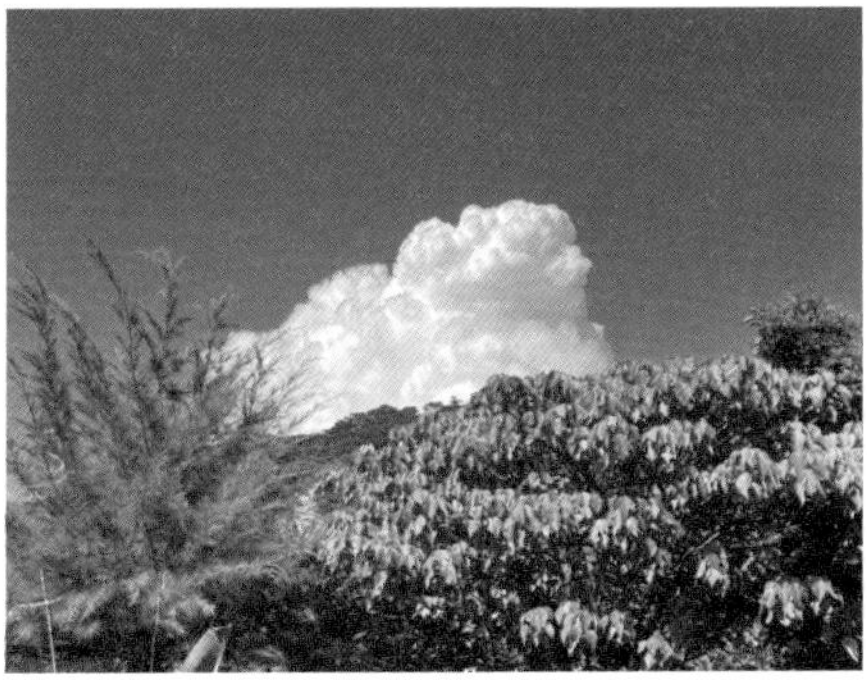

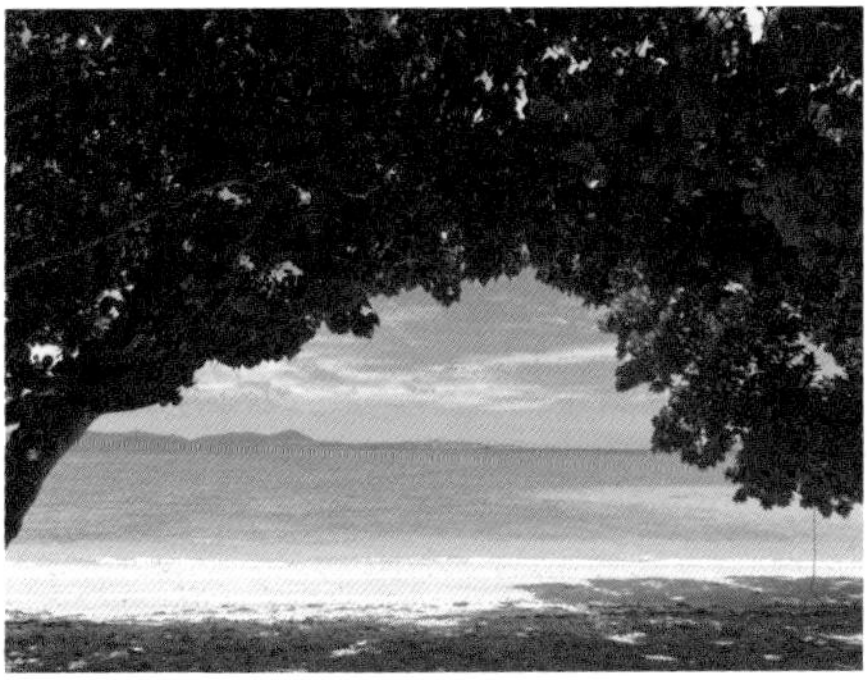

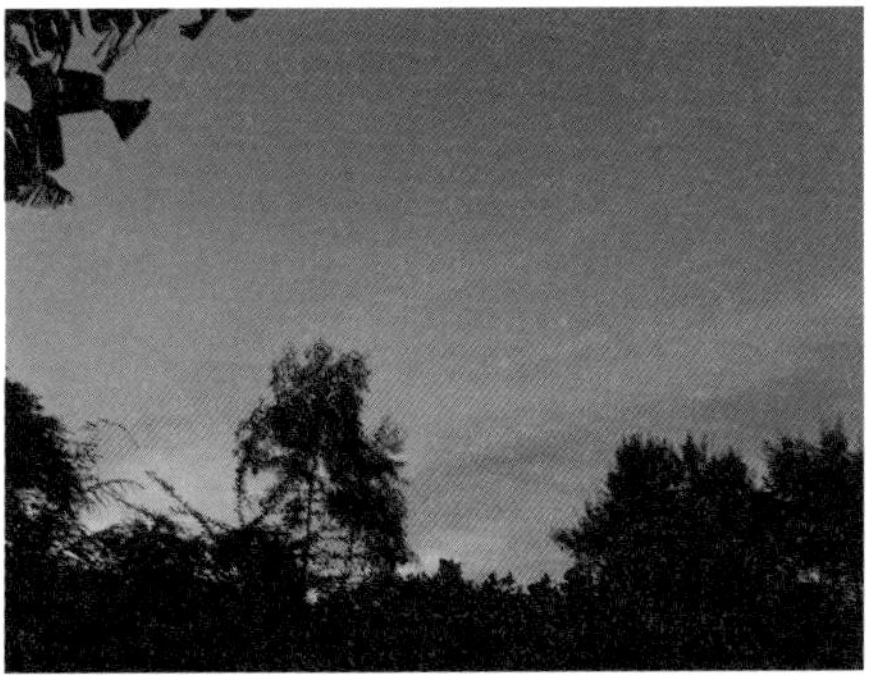

植物は人の意識に影響する

植物は、効能とは別に、人の意識に影響を与える。たとえば、その植物のそばにいて呼吸するだけで人の体と心が変わっていくとかね。

植物のことがわかっていけば、安心できます。

植物が言う方向に行けばいいんです。

薬草酒

沖縄は湿気も暑さも強いため、植物の保存は塩やお酒を使うことが多く、お酒に漬け、お薬としても使われてきました。

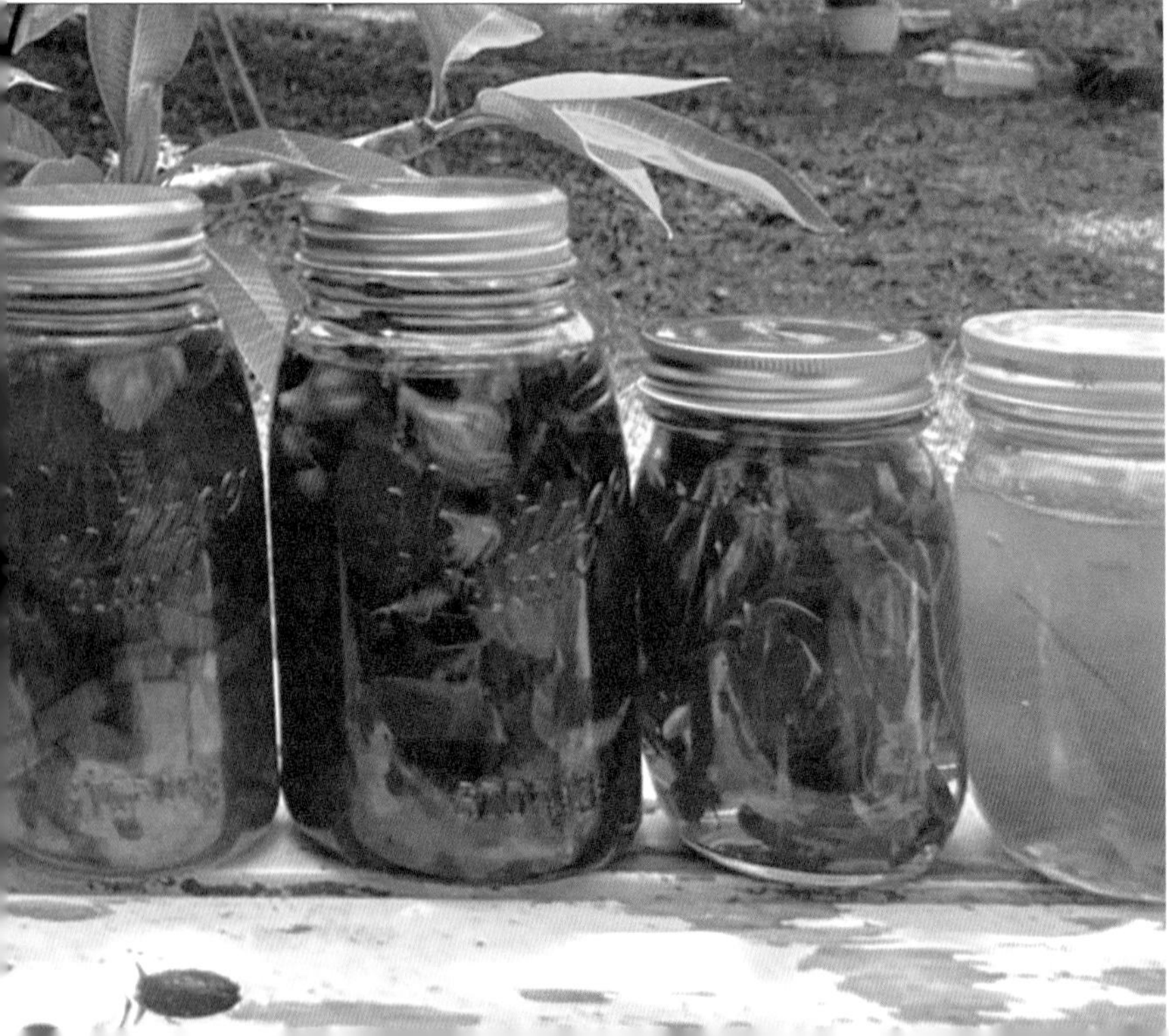

アロエを５㎝角くらいに切り、レモンの皮をむいて輪切りにします。ホワイトリカーを入れて、１か月ほどしてから飲用します。
アロエ酒を薄めて、化粧水や育毛剤にも利用できます。

泡盛は発酵醸造した米の酒をもう１回蒸留した蒸留酒でもあり「スコッチ」と同格と言われています。写真は石垣島産の泡盛に島みそ、島ニンニクが入っています。咳止めにいいです。

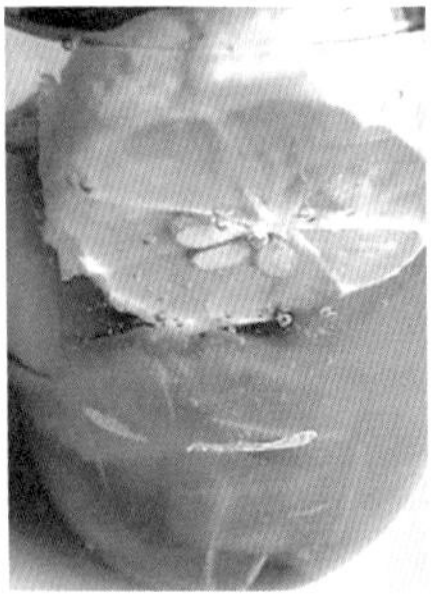

アロエ酒
（P.92）

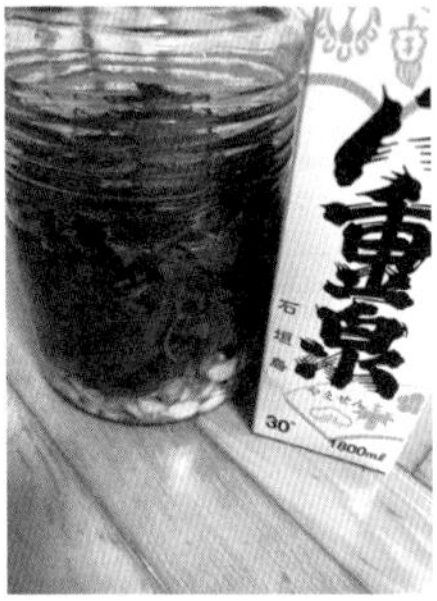

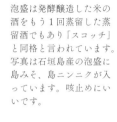

泡盛

薬草酒の作り方

入れたい薬草（実、花、茎、葉など）を水洗いしたら、水気をしっかりふき取って、30度以上のアルコールに漬けます。

１か月ほどで色が出て、２～３か月頃から熟成します。ものによっては半年、１年とありますが、長すぎると薬酒の香味が悪くなるものもあります。氷砂糖を入れると飲みやすくなります。

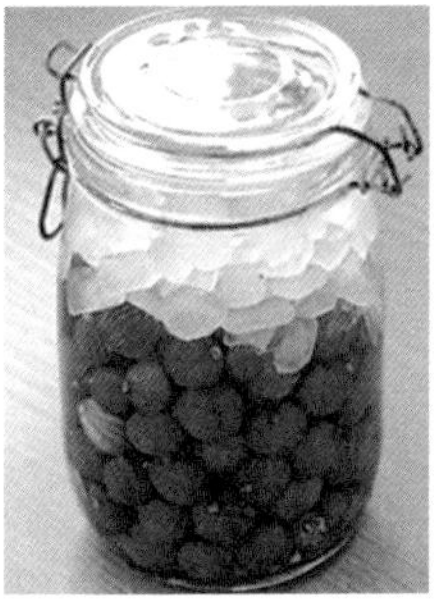

月桃酒
（P.89）

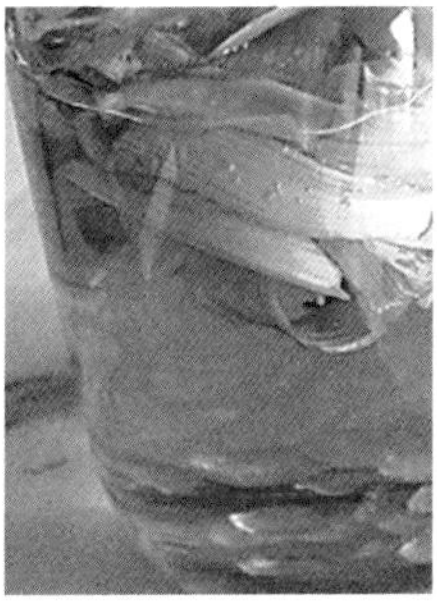

ヤブカンゾウ酒
（P.114）

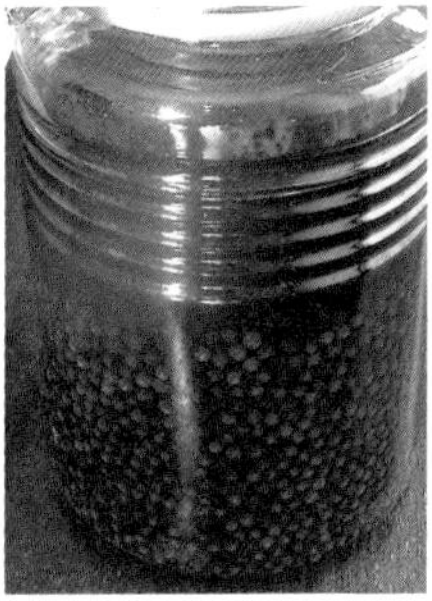

ヤモミ酒
（P.126）

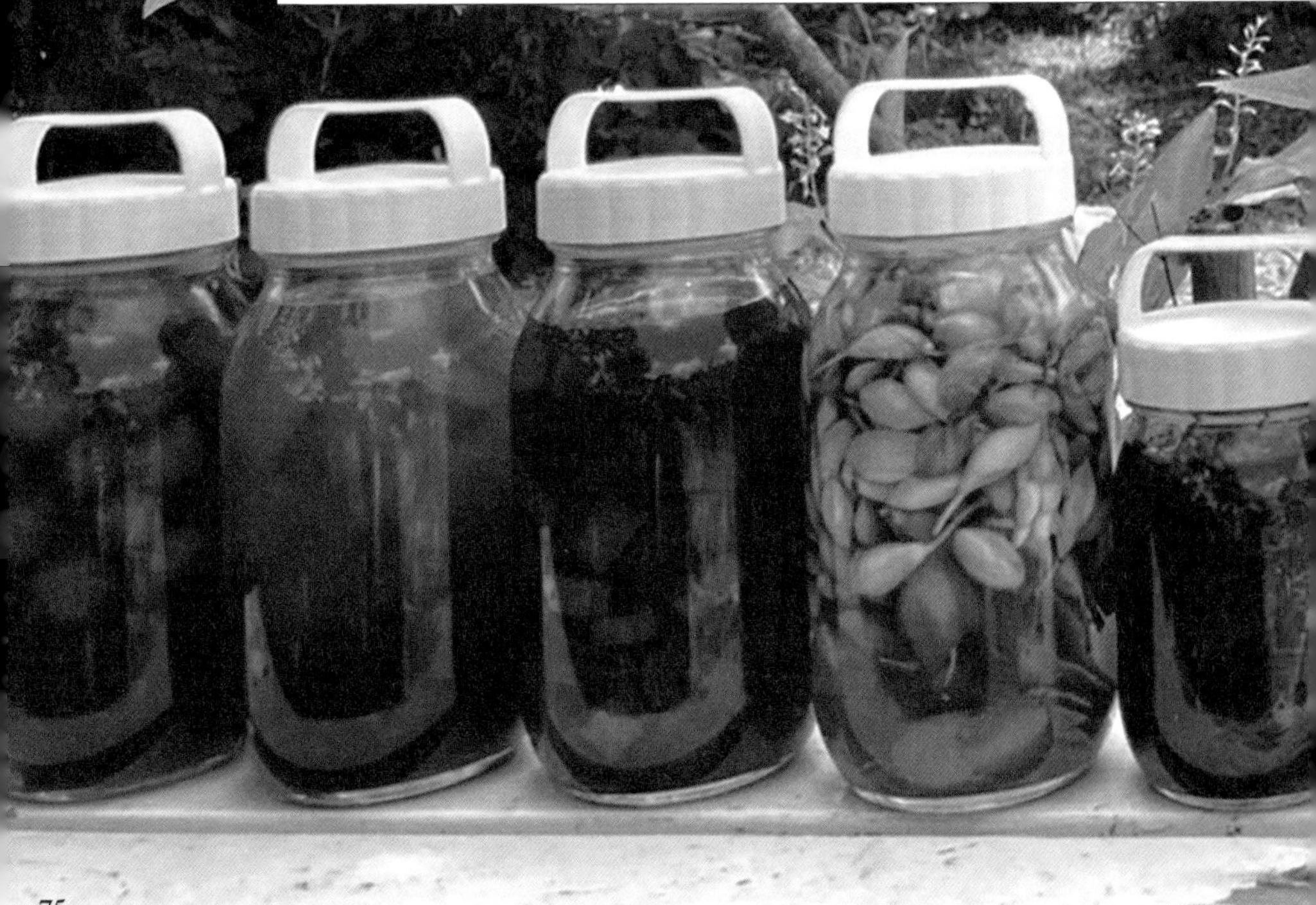

野草、ハーブのお酢づくり

作り方

消毒した瓶に、ハーブを7分目まで入れて、お砂糖、お水を入れる。
冷蔵庫で3日間。
常温に出し、発酵させます。
時々フタを開け、発酵が進むとお酢になります。
発酵状態でも使えます。

長命草のビネガー

お好みの味のお酢に、水を切った長命草（P.82）の茎、葉、花を入れ、2週間ほどおく。ドレッシング、お肉料理、お魚料理に使います。

ヤブカンゾウの花びらビネガー

ヤブカンゾウの花びら（P.114）を1枚1枚丁寧にはがして洗い、水気をとって、甘酢やらっきょう酢に漬けます。

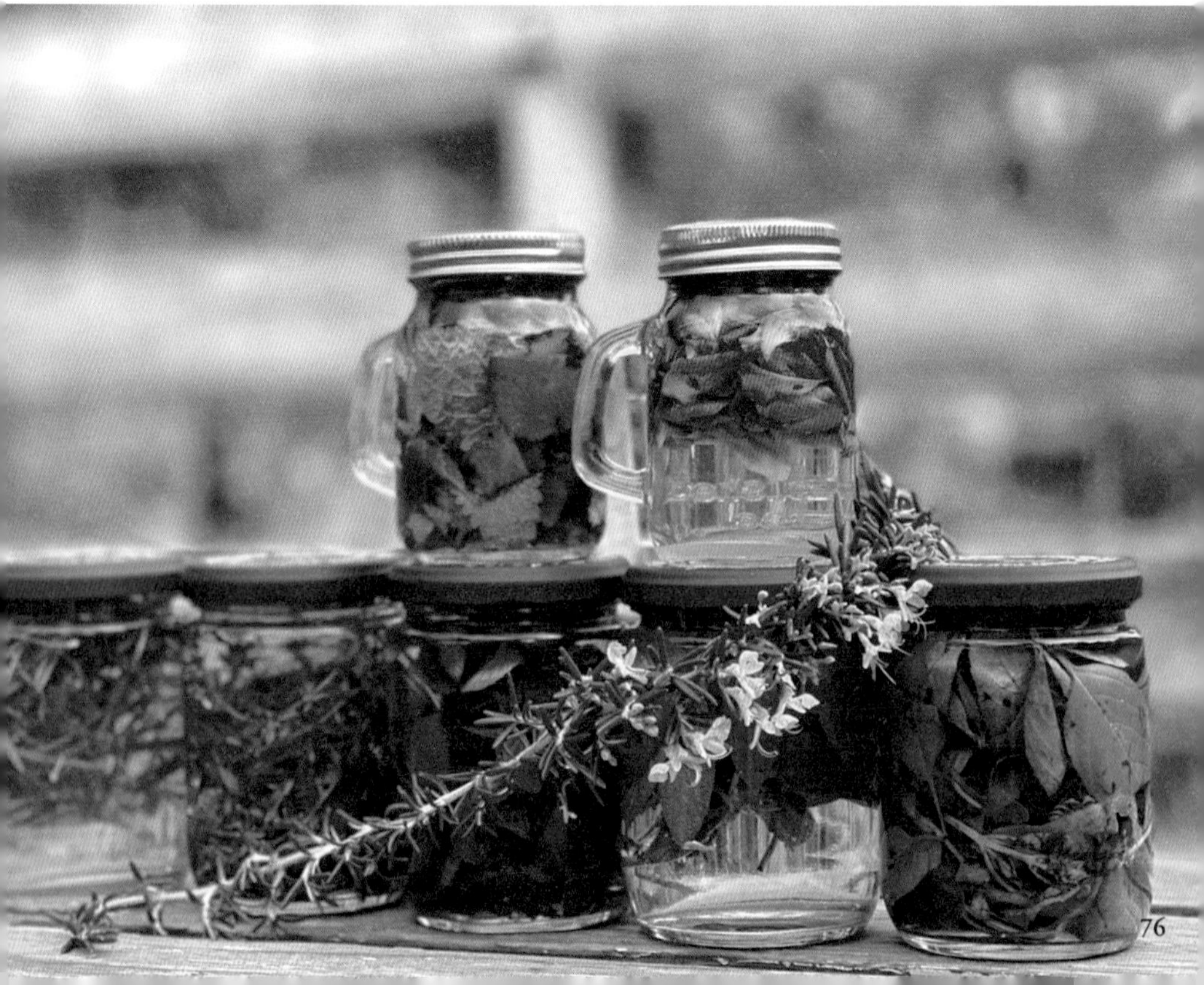

アロエはちみつ

清潔な密封できる瓶に、はちみつと、切った生葉のアロエ（P.92）を入れ、しっかりとフタをして1日おきます。よくかきまぜて、お湯で薄めて飲みます。

アロエ黒糖

清潔な密封できる瓶に、黒糖と、切った生葉のアロエ（P.92）を入れしばらくおきます。

月桃はちみつ

はちみつを湯煎にかけて、温めたところに水気を切った月桃を入れる。月桃（P.89）の香りが、はちみつに移ったら、常温で保存します。

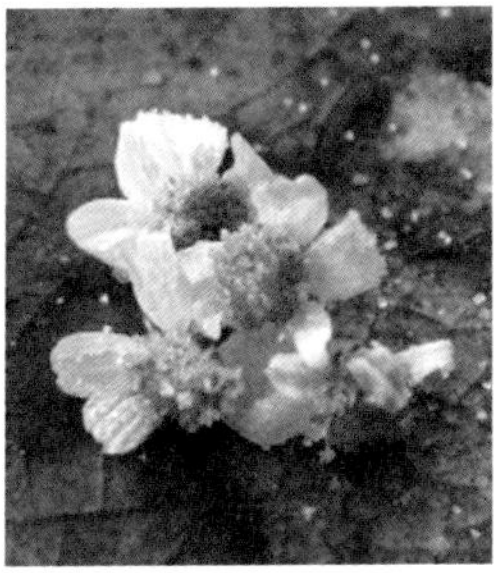

センダン草の花の砂糖漬け

材料　センダン草の花（P.98）、卵白、粉砂糖

卵白をかきまぜ、それを筆で花につけていく。つづいて粉砂糖をふりかけて、できあがりです。デザートやお茶のおともにどうぞ。

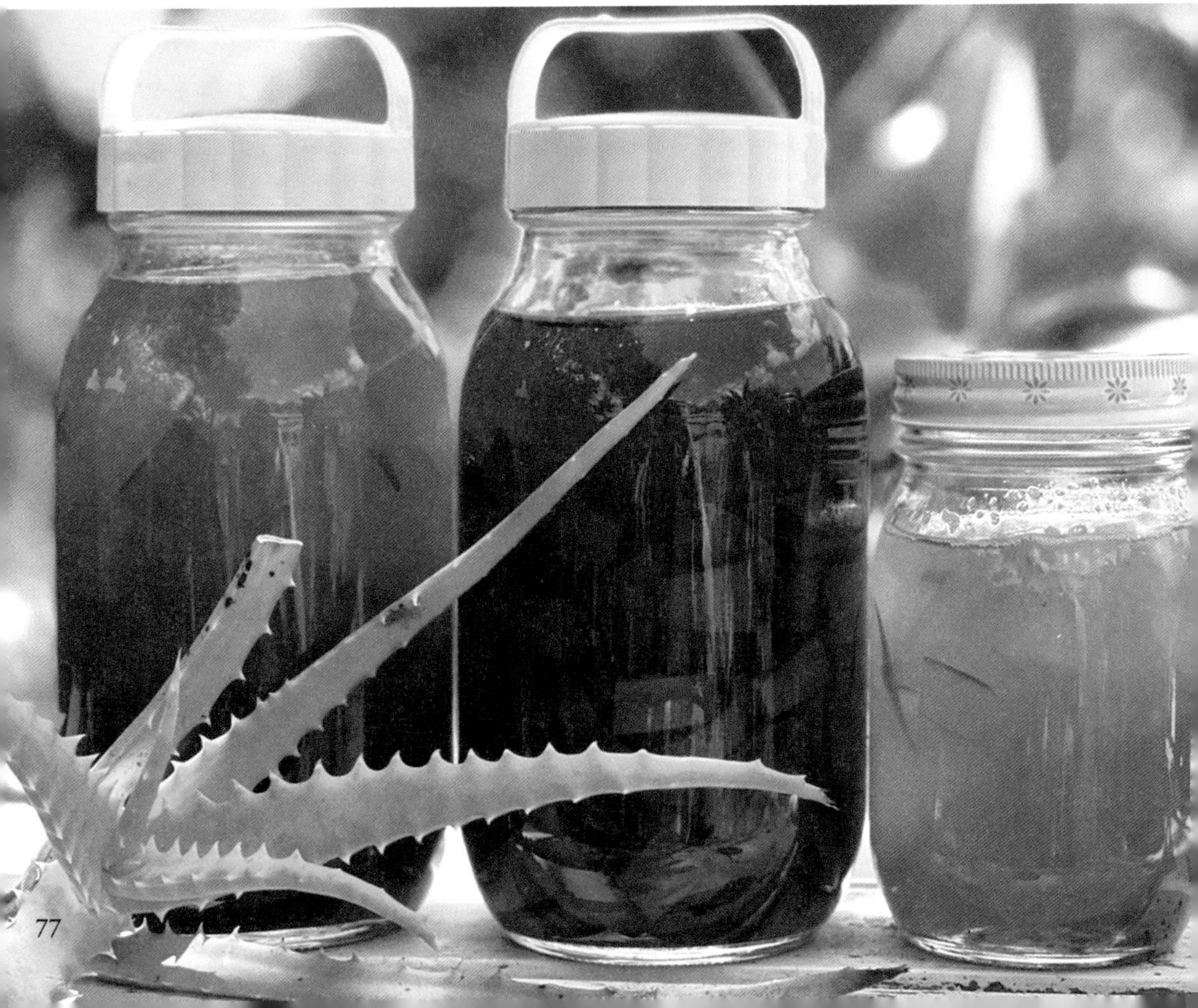

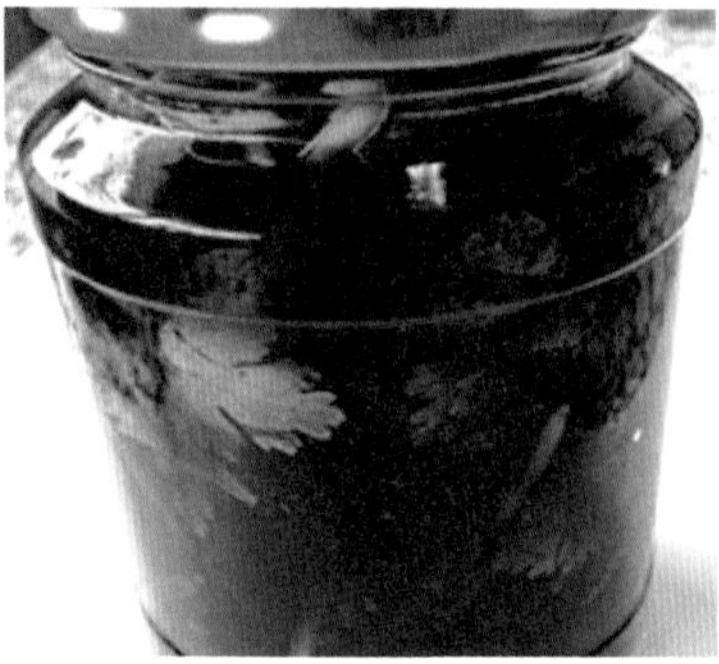

コリアンダーしょうゆ

コリアンダーの葉（P.86）をよく洗い、水気を切ります。容器にコリアンダーと唐辛子としょうゆを入れ、1週間ほど冷蔵庫で寝かせると様々な料理に使えます。

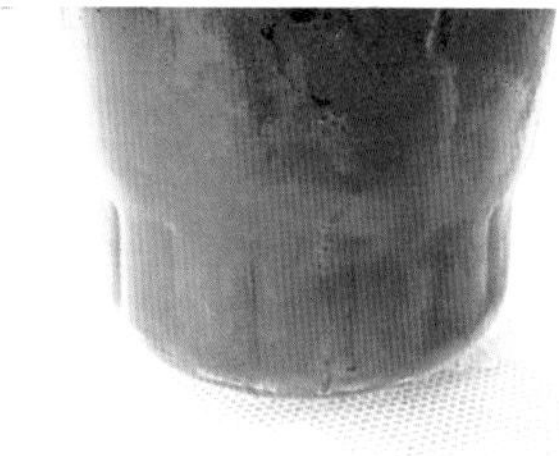

ピパーズしょうゆ

ピパーズの実（P.100）をきれいに洗い、つまようじで数カ所穴をあけ、水気をきれいにふき取ってからお好みのしょうゆに漬けます。

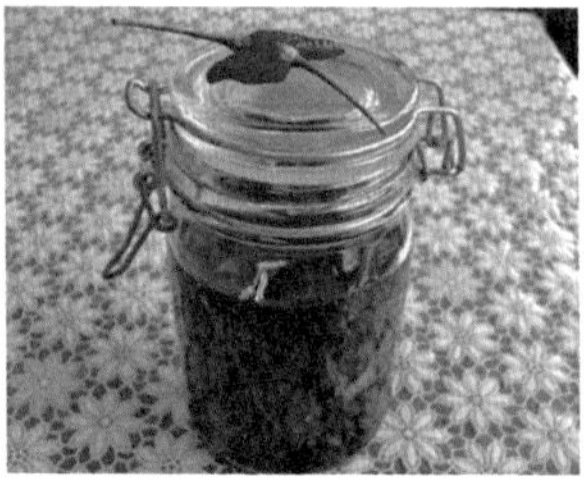

島とうがらし葉のしょうゆ漬け

きれいに洗った島とうがらしの葉（P.134）を、水分をよくふき取ってしょうゆに漬けます。しょうゆ部分は辛い料理に、葉部分は細かく刻んで、お茶づけや和え物、チャーハンなどに使えます。

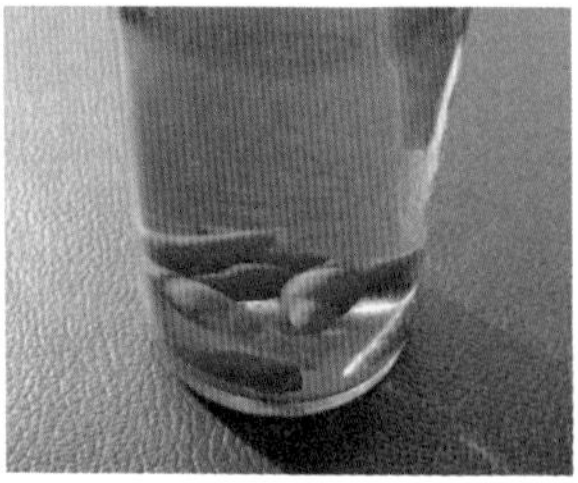

コーレークース

30度の泡盛で洗って一度蒸したクース（P.134）を入れます。1か月ほどで使えますが、数年漬けこむと、色は消えるものの特有の香ばしさが増していきます。

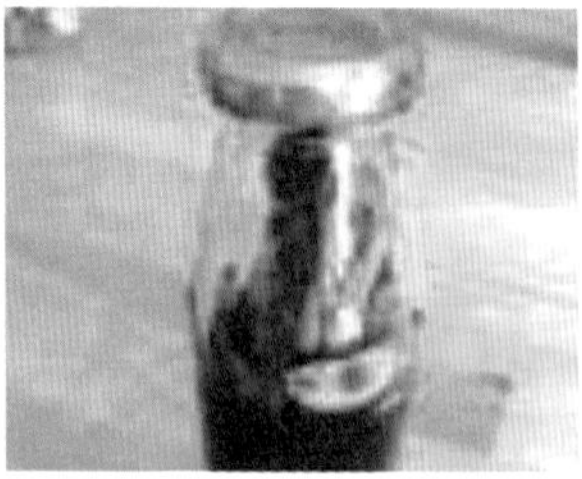

レモングラスしょうゆ

材料

レモングラス（P.88）の株元…1本、レモングラスの葉… 50㎝くらい、しょうがスライス…2～3枚、タカの爪…1～2本

レモングラスの株元は空き瓶の高さに合わせてカットし、材料のすべてを瓶に入れます。瓶の口までしょうゆを入れたらフタをして保存します。2週間くらいから使えます。

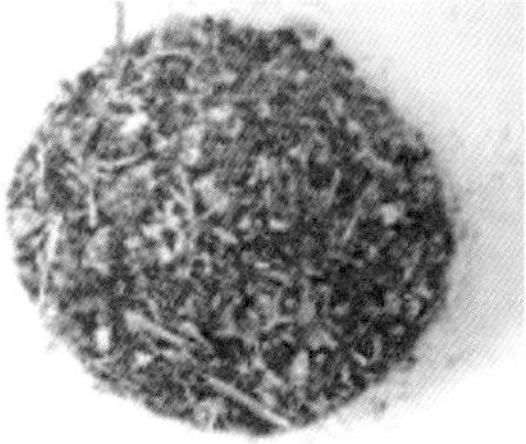

レモングラスのサテジャン

材料
レモングラスの株元みじん切り…大さじ５
しょうがみじん切り…大さじ１
粉唐辛子…小さじ１
サラダ油…大さじ４　塩…１つまみ　砂糖…小さじ１

１、鍋に油を入れ、しょうが、レモングラス（P.88）のみじん切り、粉唐辛子を加えて香りが出るまで炒める。塩、砂糖を加えてさらに炒めます。
２、冷めたら、瓶に入れて冷蔵庫で保管します。

※唐辛子は商品によって辛さが異なるので、注意しましょう。
※サテジャンは魚介料理、肉料理などいろいろなお料理に少し加えて使います。サテは国によって違います。これはベトナム料理に使われるサテジャンです。精進料理に対応させるためには、ニンニクを入れませんが（精進料理にはニンニク、ニラ、わけぎ、玉ねぎ等のにおいのあるものは使いません）、普通の料理をする場合は、ニンニクのみじん切り大さじ１を加えてもかまいません。

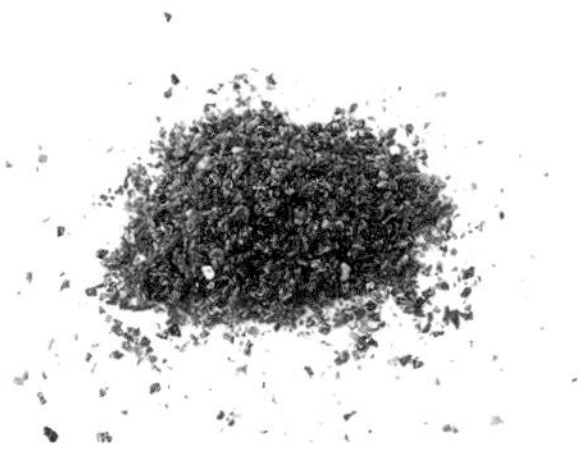

ピパーズこしょう

ピパーズ（P.100）の実を15分ほど蒸します。蒸し終わったピパーズを天日干しにして、カラカラに乾いたら、フードプロセッサーやすり鉢で粉状にしてできあがりです。

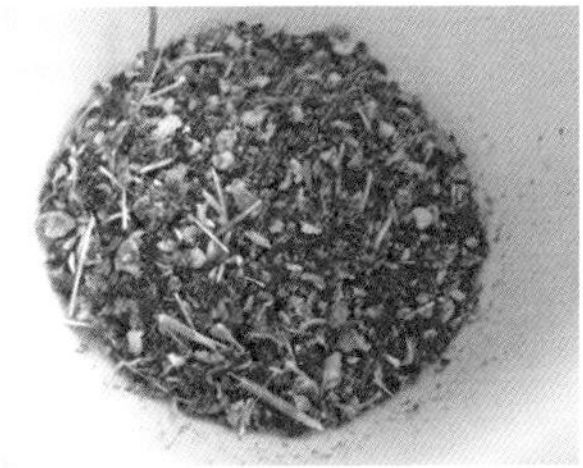

一味唐辛子

乾燥させた島とうがらし（P.134、赤唐辛子で代用 OK）を、ヘタと種を取り、ミキサーにかけてできあがり。種を入れると辛みが増します。

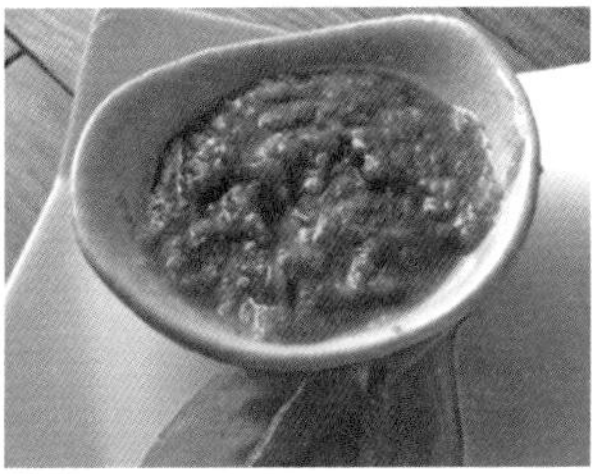

島とうがらし味噌

生の島とうがらし（P.134）の種を取り、みりんとお味噌にからめてできあがり。お味噌汁などに使えます。

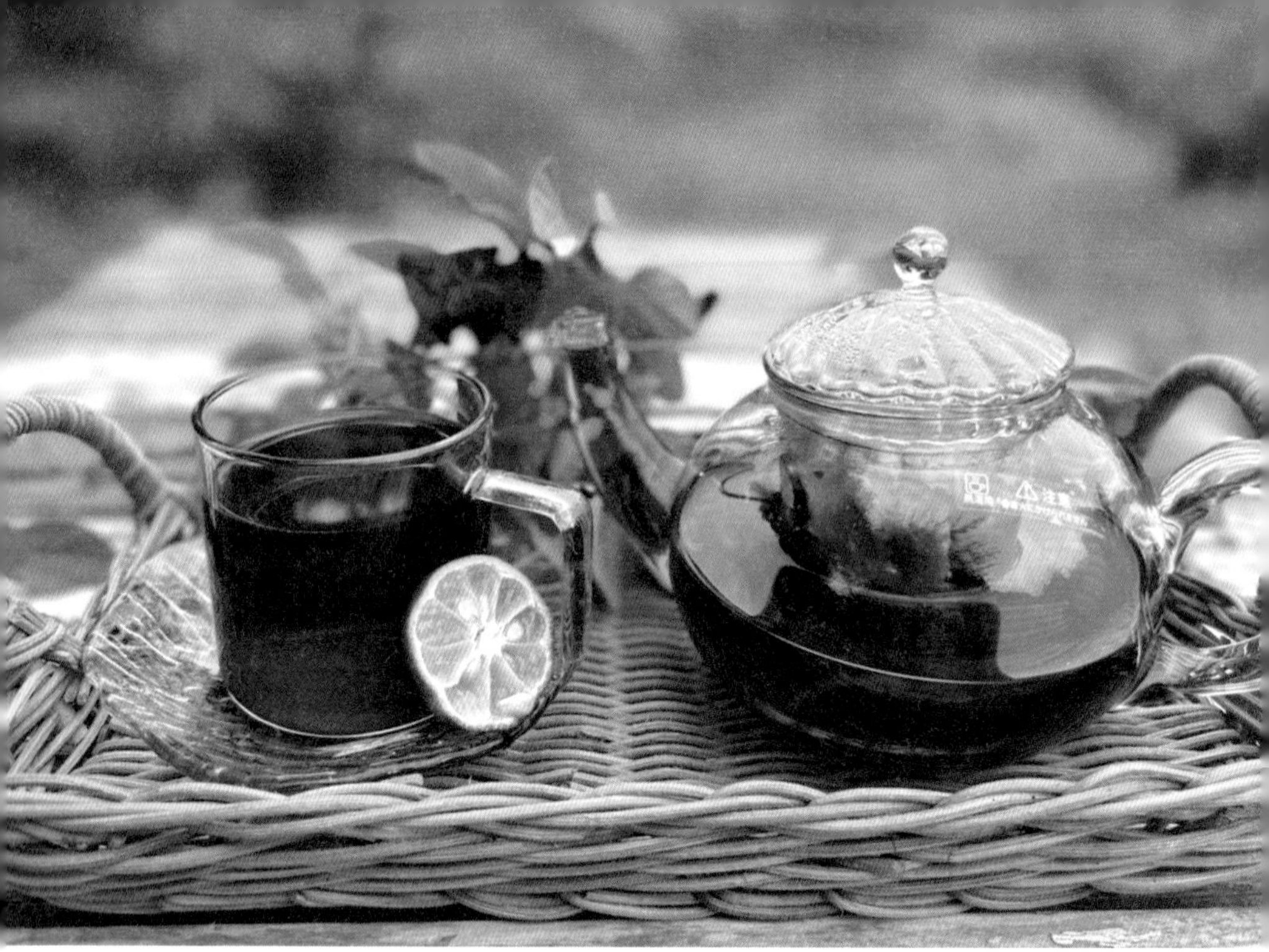

薬草茶、ハーブティー

植物の効能をフレッシュドライでいただくハーブティーは、生の葉、花、実にお湯を注いだもの。

お茶は、乾燥させた葉、花、実にお湯を注いだり、煮出したもの。

淹れ方いろいろ。香り、色もいろいろ楽しめます。

■ハーブティーの淹れ方
生の葉にお湯を注ぎ、10分ほど蒸らし、葉を取り出す。

■お茶の煮出し方
お湯を沸かしたら、茶葉を入れて10分ぐらい弱火で煮出す。

実の場合は、15分ぐらい煮出す。

■お茶、粉末茶の淹れ方
お茶は乾燥させたものにお湯を注ぎ蒸らす。乾燥させたものを粉末状にしてお湯を注いだお茶もある。

※淹れ方詳細は各ページへ。

はっちゃんより

ハーブティーを淹れるときは、
ポットとカップを温めると
おいしく飲めます。
沸騰させる場合は100度をすぎると
微生物が死んでしまうので
煮出しの場合は注意してください。

アロエのお茶

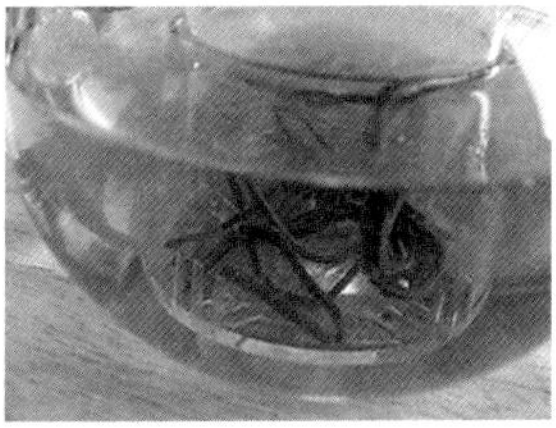

P.93

ハイビスカス(アカバナー)
お花のお茶

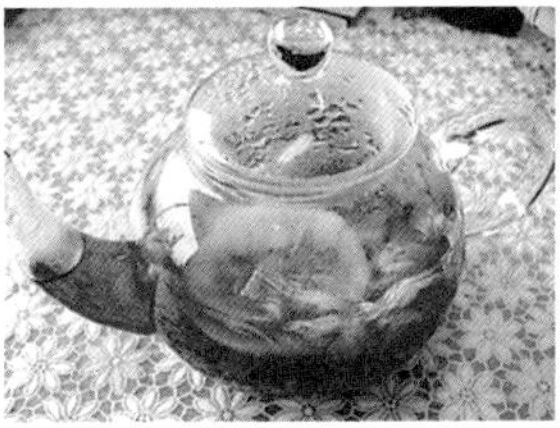

P.95

レモングラスの
ハーブティー

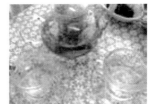

P.88

雲南百薬草
ハーブティー

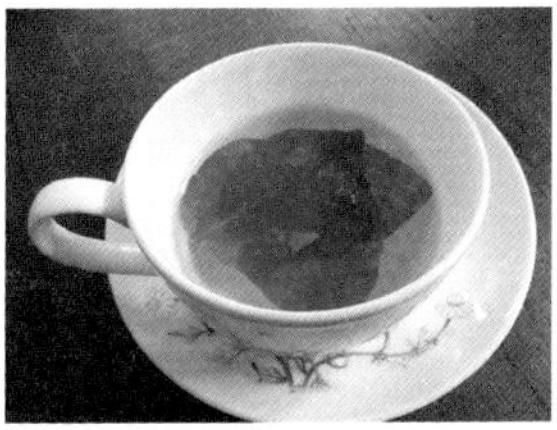

P.132

島桑の葉
グリーンティー

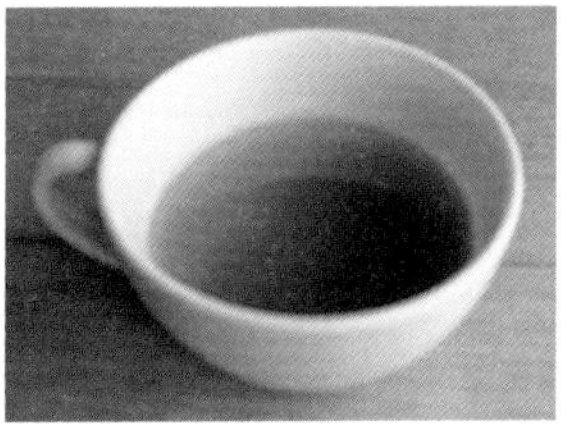

P.121

オオバココーヒー

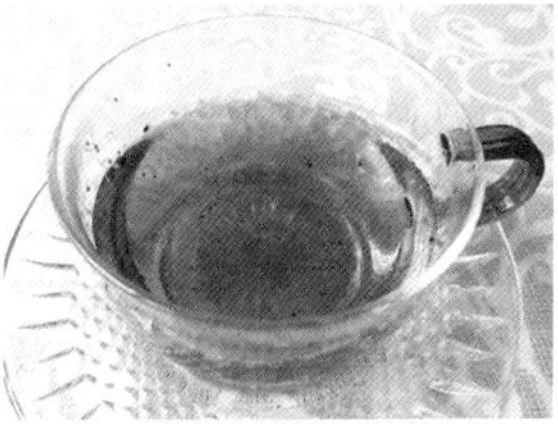

P.127

蝶豆ハーブティー

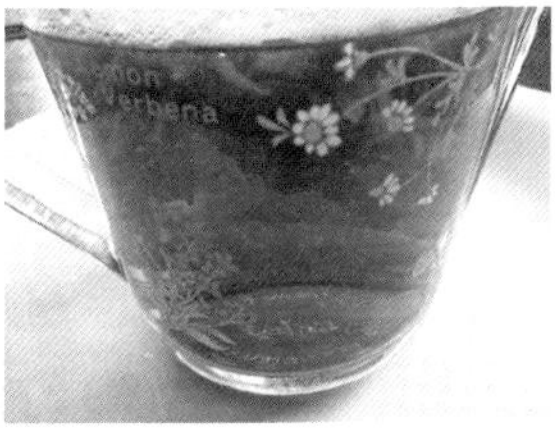

P.103

蝶豆レモン
ハーブティー

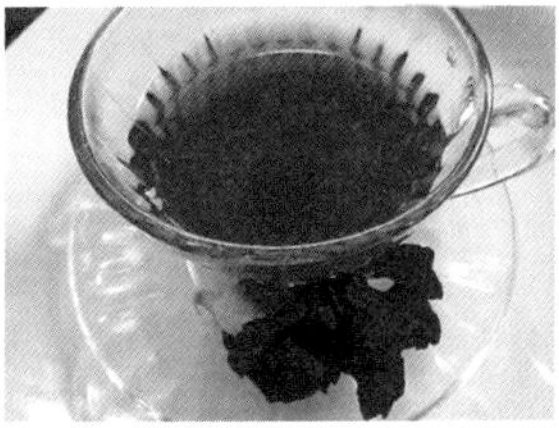

P.103

ローズ花びらの
ハーブティー

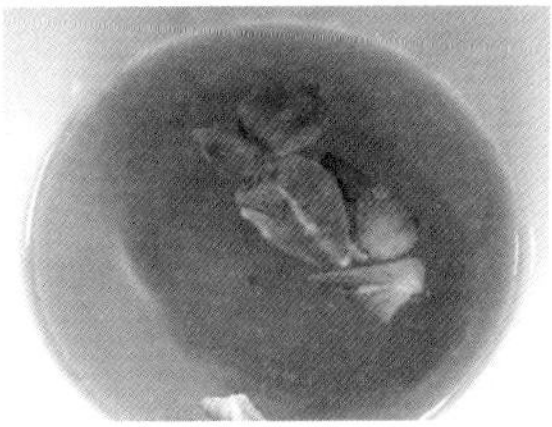

P.138

ローゼルハーブティー

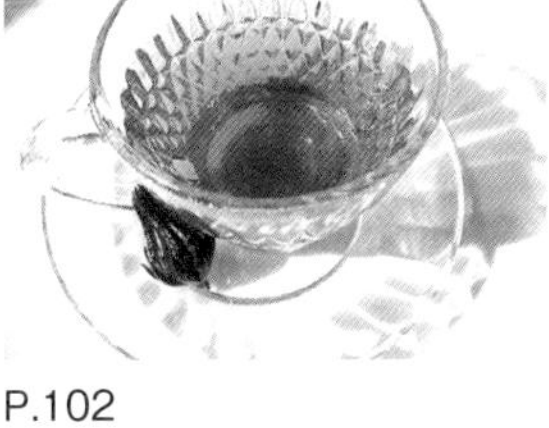

P.102

月桃花茶

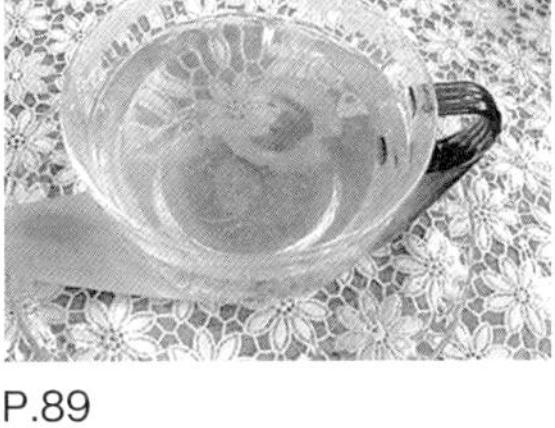

P.89

ゴーヤ種茶

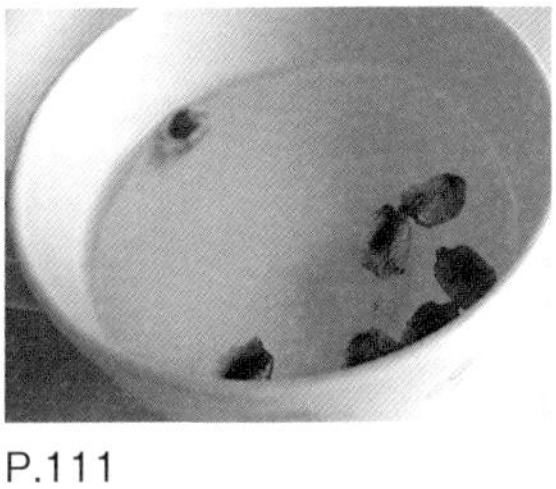

P.111

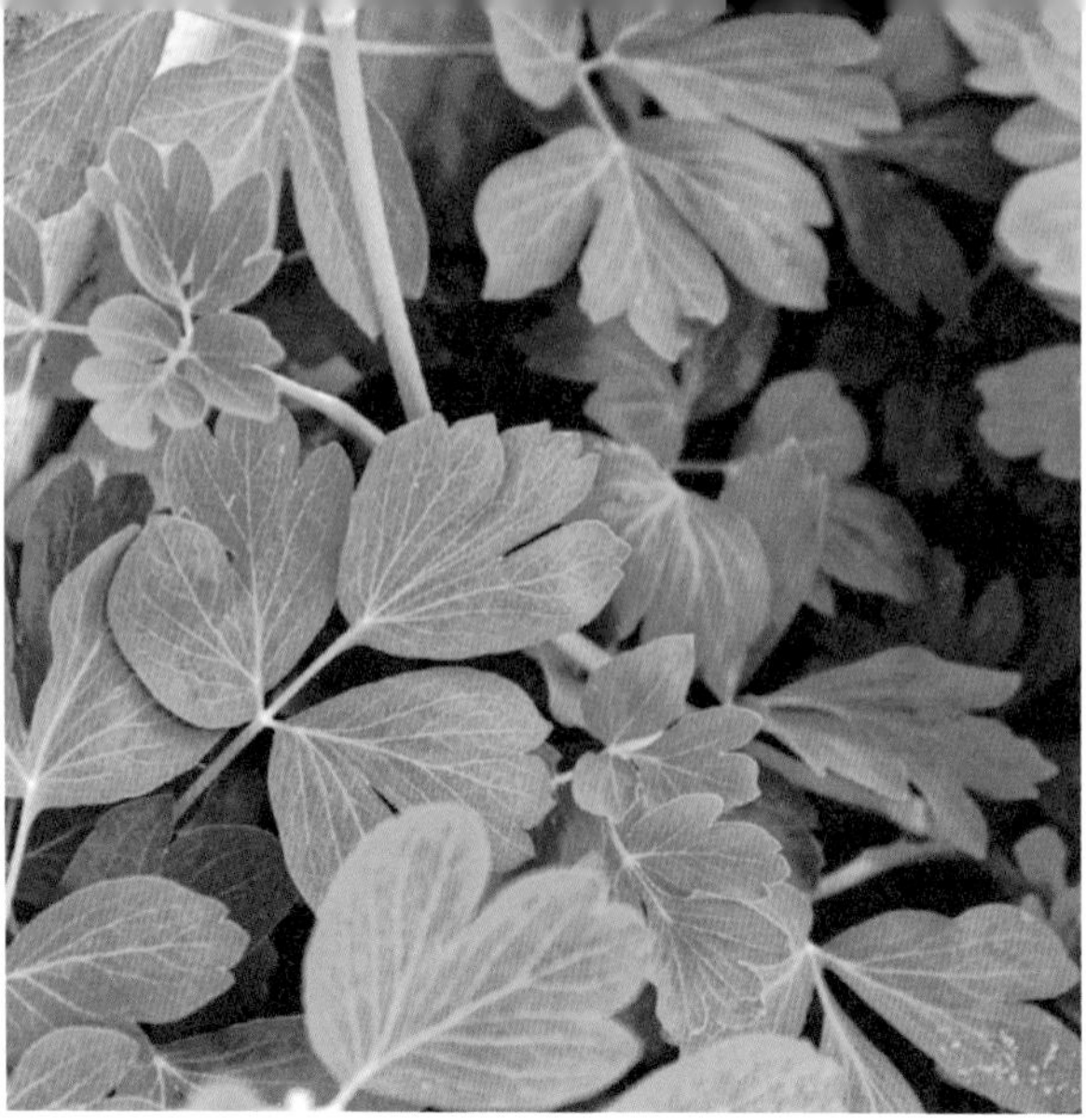

長命草

別名：ボタンボウフウ
沖縄方言名：サクナ

風邪、咳止め、解熱、利尿、肺病、糖尿の予防、肝機能の回復によいと伝えられています。

長命草は、ボタンボウフウやサクナと呼ばれ、沖縄ではよく知られている薬草のひとつです。食べるたびに1日長生きするという言い伝えがあります。

台風や日照りにも負けず、海岸や岩場などに自生して、その生命力の強さから、縁起のよい植物として、昔から祭事にお供えされています。

また、女性に不足しがちな栄養素をバランスよく含んでいます。

利用部分

葉・茎・花。すべて余すところなく使えます。お茶、お酒、ビネガー料理などに使えます。

料理のコツ

長命草を切るときは、繊維にそって切ること。

長命草のペースト

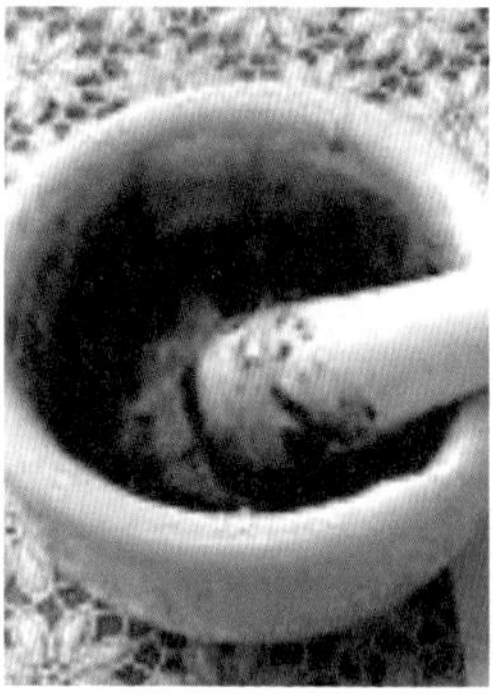

材料
長命草
ニンニク
松の実
オリーブオイル

材料をすべて入れ、すり鉢かフードプロセッサーで混ぜ合わせ、味をととのえます。パスタ、お魚料理にどうぞ。

豚肉と四角豆と大根の長命草包み

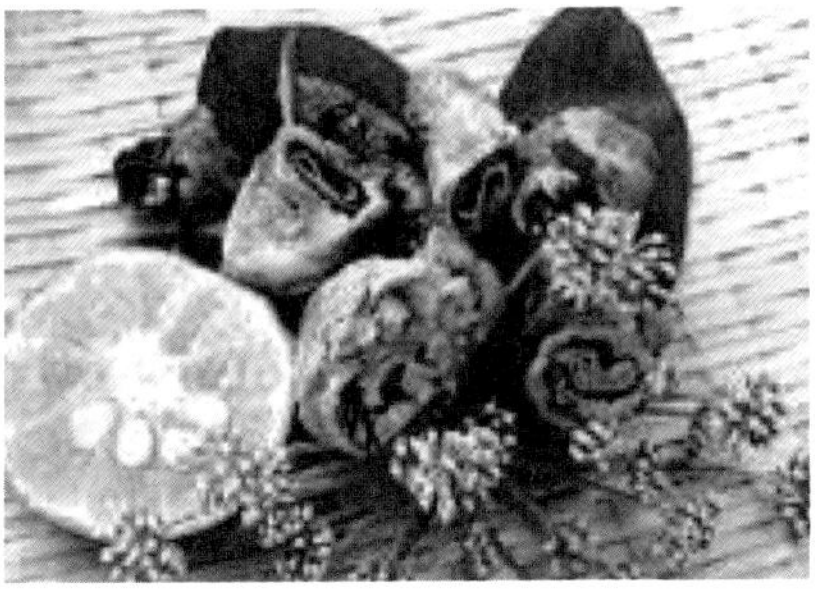

四角豆はサッと湯がいて、水にさらします。大根はしょうゆ、みりんで味つけして炒めます。
四角豆と大根を長命草で巻き、外側を豚肉で巻き、フライパンで炒めます。
お弁当にも美味しいですよ。

長命草の卵焼き

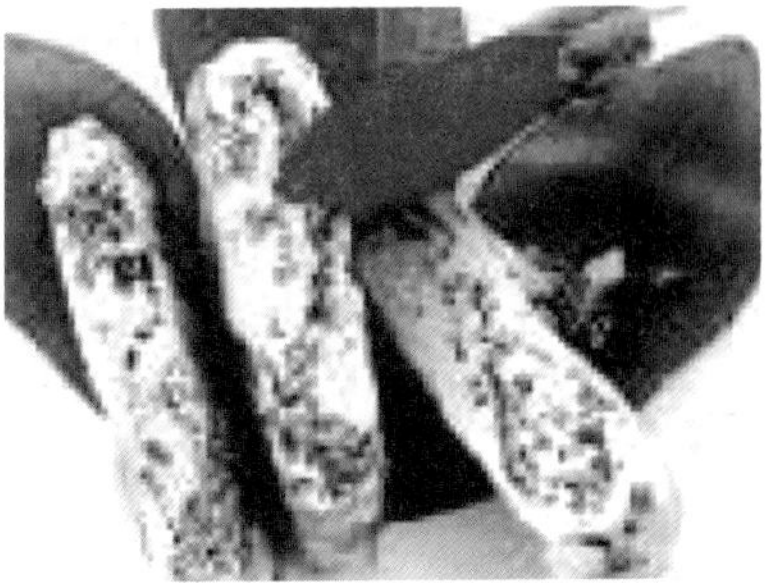

細かくスライスした長命草を水にさらし、しっかりと水切りをし、卵に混ぜて焼きます。

長命草の白和え

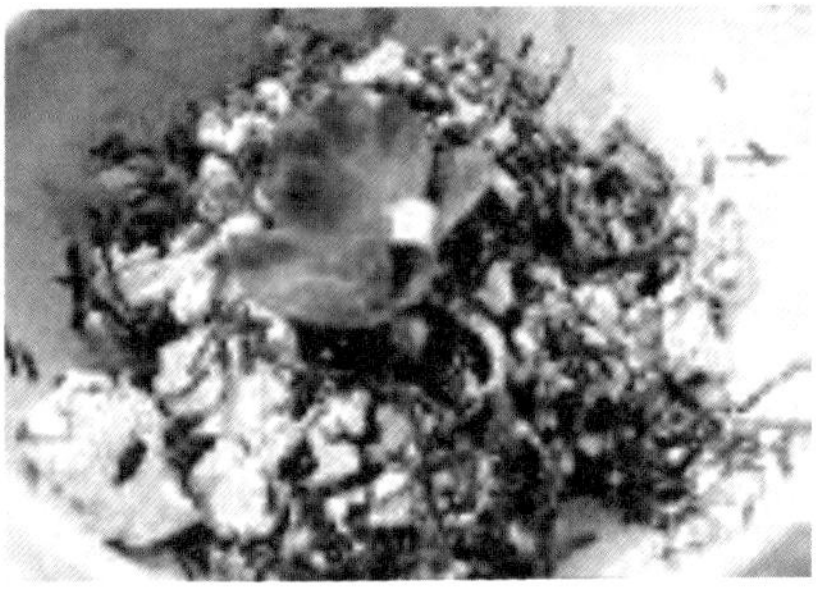

細かく刻み、水にさらし、水切りした長命草を豆腐と和え、ごま油、しょうゆ、塩で味をととのえます。

長命草のサラダ

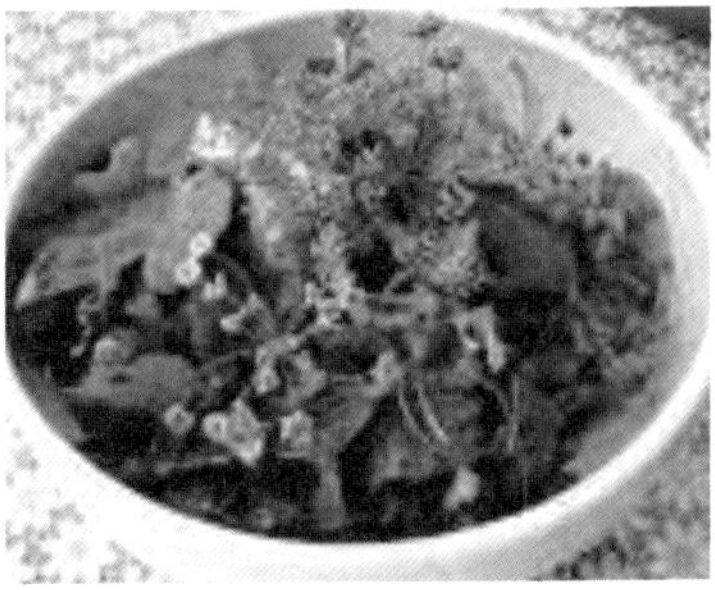

やわらかい葉を手でちぎり、他のお好きな野菜と混ぜ、ごまドレッシングでいただきます。

＊ごまドレッシングの作り方：ごま、しょうゆ、マヨネーズを合わせて混ぜます。

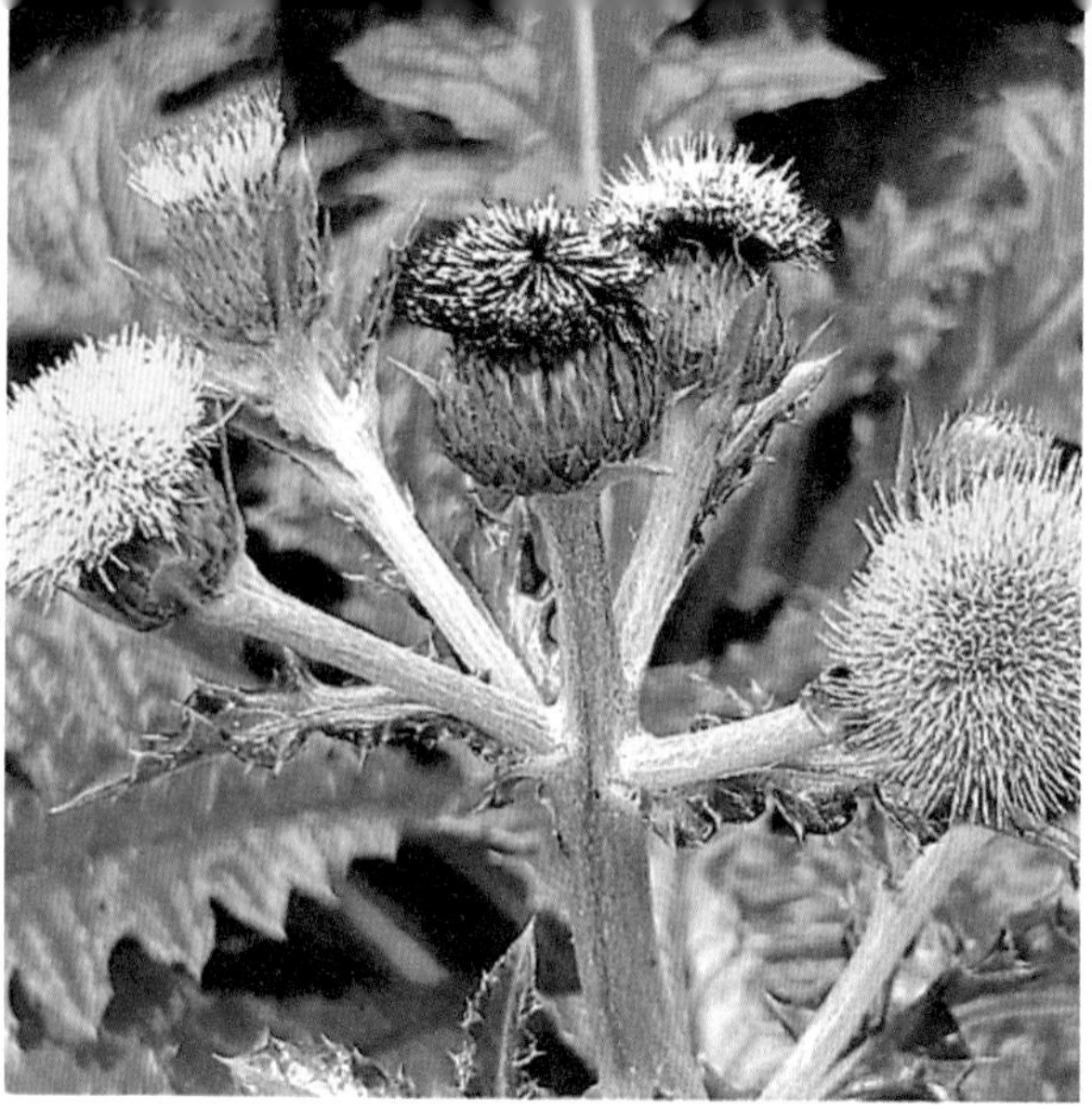

シマアザミ

沖縄方言名：ハマゴボウ、ハマクンボ

盲腸炎、胎毒、喀血、目の充血、血便、大腸出血、血痰、打ち身などによいと伝えられています。

砂浜で熱い太陽にも負けず、たくましく根を張り、花を咲かせるシマアザミ。根茎がゴボウに似ていることから方言名ではハマゴボウ、ハマクンボ（浜ゴボウ）とも呼ばれています。

　ゴボウのような根茎はアクをとり、ゴボウ同様に調理したり、また、昔から薬草としても利用されてきました。鋭いトゲを持つ葉も、丁寧にトゲを切り離すことで、幅広い料理に応用ができます。

　くせがなくシャキシャキとした食感で、海のミネラルいっぱいのシマアザミを食すると、体が元気になるような気がします。

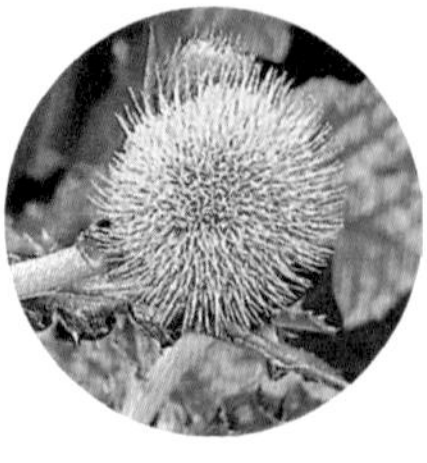

花

トゲの下処理

①手袋をしてハサミで丁寧にトゲを切り離します。

②たっぷりのお湯に適量の塩を入れ、5分程湯がき水にさらします。

③しぼって適当な大きさに切ります。

シマアザミの茎のトゲ

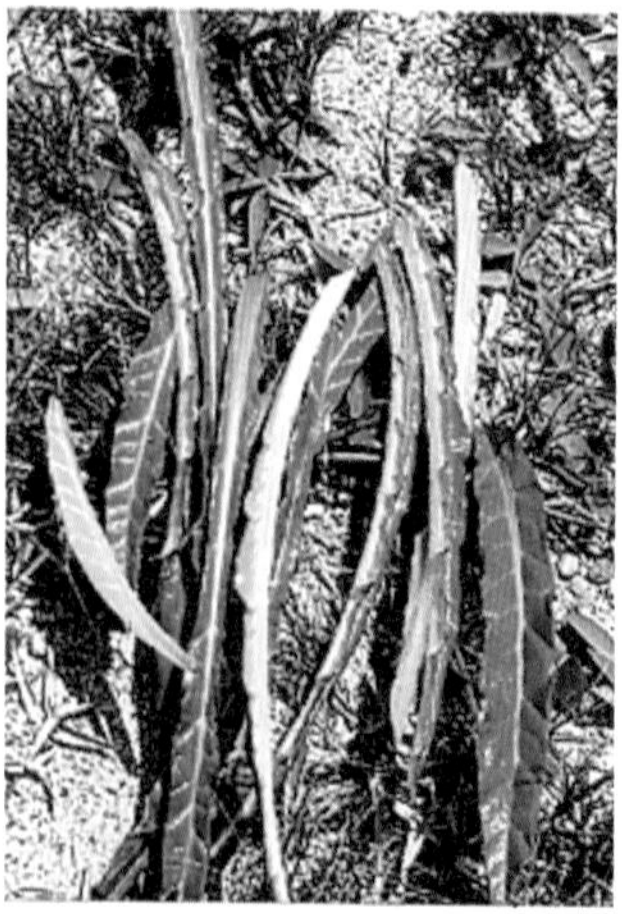

シマアザミのご飯

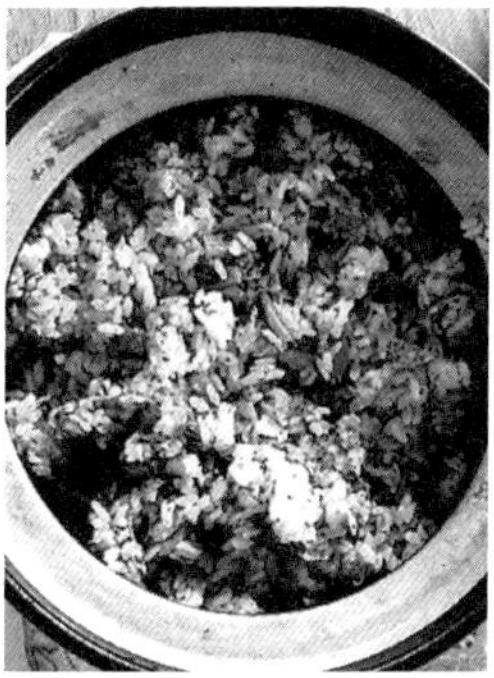

下準備したシマアザミと同量のかつお節の粉を混ぜ合わせ、しょうゆを入れ、温かいご飯とまぜます。

シマアザミの梅かつお和え

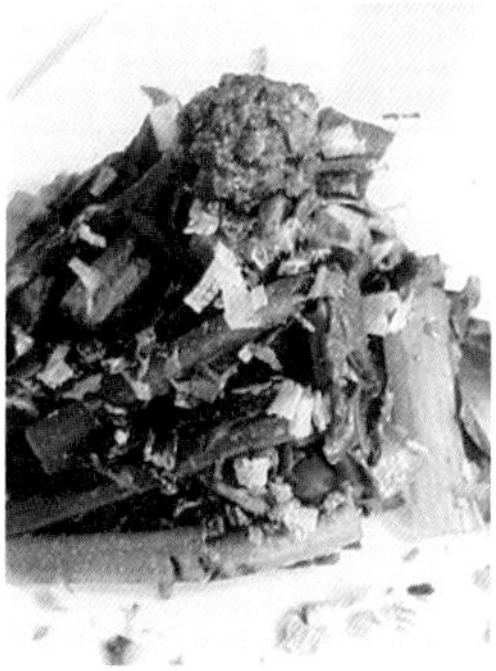

下処理をしたシマアザミを食べやすい大きさに切り、かつお節をふり、梅かつお（梅干しとかつお節を一緒にたたいたもの）をまぜ、ぽん酢を少々かけていただきます。

シマアザミのタマゴ焼き

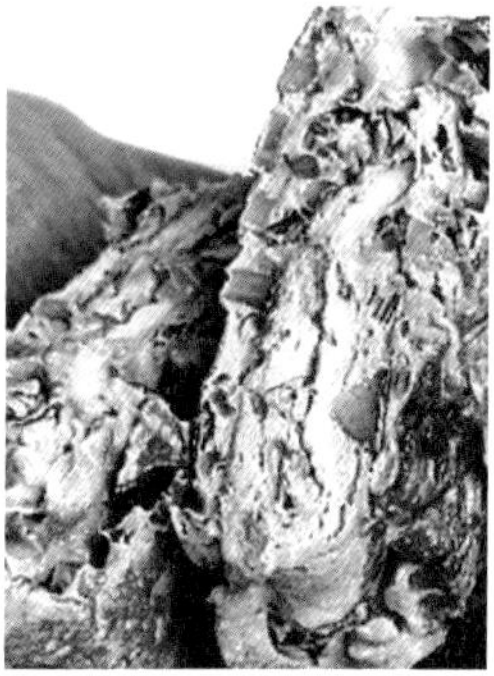

下準備をしたシマアザミを細かく切り、卵とだし汁、塩、しょうゆを入れて焼きます。少し焦げ目をつけると美味しいです。

シマアザミチャンプルー

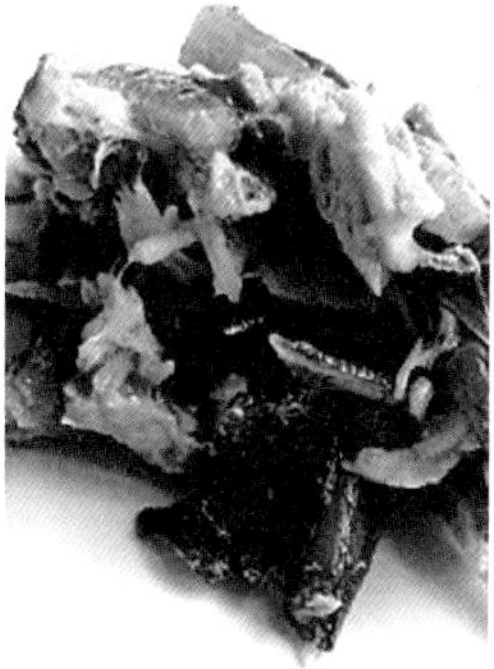

油をひいて、下準備をしたシマアザミを炒めます。油が通ったらシーチキンを入れて、塩、こしょう、しょうゆで味つけします。

シマアザミの梅かつお肉巻き

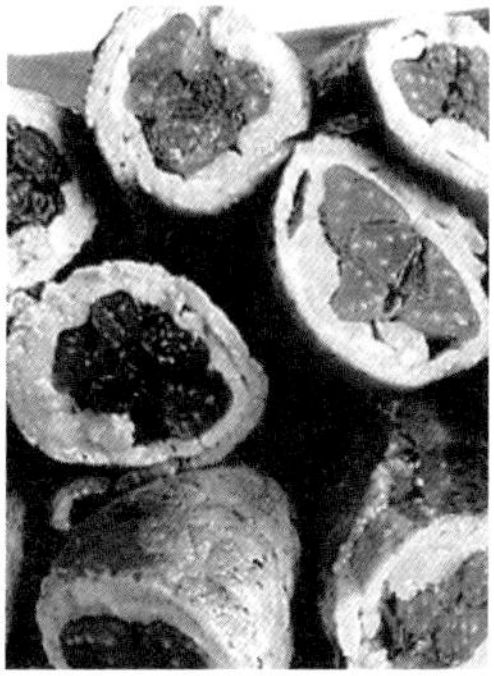

薄切りの豚肉をみりん、しょうゆに10分程漬けて下準備したシマアザミを巻き、ごま油で焼きます。お肉に火が通ったらできあがり。

シマアザミのキムチ和え

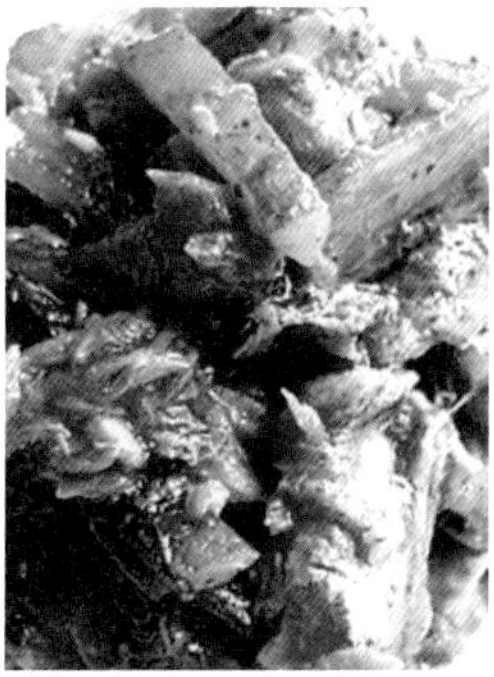

下処理したシマアザミとツナとキムチの素を和えるだけ。

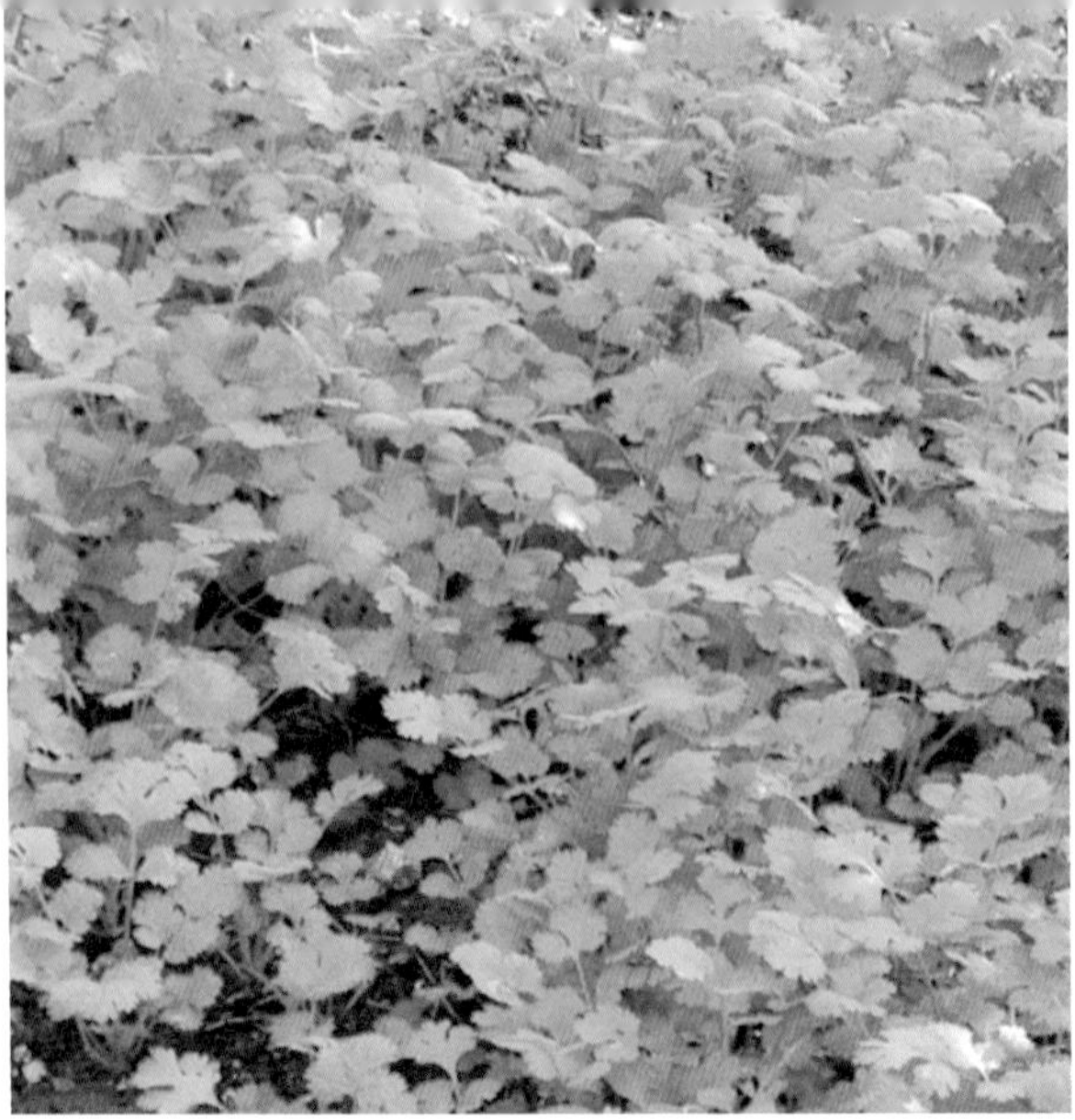

コリアンダー

別名：香菜、パクチー

消化促進、防腐、解毒、健胃、整腸、咳止め、利尿のはたらきが伝えられています。

他のセリ科のスパイスと同様に古くから利用されてきたコリアンダー。古代エジプトの医学書『エーベルス・パピルス』にもその名が見られます。栽培が比較的に容易なこともあって、ローマ、インド、中国へと広がり、平安時代に渡来したものと言われています。

独特の香りで好き嫌いが分かれますが、ピクルス、カレー、マリネ、スープ、魚やお肉料理の臭い消しにと、お料理に幅広く使うことができます。実を乾燥させると独特の強い香りが消えて甘い香りになるので、お菓子の香りづけにもよいです。

また西洋ではおまじないにも使われていて、子どもを授かりたい女性が11～13粒のコリアンダーの種を左の太ももに巻くといいと考えられています。他にも、出産時の痛みを和らげたり、生理不順の緩和などが期待できるようです。

さらに、妊娠中の女性が食べると頭のよい子が生まれると西洋では信じられていたようです。そんなコリアンダーエキスがいっぱい入った、コリアンダーしょうゆを作って、いろいろな料理を試してみてください。

コリアンダー　１株

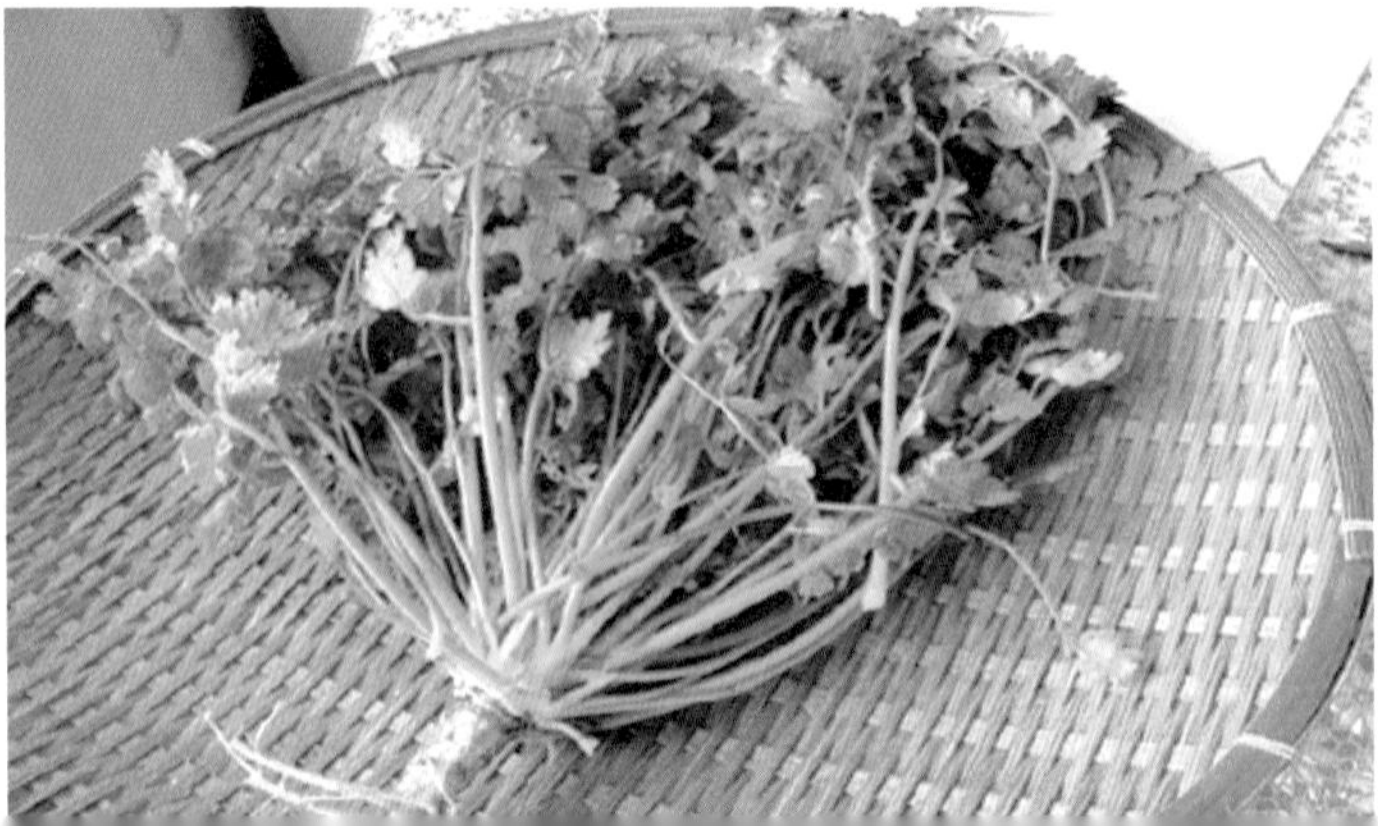

コリアンダーしょうゆ（P.78）を使ったレシピ

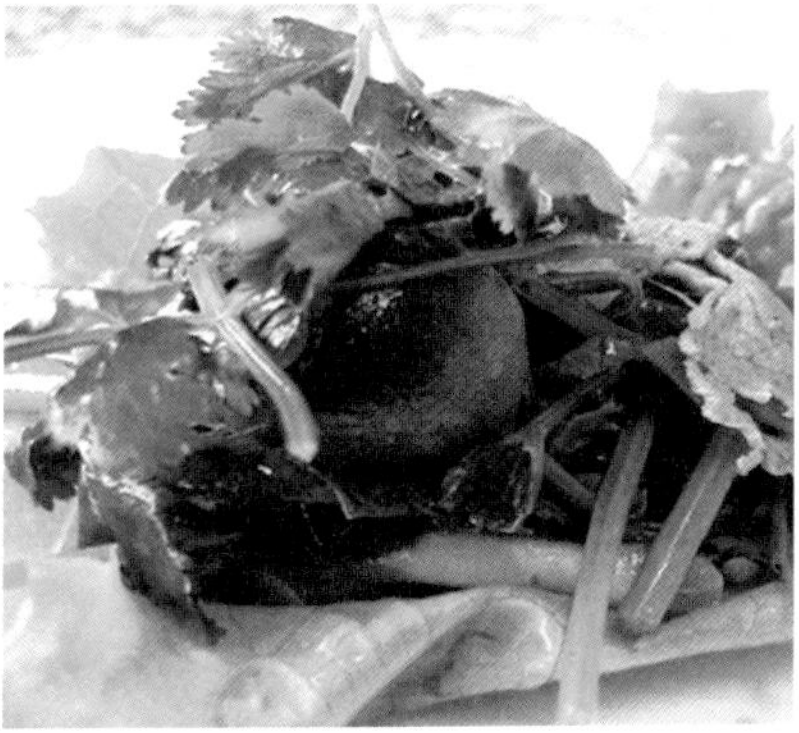

コリアンダーの炒め物

材料
豚肉、キノコ、コリアンダー
塩、こしょう、コリアンダーしょうゆ
①塩、こしょうをした豚肉とキノコを一緒に炒めます。
②コリアンダーしょうゆで味つけをします。
③最後にコリアンダーを入れてできあがり。

タイ風サラダ

材料
えび、春雨、ニンジン、大根、コリアンダー、レモン、コリアンダーしょうゆ、ナンプラー
①春雨を湯がき、コリアンダーは食べやすい大きさに切ります。
②具を混ぜ合わせ、ナンプラー、レモン、コリアンダーしょうゆで味をととのえます。

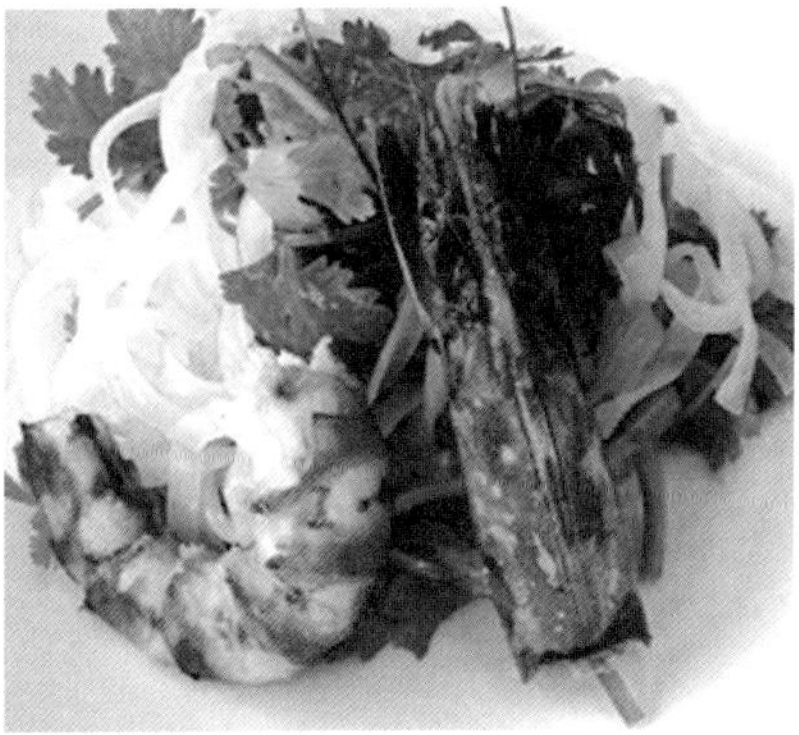

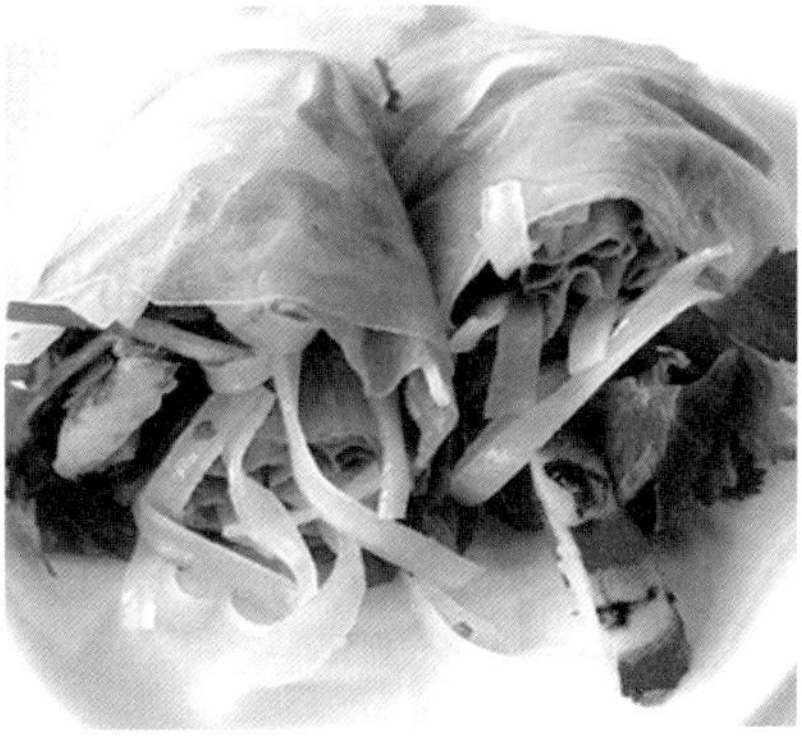

生春巻き

材料
えび、ニンニクの葉、春雨、コリアンダー、生春巻きの皮、コリアンダーしょうゆ、ナンプラー、チリソース
①えび、春雨を湯がいて半分に切ります。
②生春巻きの皮を水で戻します。
③全部の具を皮で巻きます。
④コリアンダーしょうゆ、ナンプラー、チリソースでいただきます。

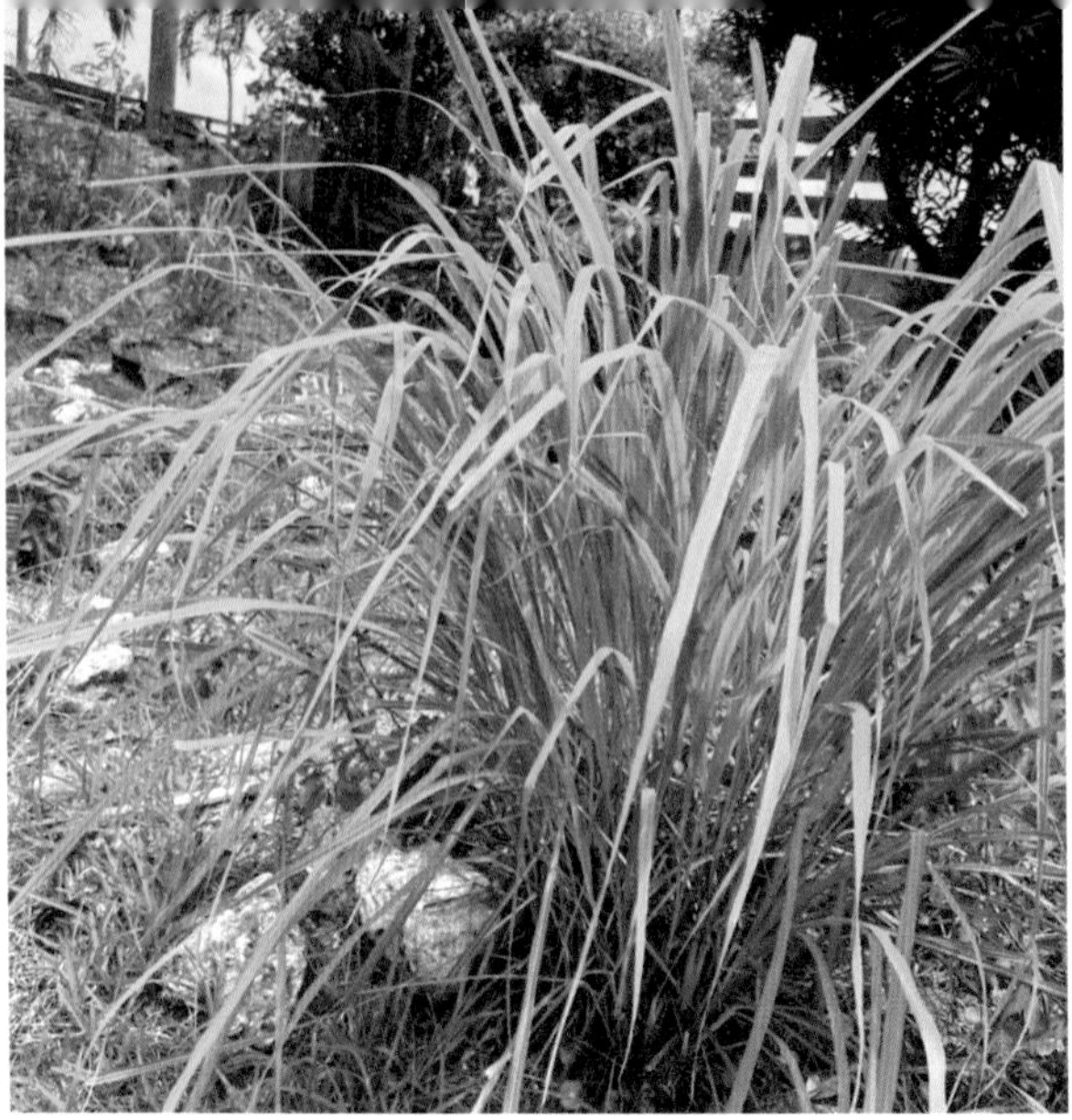

レモングラス

別名：コウスイガヤ、
　　　メリッサグラス

強壮作用、駆風作用、抗うつ作用、抗真菌作用、昆虫忌避作用、殺菌作用、消化促進作用、デオドラント作用、利尿作用、エネルギーの詰まりを取る、筋肉痛を和らげる、水虫の改善、毛穴を引き締める、ペットのノミ除け、猫の侵入防止、美肌効果、脱臭、防虫、肩こりによいなどのはたらきが伝えられています。

夏になると暑さで植物もばててきますが、レモングラスは沖縄の夏でも育てやすい丈夫なハーブです。

インドのアーユルヴェーダでは、古くから感染症や熱病などに使われてきたようです。葉や茎には、レモンと同じシトラールを含みます。その香りのよさから、香水や化粧水などに使われ、また、心身の力を入れる作用があるのでエスニック料理、タイのトムヤムクンスープにはなくてはならないハーブです。ハブ除け、虫除けにもなると言われています。

また、沖縄の暖かい気候では枯れることがないので、一年中フレッシュなハーブとして使うことができます。内臓脂肪も取ってくれると言われているので、食後のハーブティーにもぴったりです。

レモングラスソーダ

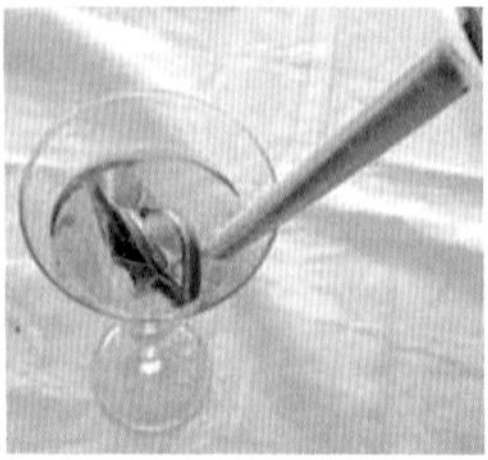

材料
レモングラスの葉（約８㎝）…12本
ソーダや発泡水…120cc

①グラスにソーダを注ぐ。
②レモングラスをよくもんで香りを出して①に入れる。２～３分後に味わいます。

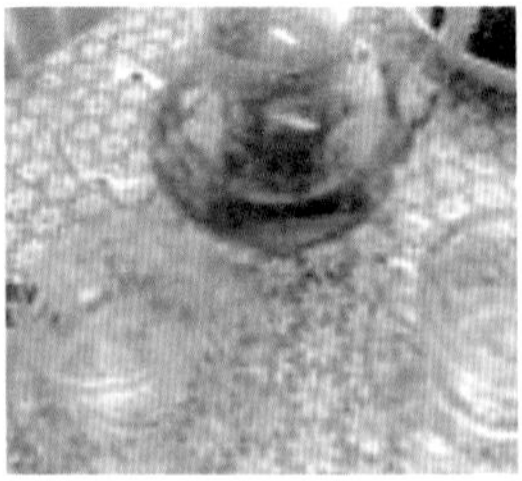

レモングラスのハーブティー

レモングラスを入れて熱湯を注ぎ、数分蒸して飲用します。暑い時期は濃いめに出して、冷たく冷やしても楽しめます。

月桃

別名：シェルジンジャー
沖縄方言名：サンニン

抗酸化作用、健胃整腸、生活習慣病予防、抗菌、殺菌作用、マラリア、虫下し、十二指腸炎症、消化不良、胸やお腹の張りと冷痛などによいと伝えられています。

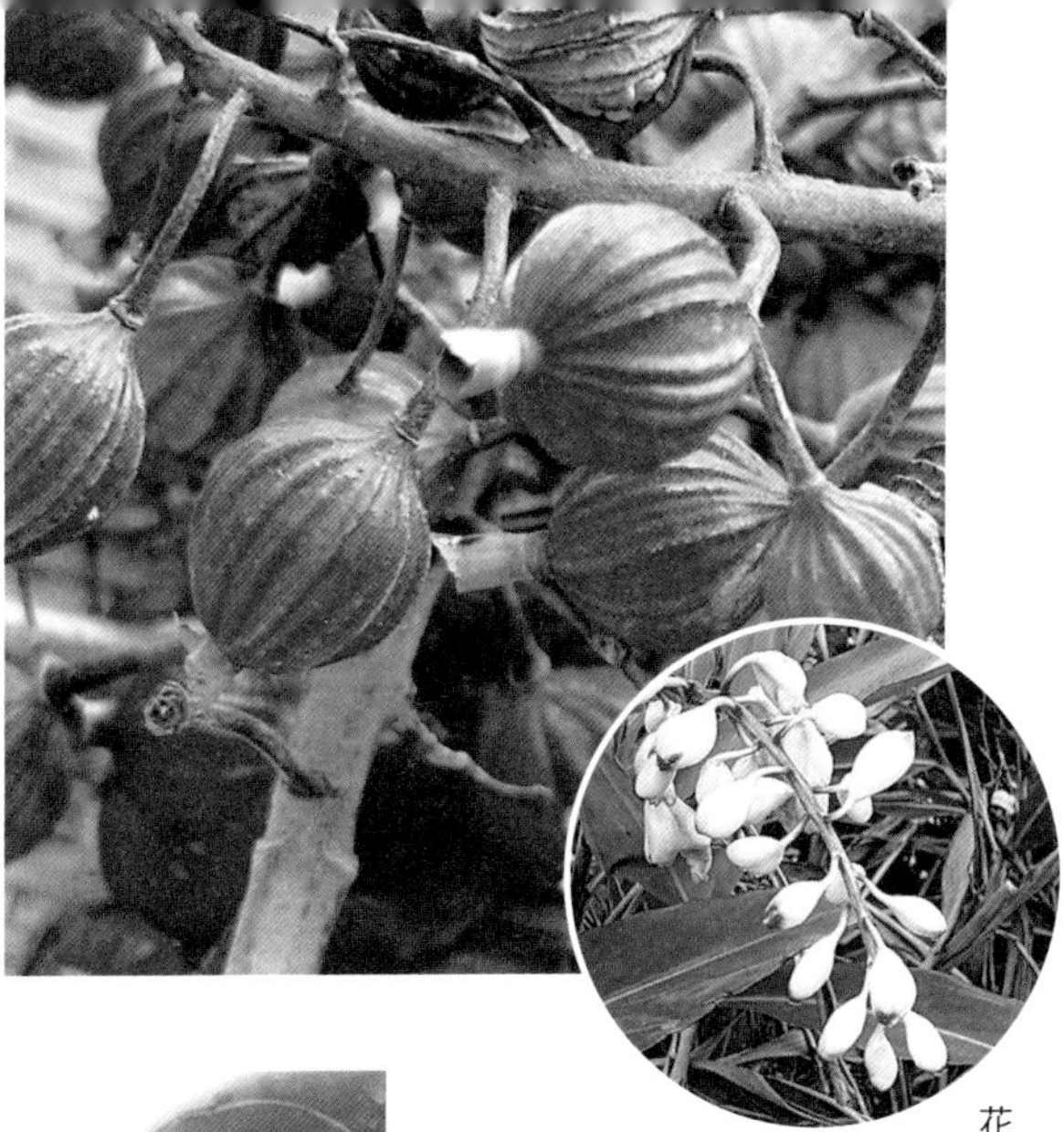

花

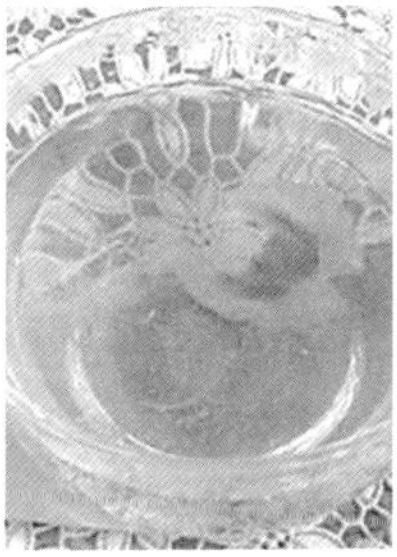

月桃茶

葉や実、花などを10分くらい煮出して飲用します。

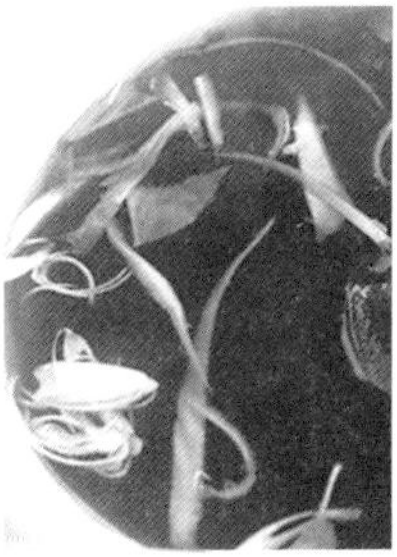

コンソメスープ

月桃、固形コンソメ、玉ねぎを煮て、お好みで味をととのえます。

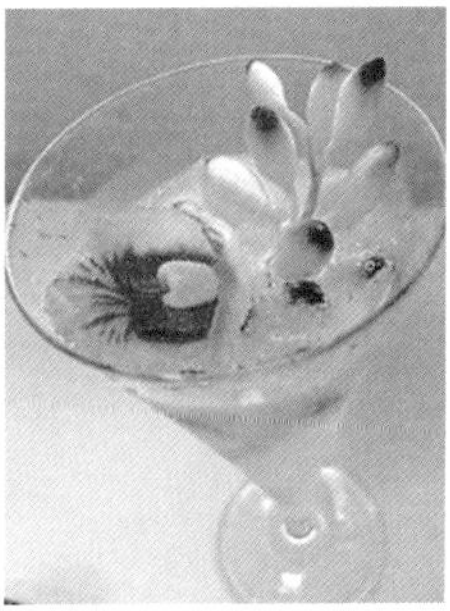

花は飾りに大活躍

うりずんの季節（旧暦の2～3月）に、野山では月桃の花が咲き始めます。沖縄では昔から、むーちーと呼ばれるお餅を包む食材包装草として利用されてきました。茎繊維でロープ、さとうきびの結束用縄の代用にも使われていたようです。赤土防止や、緑地帯植物としても各地で栽培されています。

月桃の持つ効能は注目され、防腐や防虫用として、また、飼料のほか、化粧水のような商品に活用されています。栽培加工商品開発が大きく期待されているようです。

使い方の知恵

月桃酒（P75）を精製水で薄めると、そのまま化粧水、虫除けとして使えます。冷蔵庫のお掃除にも使えます。

ツルナ

別名：ハマチシャ、スピナッチ
沖縄方言名：チルナ、ハマナ

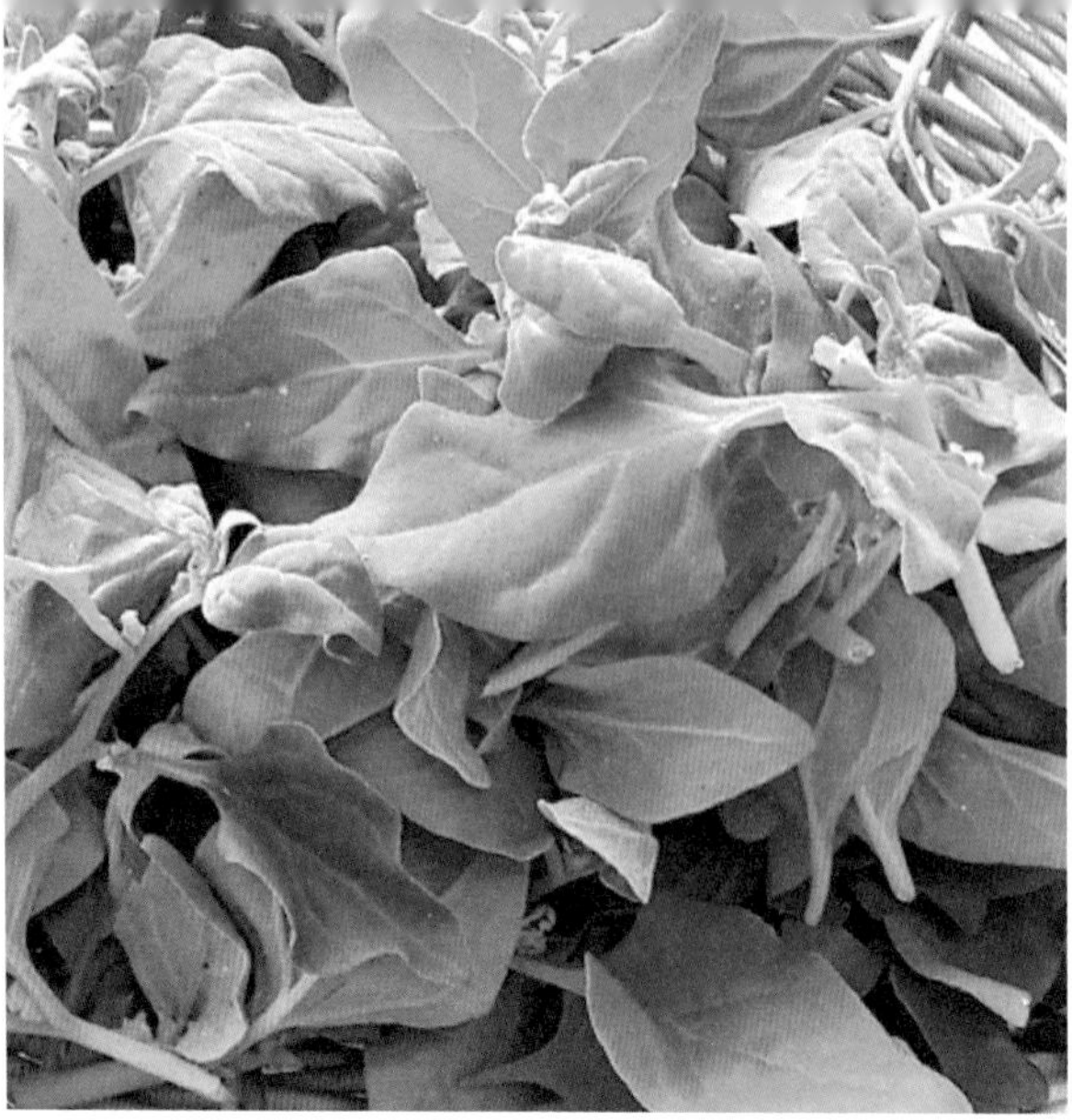

漢方では生薬名を蕃杏（ばんきょう）と言い、葉茎に糖質の有効成分を多く含みます。
中国では解熱、解毒、風邪、腫毒を消すとされます。
胃潰瘍、胃炎、胃拡張、胃カタルの予防改善などのはたらきが伝えられています。

ツルナは日当たりがよい海岸に自生しています。海のホウレンソウとも呼ばれ、野菜のように利用できます。よく熟した果実は水に浮くので、海水により遠くに運ばれて砂浜に打ち上げられ、その場で発芽します。
県外では野菜として畑で栽培されている地方もありますが、沖縄ではほぼ年中、若菜や新芽が収穫できます。

利用部分

葉・茎

栽培ポイント

ツルナは種子で増殖を行います。
挿し木では発芽が難しいです。

下ごしらえ

①流水でよく洗います。
②たっぷりのお湯に塩をひとつまみ入れて、緑色が濃くなるまでお箸でかきまぜます。
③ザルにとり冷水にさらして完了。

ツルナのおひたし

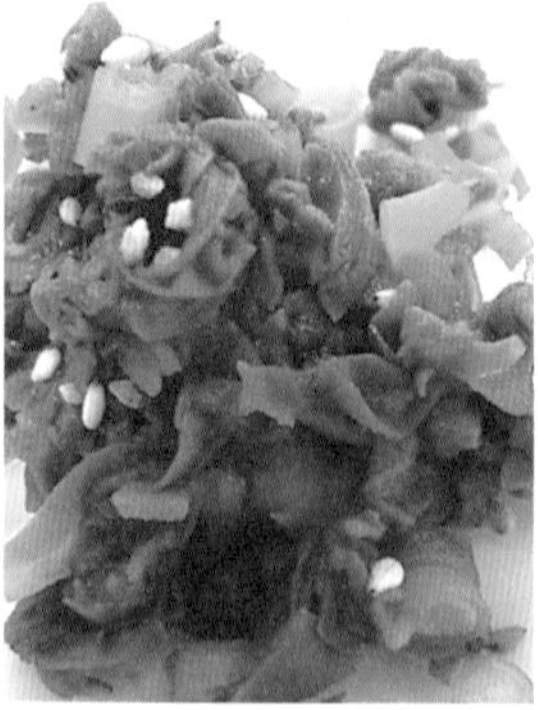

材料

ツルナ、塩、だし汁、しょうゆ、みりん、ごま

①鍋に湯を沸かして、塩をひとつまみ入れ、ツルナを色よくゆでたら、冷水で冷まします。
②水気を切ったら、だし汁、しょうゆ、みりんを合わせて、器に盛り、ごまをふりかけます。

中華風炒めに

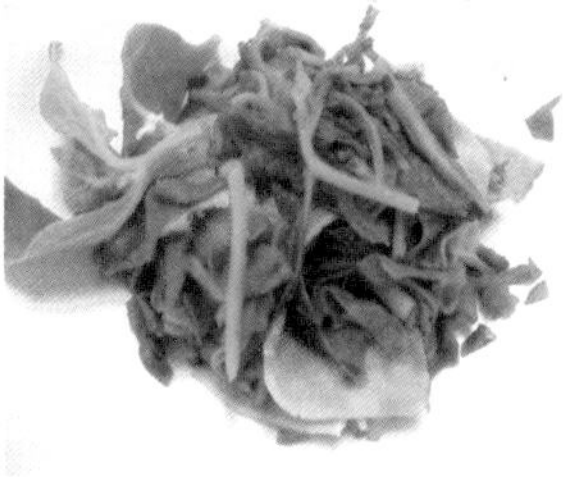

材料
ツルナ、ベーコン、ごま油、みりん、しょうゆ、酢、塩、こしょう

①フライパンを熱し、ごま油、ニンニク、しょうがを炒めます。
②香りが出てきたら、ベーコン、ツルナを入れ炒めます。
③塩、こしょう、しょうゆ、みりんで味をととのえます。

ツルナの浅漬け

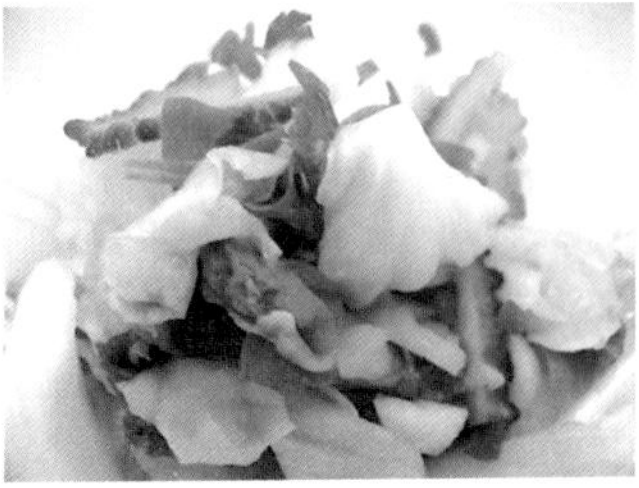

材料
ツルナ、ゴーヤ、らっきょう、キャベツ、塩

ゴーヤ、らっきょう、キャベツを食べやすい大きさに切り、軽く塩もみして１時間ほどおき、ツルナと混ぜあわせてできあがり。

お好みでおしょうゆを少しかけても美味しくいただけます。

ツルナのあんかけ

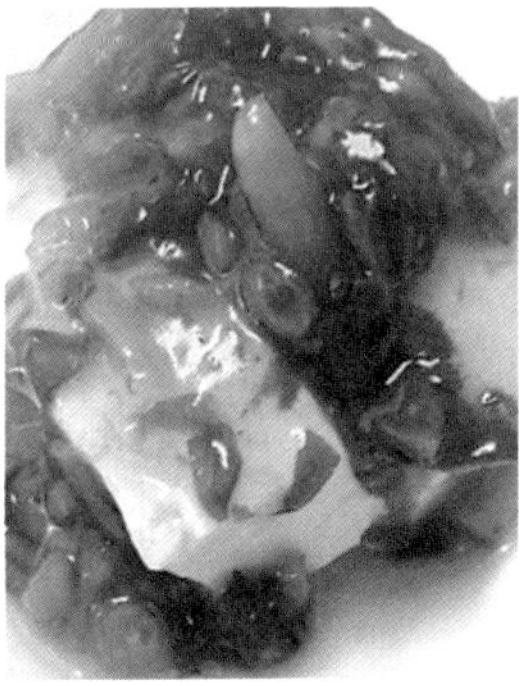

材料
ツルナ、お豆腐、唐辛子、しょうが、塩、砂糖、しょうゆ、片栗粉

①唐辛子、しょうがを千切りにして炒め、塩、砂糖、おしょうゆで味つけし、ツルナを入れます。
②片栗粉を入れてひと煮たちしたら、お豆腐の上に乗せます。

コンソメスープ

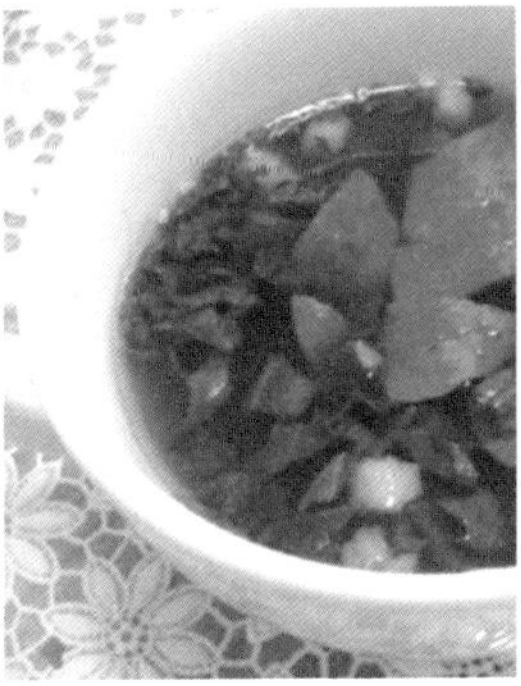

材料
ツルナ、固形コンソメ、水、玉ねぎ

すべてあわせて鍋で煮ます。お好みで味をととのえます。

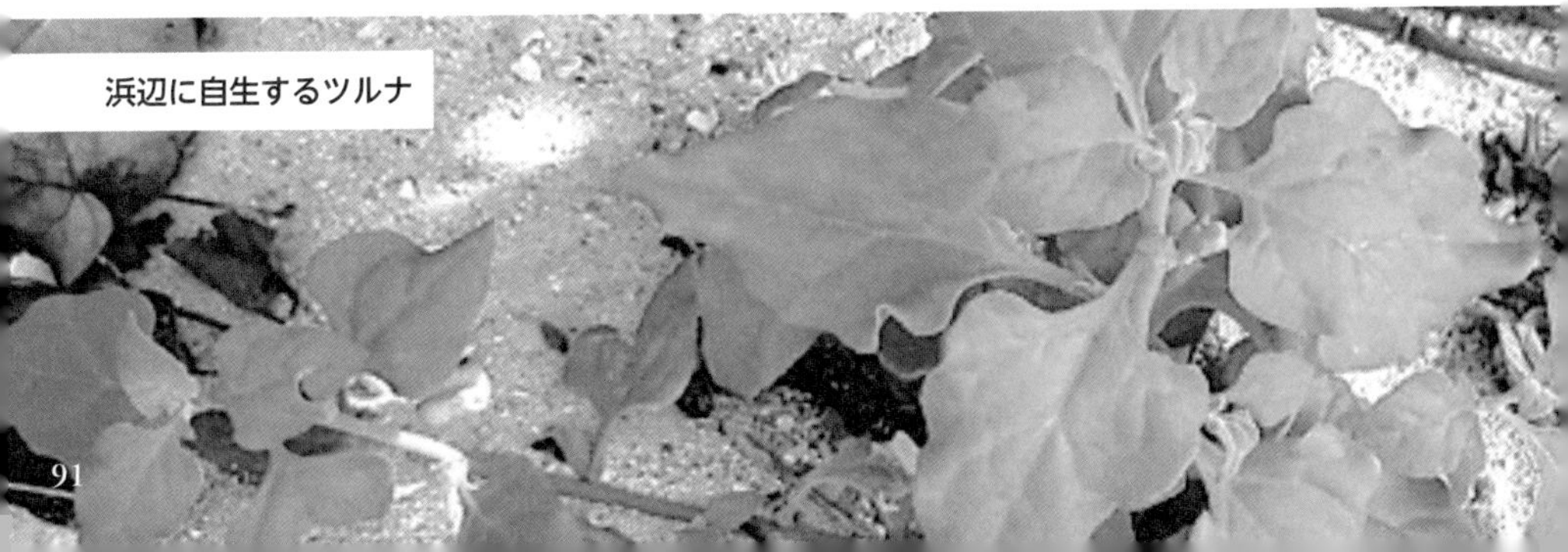

浜辺に自生するツルナ

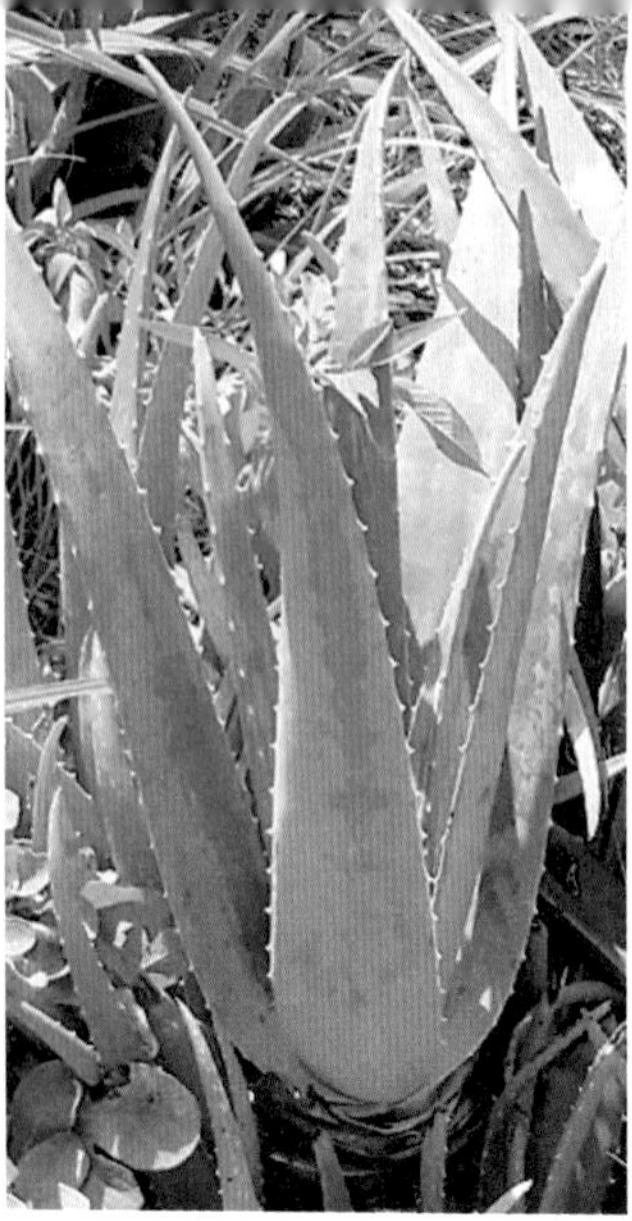

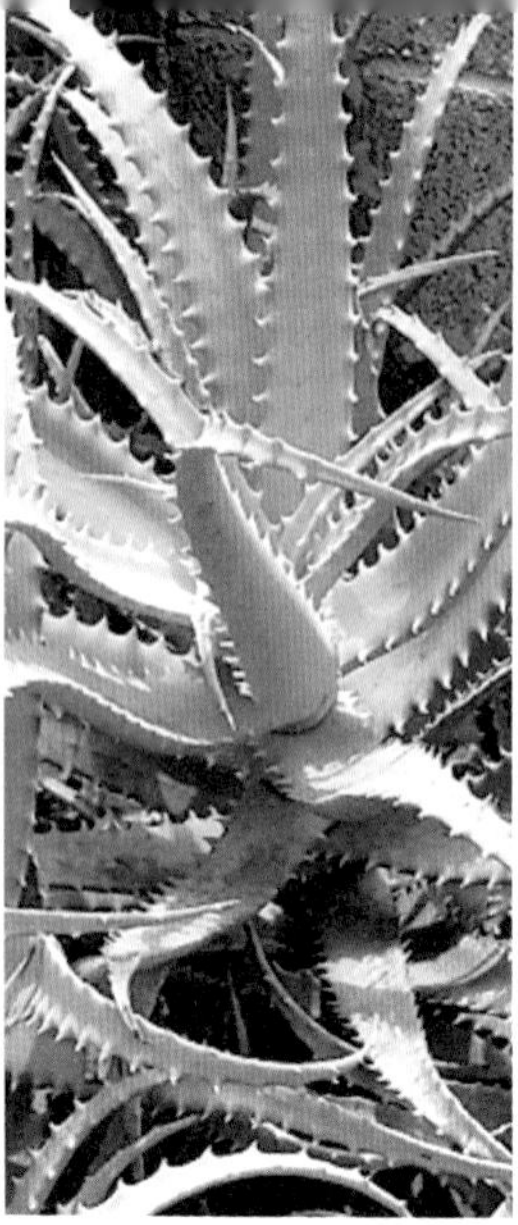

アロエ

便秘、肌荒れ、すり傷、胃もたれ、口内炎、シミ、胃炎、高血圧、湿疹、風邪、貧血、やけど、二日酔い、肩こり、切り傷などによいと伝えられています。

梅雨明けと同時に、猛烈な暑さが続く石垣島ですが、暑さにも丈夫で大活躍するアロエは、雑種も合わせ600種以上あるといわれ、昔から医者いらずとして親しまれています。

幼い頃、お腹の痛み、やけど、ケガと、いろいろな場面で登場していました。現在でも、新しい効能が続々と解明されているようです。

食にも美容にも、幅広く使用できるのも、アロエの魅力のひとつです。

アロエの種類

日本のアロエは、キダチアロエ、アロエベラという種類が主流。たくさんの種類があっても、大部分の成分が共通であることが、多くの研究によりわかっています。

使い方の知恵

アロエを乾燥させて、お茶にしたり、塩と混ぜると歯磨き粉にできます。

すりおろしたものを布で濾《こ》して、お肌のパックや湿布として利用できます。

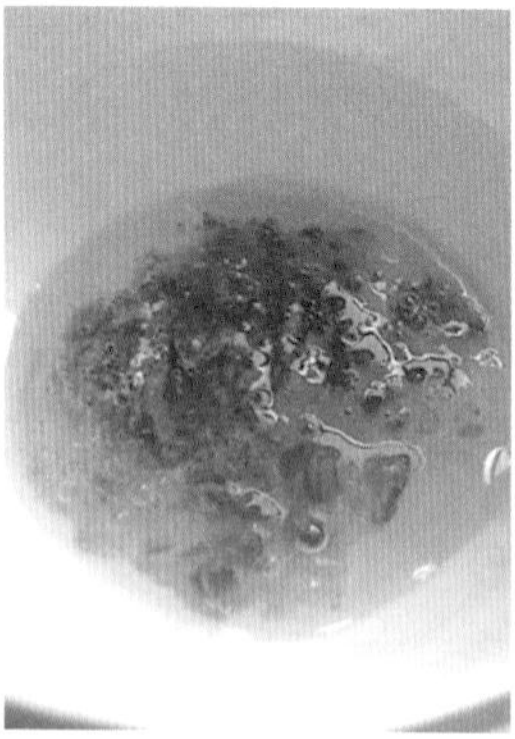

すりおろしアロエ

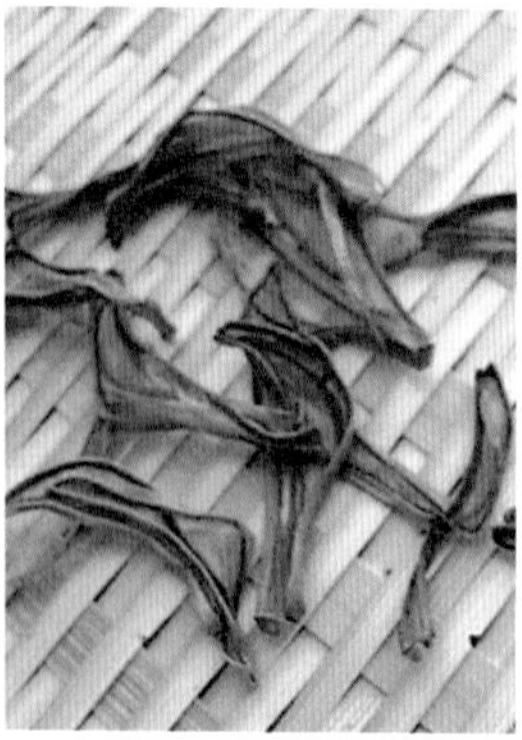

乾燥アロエ

アロエのお茶

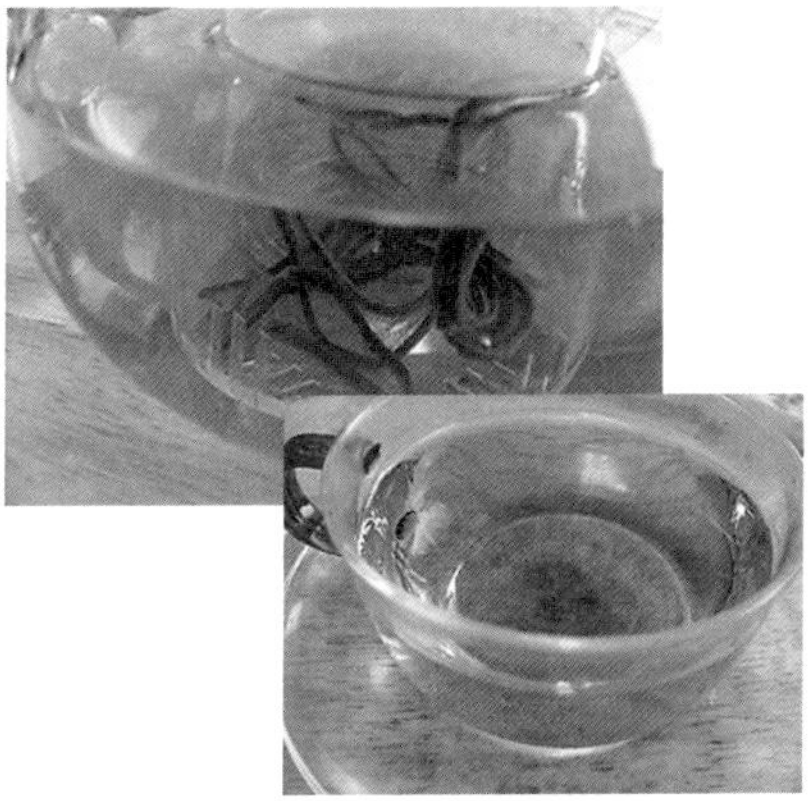

乾燥させたアロエにお湯を注ぎます。

アロエのお刺身

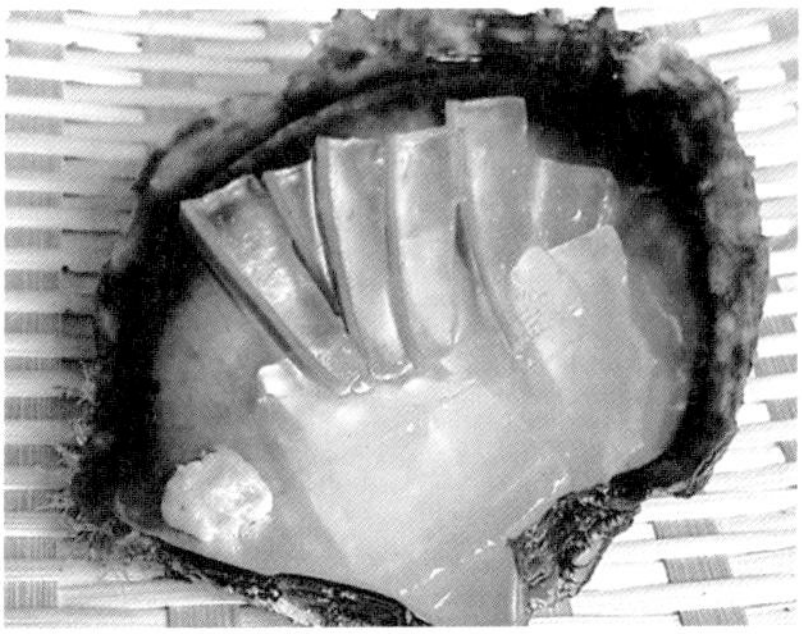

アロエを皮ごと薄く切り、酢、だし、しょうゆでいただきます。苦みが気になる方は、皮をはいでから食べるとよいです。

アロエのパッションフルーツ和え

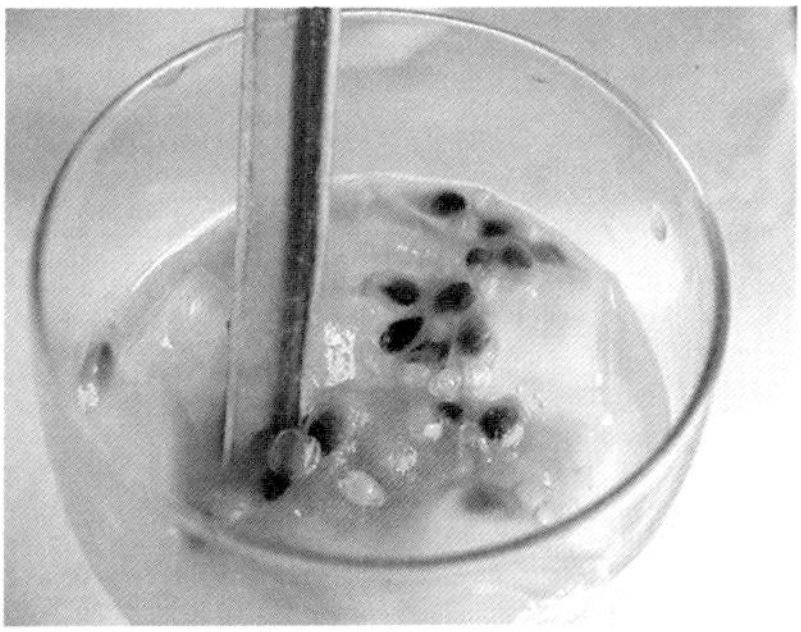

皮をむいて食べやすい大きさに切ったアロエを、パッションフルーツと和え、一晩おくと、美味しくいただけます。

アロエのシャーベット

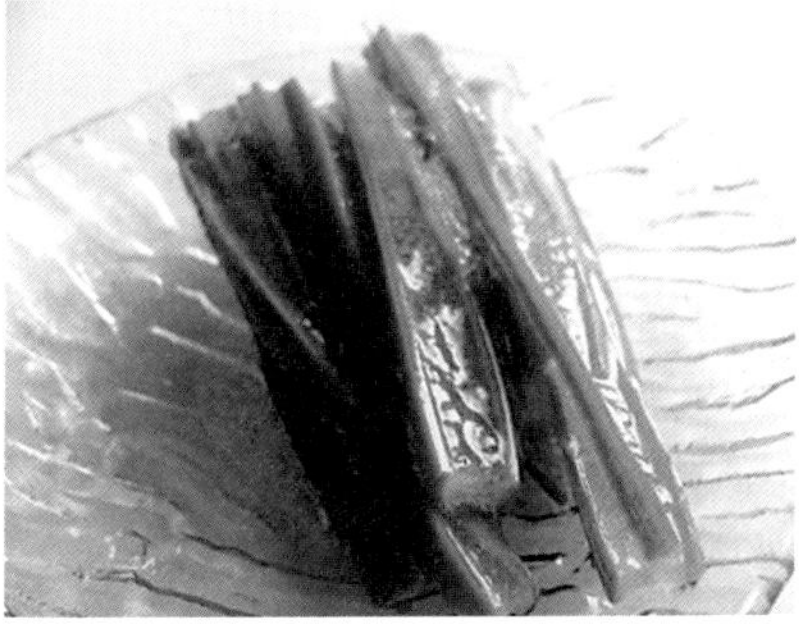

タテに細切りしたアロエを冷凍庫で冷やしていただきます。お好みで、ハチミツをかけても美味しいです。

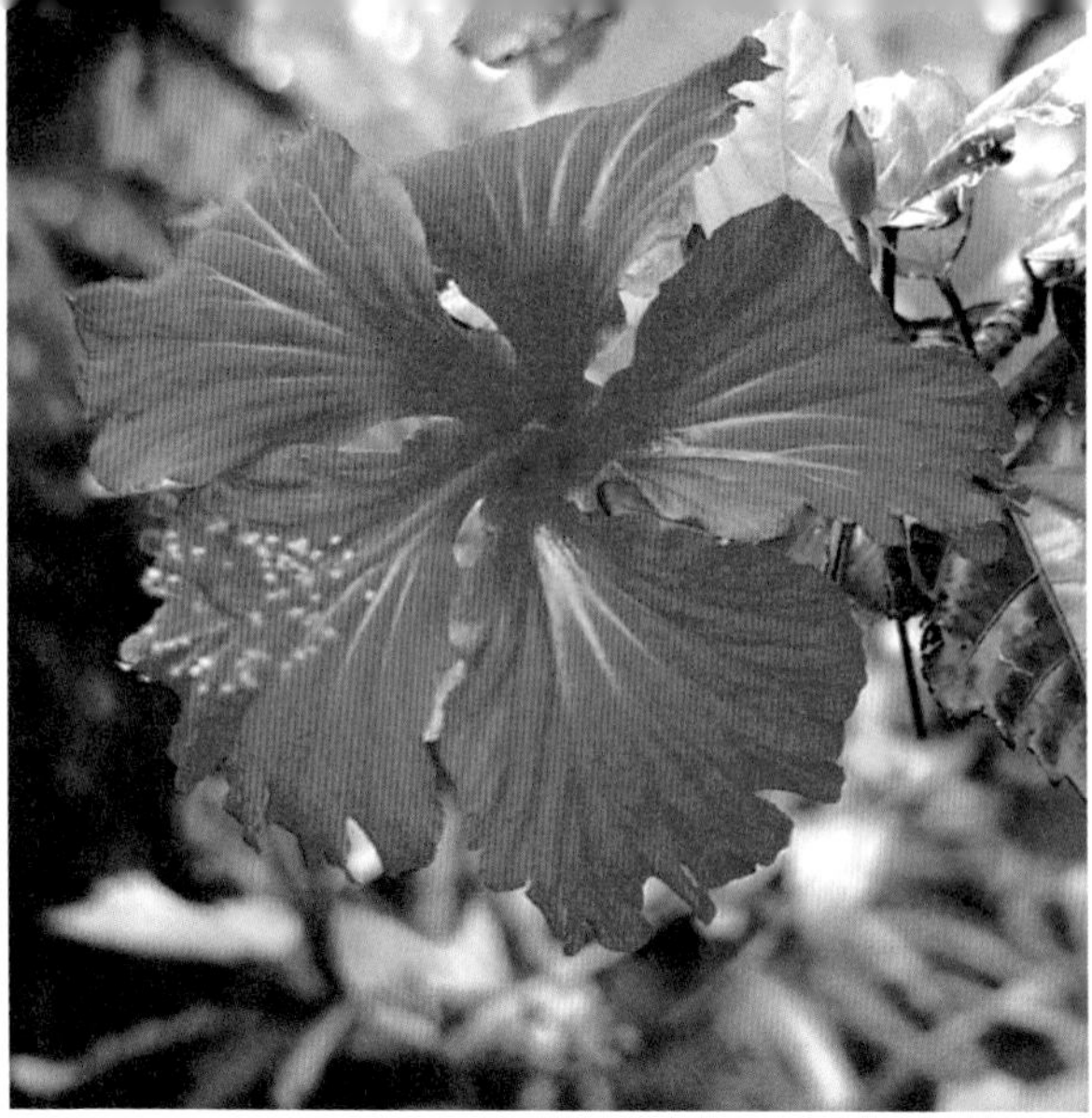

ハイビスカス

別名：ブッソウゲ（仏桑花）
沖縄方言名：アカバナー、グソーバナ

目の腫れ・痛み、風邪、せき、むくみ、喘息、腸内のガスによいとされています。

アカバナーという名前で古くから親しまれているハイビスカス（別名ブッソウゲ・仏桑花）。赤い花は青い空とマッチして、南の風景そのものです。

方言名でのグソーバナ（グソ：あの世）とは、毎日仏壇に供えても次々とお花を咲かせることから、毎日供えて、毎日想ってください、先祖に感謝しようという先人たちの想いがあるようです。

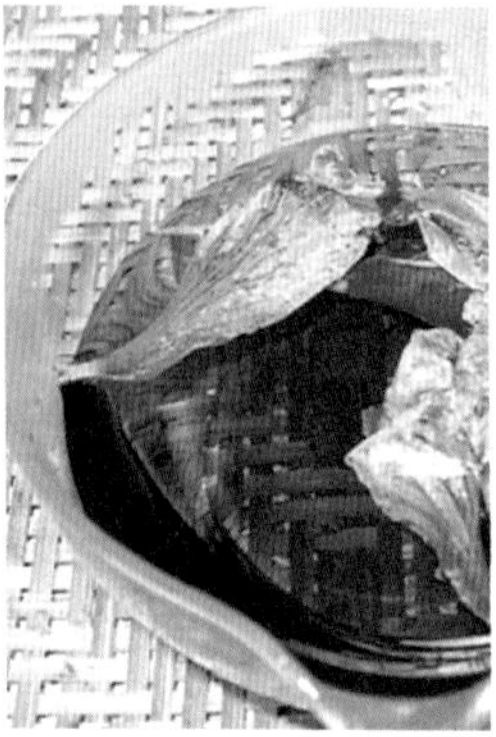

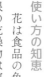

花びらにお湯を注いで

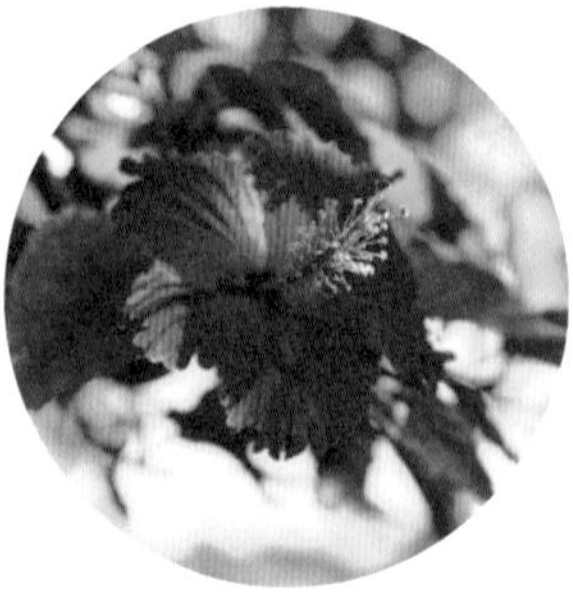

ハイビスカスの原種
赤花（アカバナー）

使い方の知恵

花は食品の色づけ、若菜は炒め物、根の乾燥物は煎じ薬などに使われてきたようです。

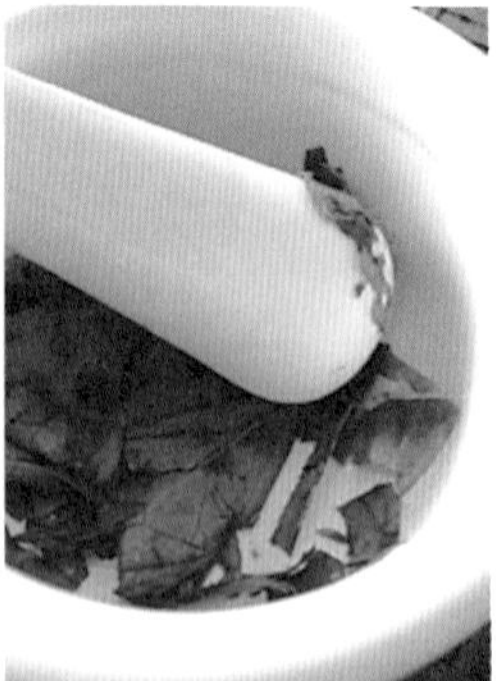

すりつぶして

ハイビスカスのお花のお茶

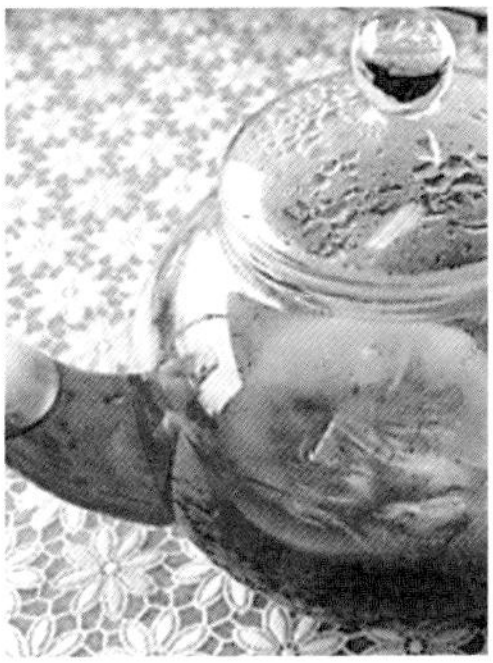
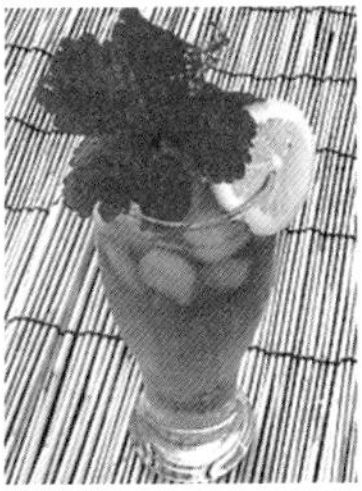

ハイビスカスの花びらにお湯を入れて注ぎ、10分蒸らしたらレモン汁を絞って入れます。お好みでハチミツ、お砂糖を加えてもいいです。ホットでもアイスでもどうぞ。

ハイビスカスのお花のジャム

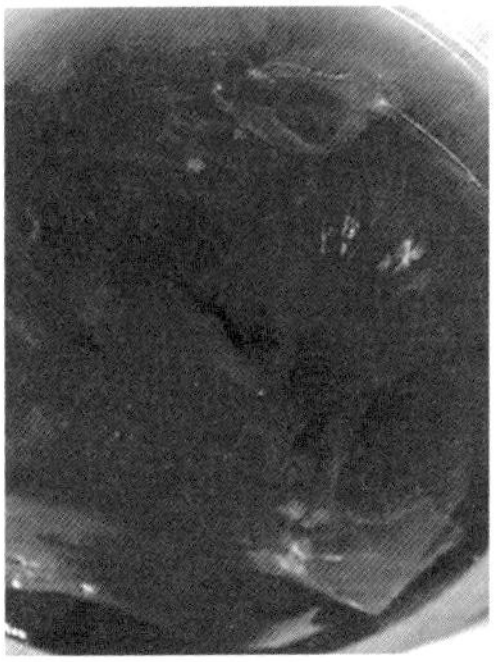
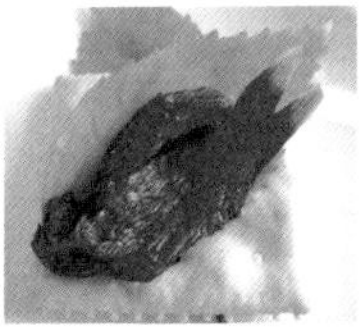

花びらとお砂糖を鍋で煮詰めます。煮詰まったらレモン汁を加えてできあがりです。花びらの形がそのまま残っています。クラッカーにそのまま乗せて楽しめます。

ハイビスカスの天ぷら

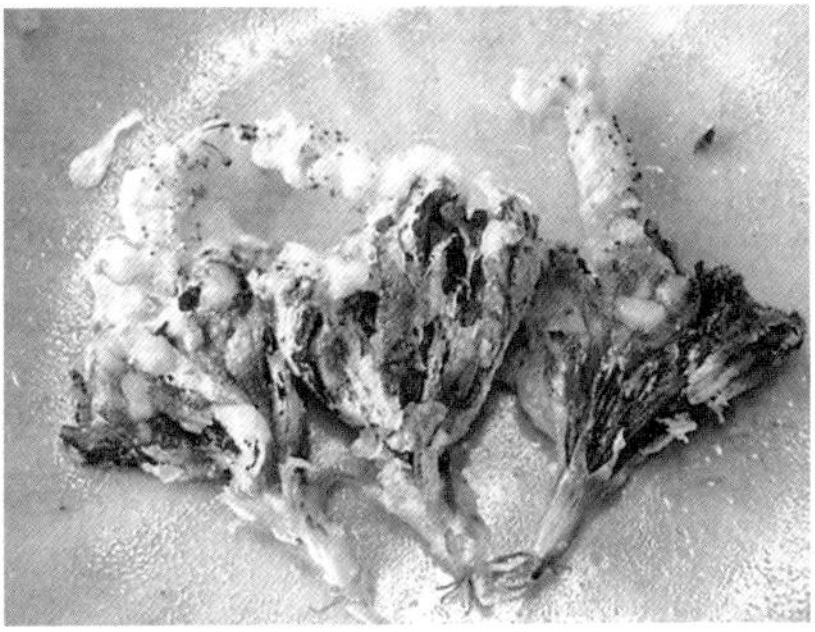

天ぷらにすると、新芽、花びらなどが美味しくいただけます。

ハイビスカスのお餅

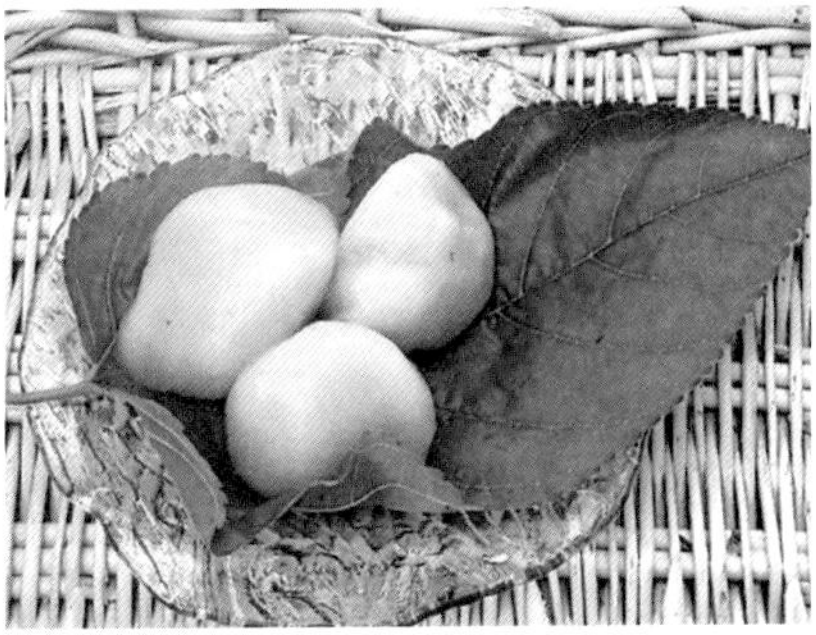

お茶の要領でできたエキスに、餅粉、お好みでお砂糖を混ぜます。丸くして沸騰したお湯に入れ、浮かんできたらできあがりです。

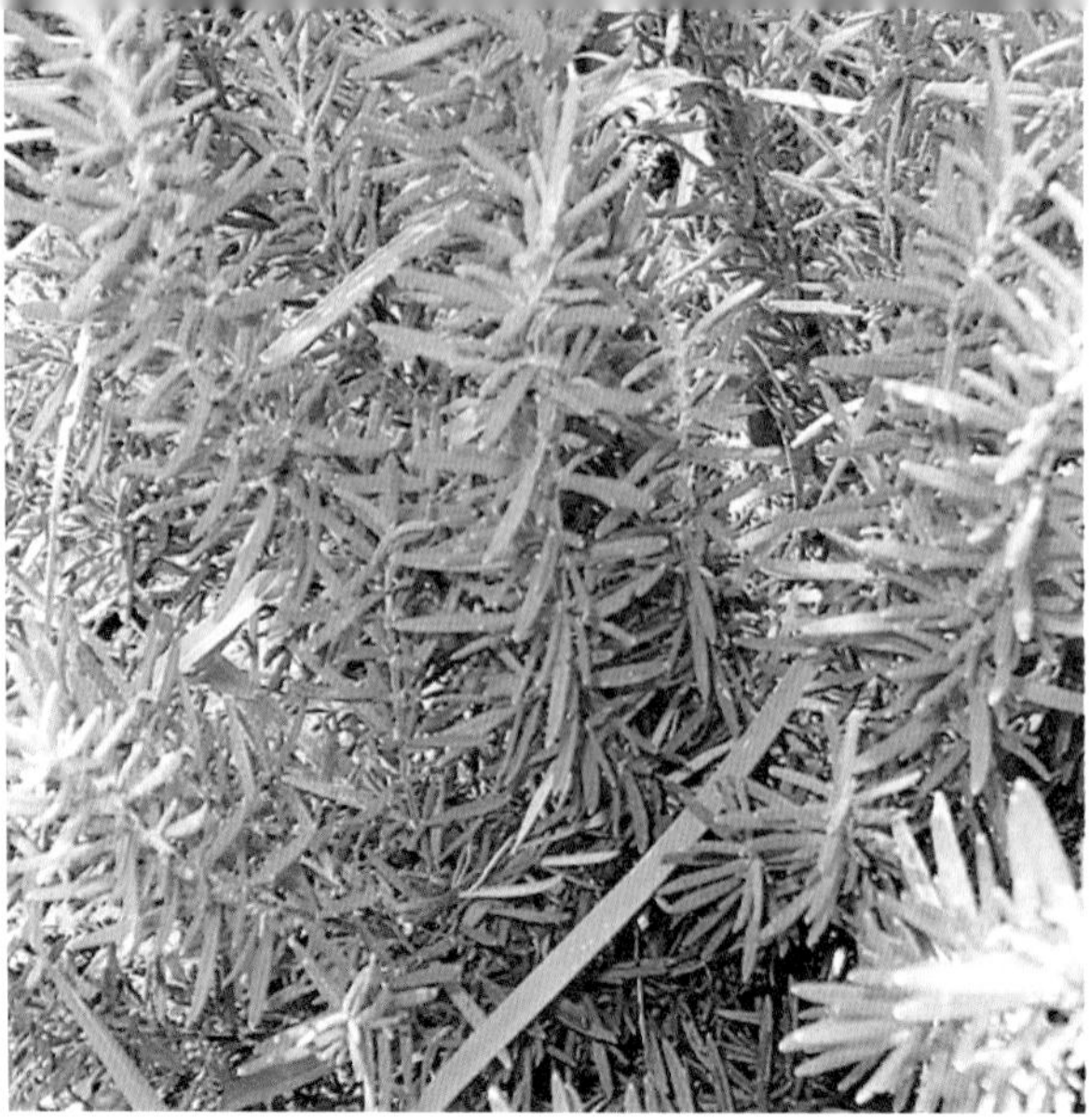

ローズマリー

別名：マンネンロウ

殺菌作用、中枢神経刺激作用、血液循環作用、消臭作用、抗炎症作用、活性酸素消去作用があり、リウマチ性関節炎、消化器系障害によいとされています。

海のしずくを意味するラテン語に語源を持ち、若返りにハーブとして知られるローズマリー。代表的な芳香性植物で、医薬的な性質が珍重されていました。ヨーロッパでは薬用ハーブとして薬局で販売されています。

初めてローズマリーに出会ったときの香りの衝撃をいまでも忘れられません。料理、お茶、クラフト、美容にと、重宝してくれます。

栽培のポイント

水のやりすぎに注意して、乾燥気味に育てます。梅雨入り前に枝をすいてあげると一年中収穫できます。

王妃が愛用

ハンガリー王妃イザベラは関節炎が悪化し全身不随の身になったある日、ローズマリー抽出液による治療をうけ健康と美貌を回復。72歳にはポーランド王から求婚されたそう。飲用も外用もしていたようです。

王妃も愛した
ローズマリーウォーター

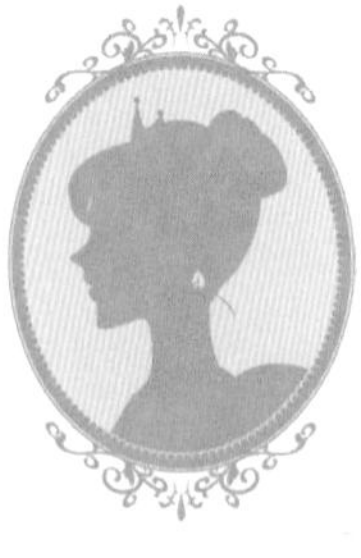

材料

ローズマリーの花…40g
ラベンダーの花……10g
オレガノの葉………10g
アルコール…………100cc

作り方

瓶に上記のハーブを入れ、100ccのアルコールを注ぎ、数日から1か月冷暗所に寝かせてから濾します。水で薄めて、ローションとして使います。

ローズマリーご飯

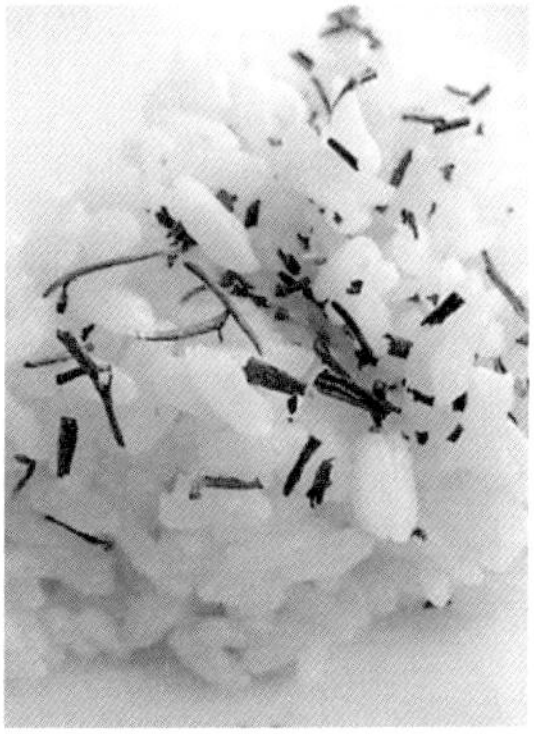

材料
米、バター、ローズマリー、塩、水

①米をといでから30分あげておきます。
②残りの材料をすべて入れて炊きます。
③味が薄ければ、炊きあがりに塩を足してください。カレーやシチューにぴったりです。

ローズマリーポテト

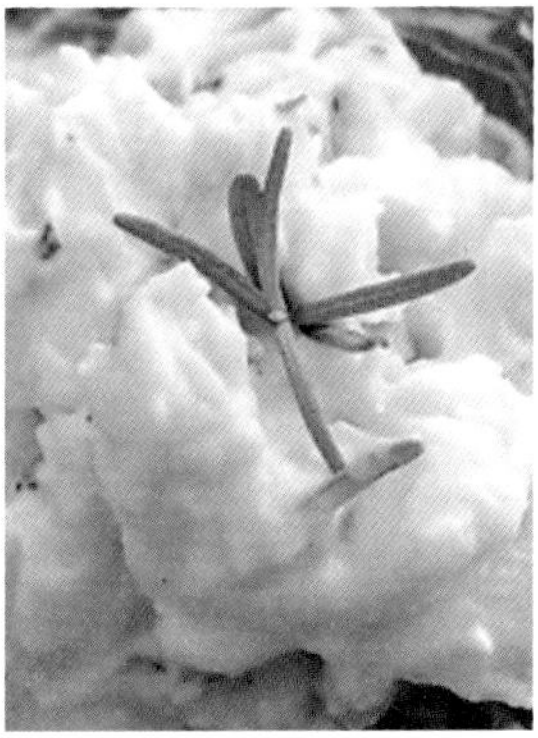

材料
ジャガイモ、マヨネーズ、ローズマリー、塩、こしょう

①ジャガイモを湯がきます。
②湯がいたジャガイモが熱いうちにローズマリーをまぜ、マヨネーズ、塩、こしょうで味をととのえます。

ローズマリーチキン

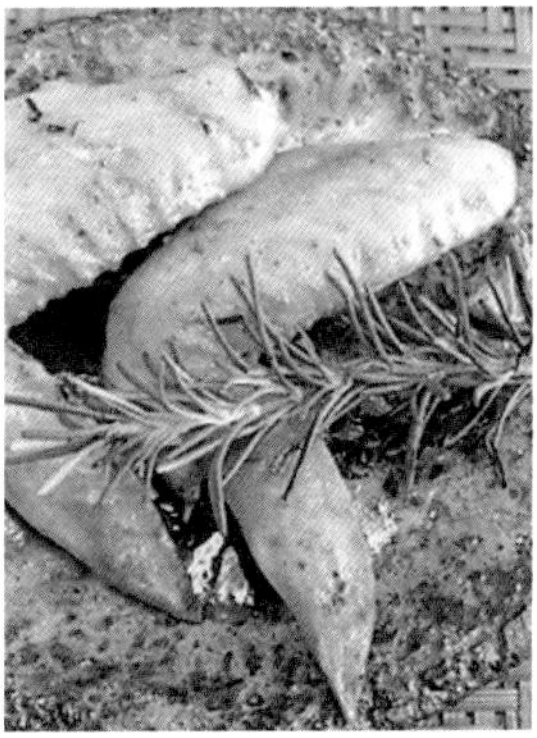

材料
鶏肉、ローズマリー、塩、こしょう

①鶏肉に、みじん切りしたローズマリーと塩、こしょうをふり10分ほどおきます。
②焦げ目を両面につけ、10分ほど弱火にして蒸し焼きにします。

ミネストローネローズマリー風味

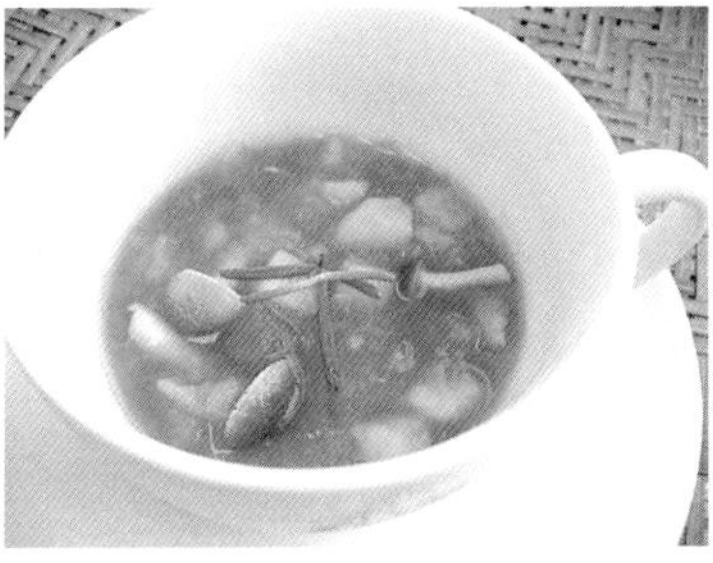

材料
玉ねぎ、ニンジン、ジャガイモ、ベーコン、トマト、ニンニク、ローズマリー、塩、こしょう、オリーブオイル

①ニンニクは、みじん切りにして、そのほかの材料はサイコロ状に切ります。
②オリーブオイルでローズマリーと材料を炒め、火が通ったら水を入れて柔らかくなるまで煮込みます。
③柔らかくなったら、塩、こしょうで味をととのえ、ローズマリーを散らしてできあがりです。

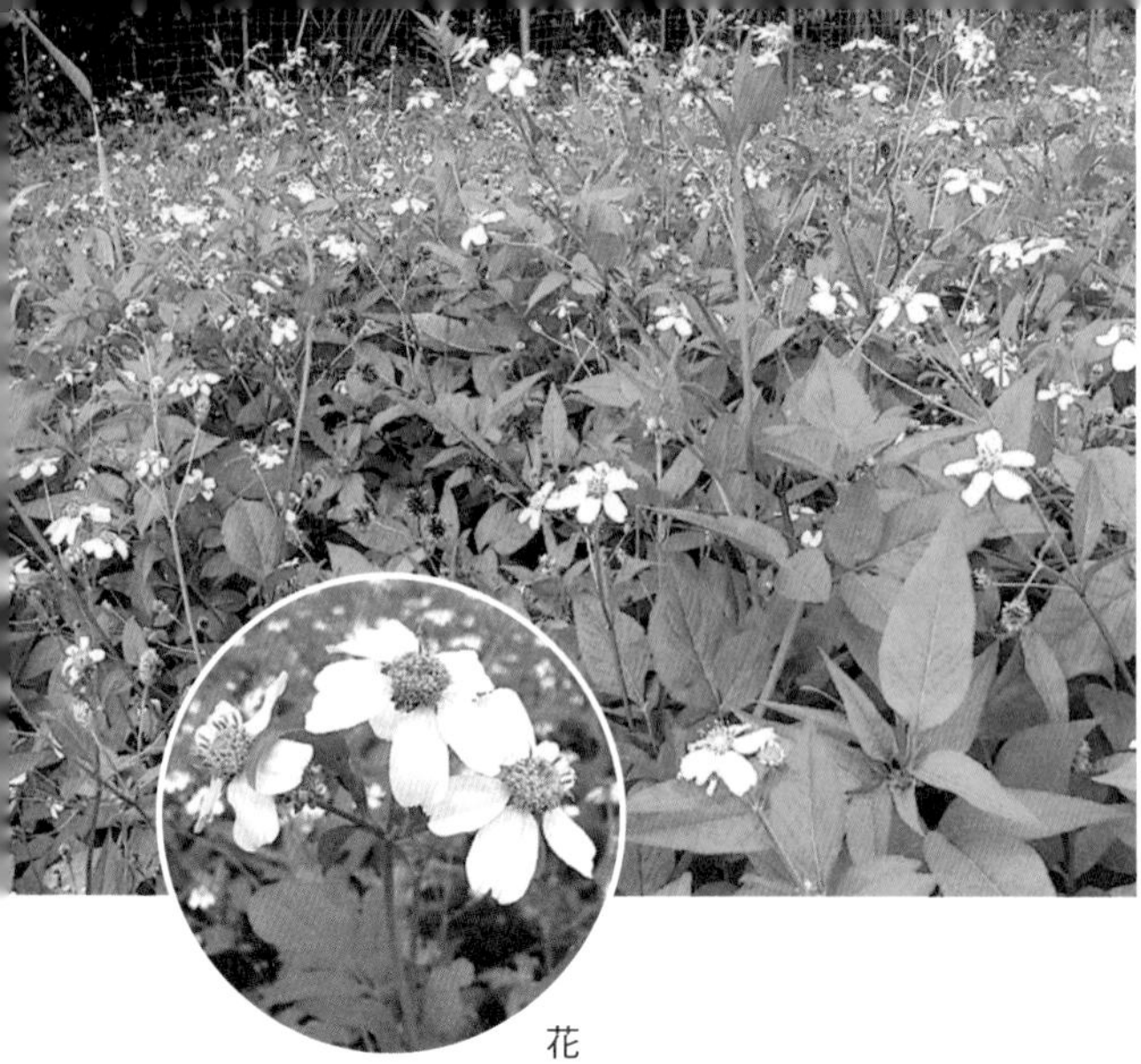

花

アワユキセンダン草

別名：下記参照

黄疸、肝炎、糖尿病、美容などによいとされています。

一年中白い花が咲き、沖縄では道端や平地など、あちらこちらで見かけます。戦後、基地から発生したといわれ、衣服や動物に種子をつけて広がることから、「アメリカ草」「くっつき草」「すけべ草」など様々な呼び名があります。

また養蜂家にとっては大切な蜜源となっています。

昔から黄疸や肝炎、糖尿病によいといわれ、お隣の宮古島では化粧水やお茶などとして商品化されています。

若菜やお花はクセがないので、天ぷらや和え物、汁物などに、野菜と同じように使えます。

名前たくさん

沖縄各地でも名が変わります。あだ名だけではなく、方言名も豊富です。

サシグサ（沖縄全域）

キンティ（宮古島）

ムチーラ（竹富島）

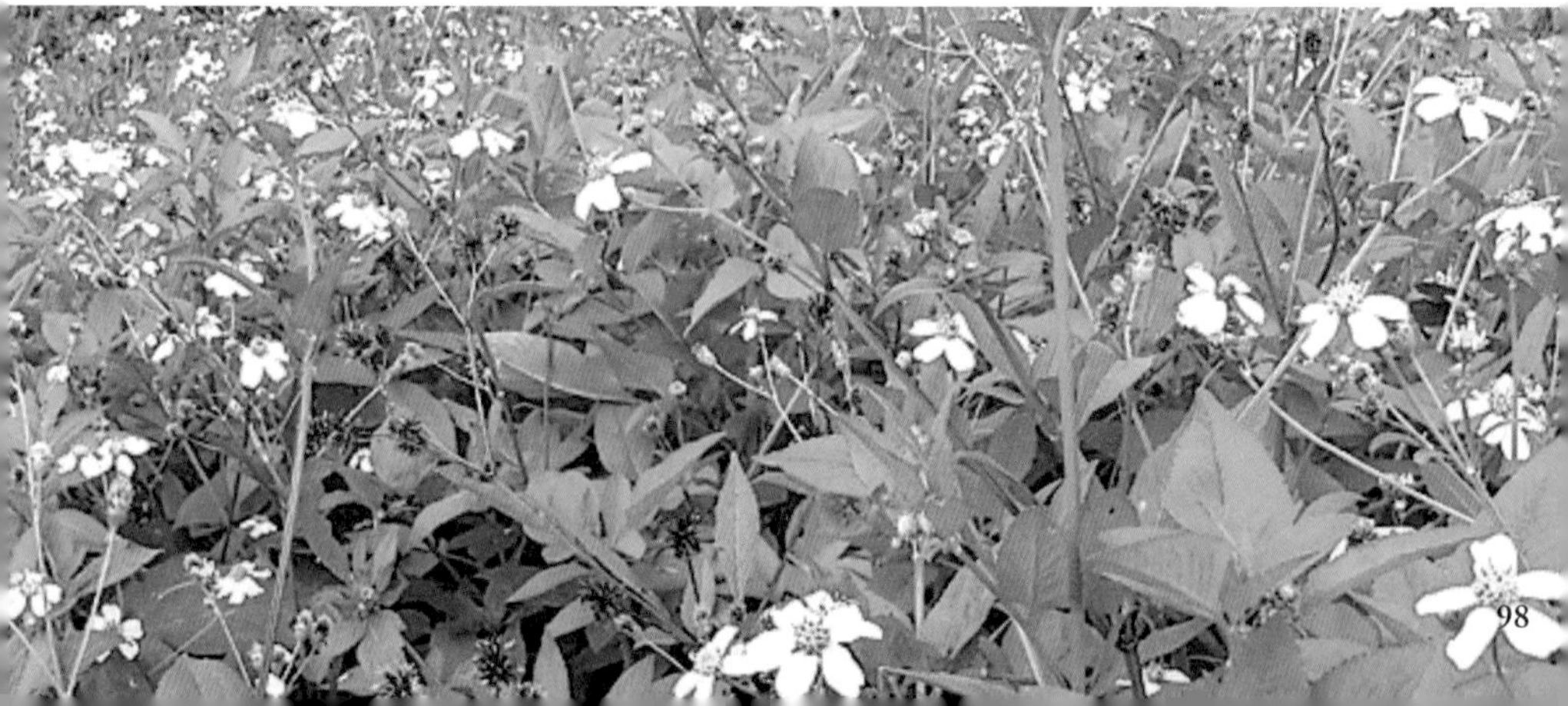

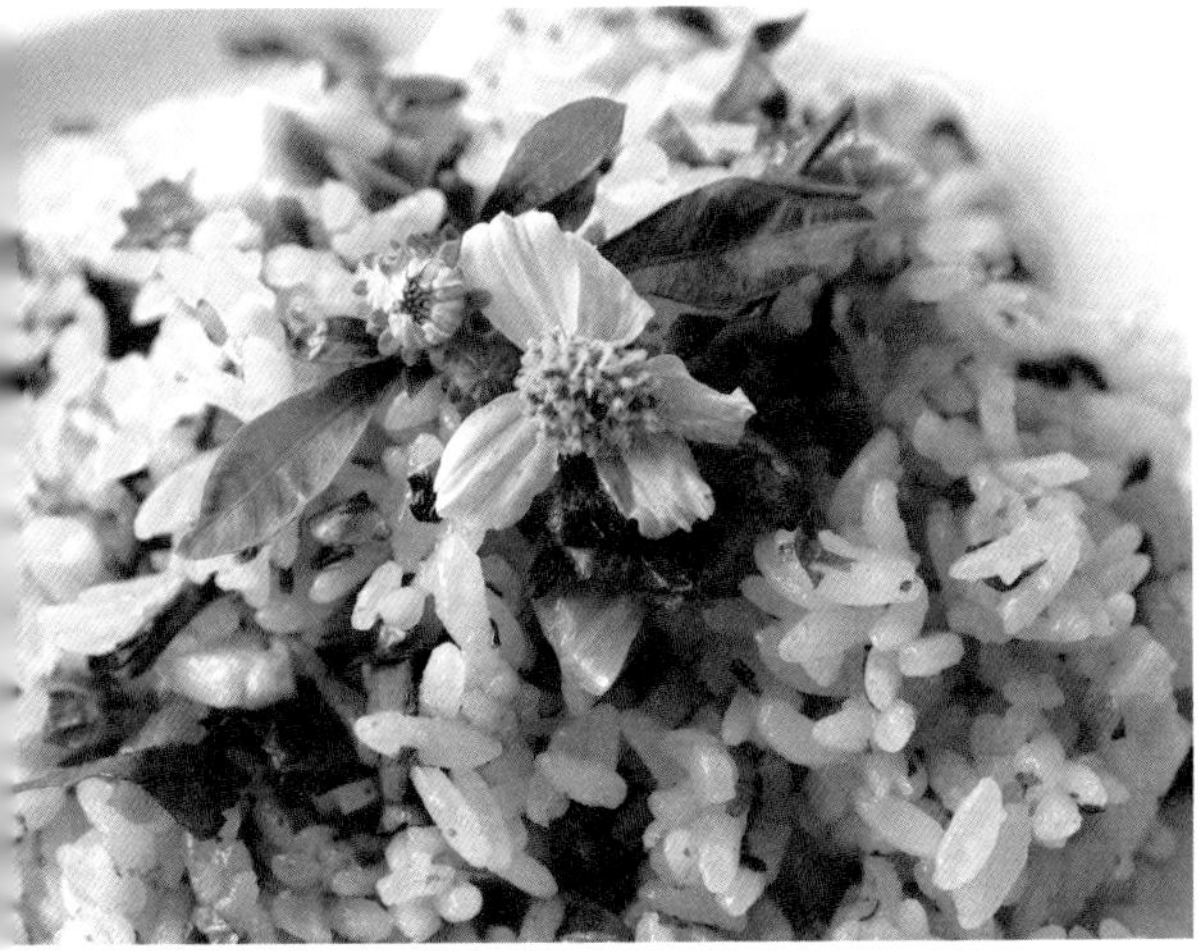

アワユキセンダン草チャーハン

材料
アワユキセンダン草、ご飯、卵、ニンジン、大根の葉、ニンニク
塩、こしょう

①油をひいて、ニンニク、ニンジン、大根の葉、卵、塩、こしょうを入れ、火が通ったらアワユキセンダン草を入れます。
②最後にご飯を入れて、お好みで塩、こしょうで調整してできあがり。

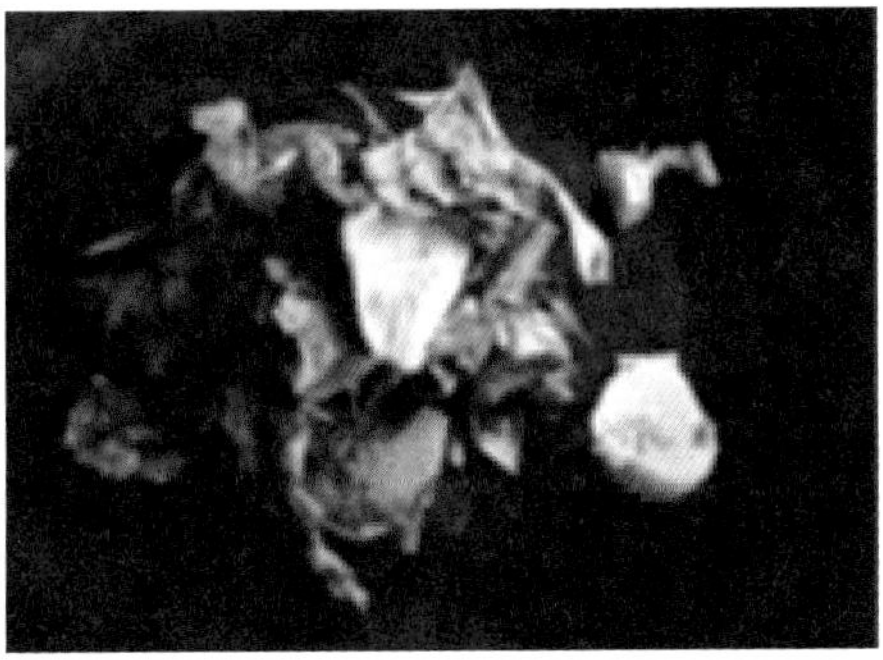

アワユキセンダン草のニンニク味噌漬け炒め

材料
アワユキセンダン草の葉、ニンニクの味噌漬け
塩、こしょう、コンソメ

①鍋に油を引き、ニンニクの味噌漬けを炒めます。
②つづいてアワユキセンダン草の葉をいれ、コンソメ、塩、こしょうを手早く入れて、できあがり。

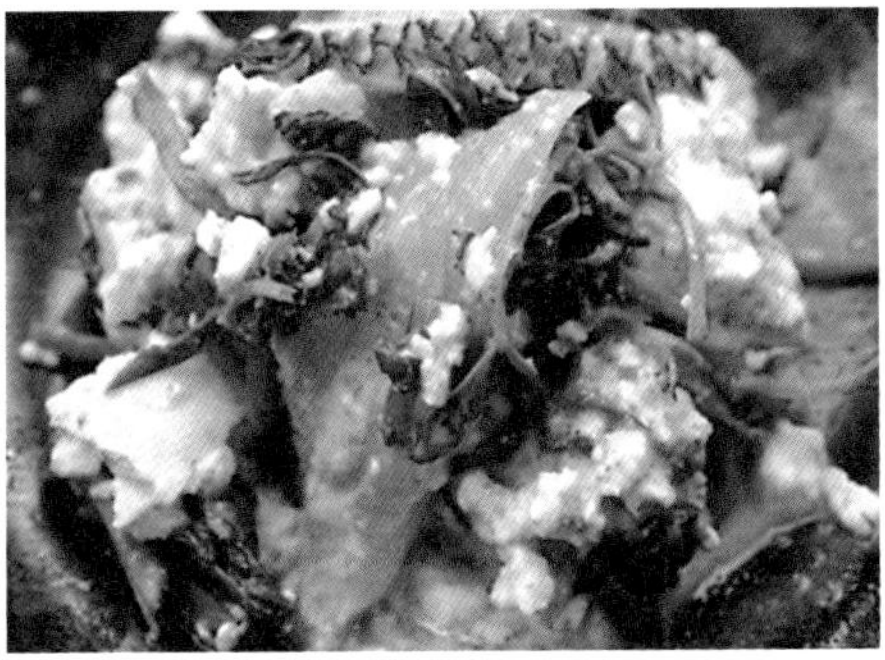

アワユキセンダン草とお魚のスーネ（和え物）

材料
アワユキセンダン草、島豆腐、白身魚の刺身
A：かつお出汁、塩、しょうゆ
B：白みそ、砂糖、塩、かつお出汁、ピーナッツバター、白ごま

①アワユキセンダン草を沸騰したお湯でゆで、ゆであがったら水気を切り1㎝くらいにカットして、Aをあわせたものに浸しておきます。
②島豆腐は水切りし、すり鉢にピーナッツバターを入れ、かつお出汁でBを和え、島豆腐を加えてさらにまぜます。
③水気を切ったセンダン草とお刺身を②と和え、器に盛りつけ、白ごまをふりかけて完成です。

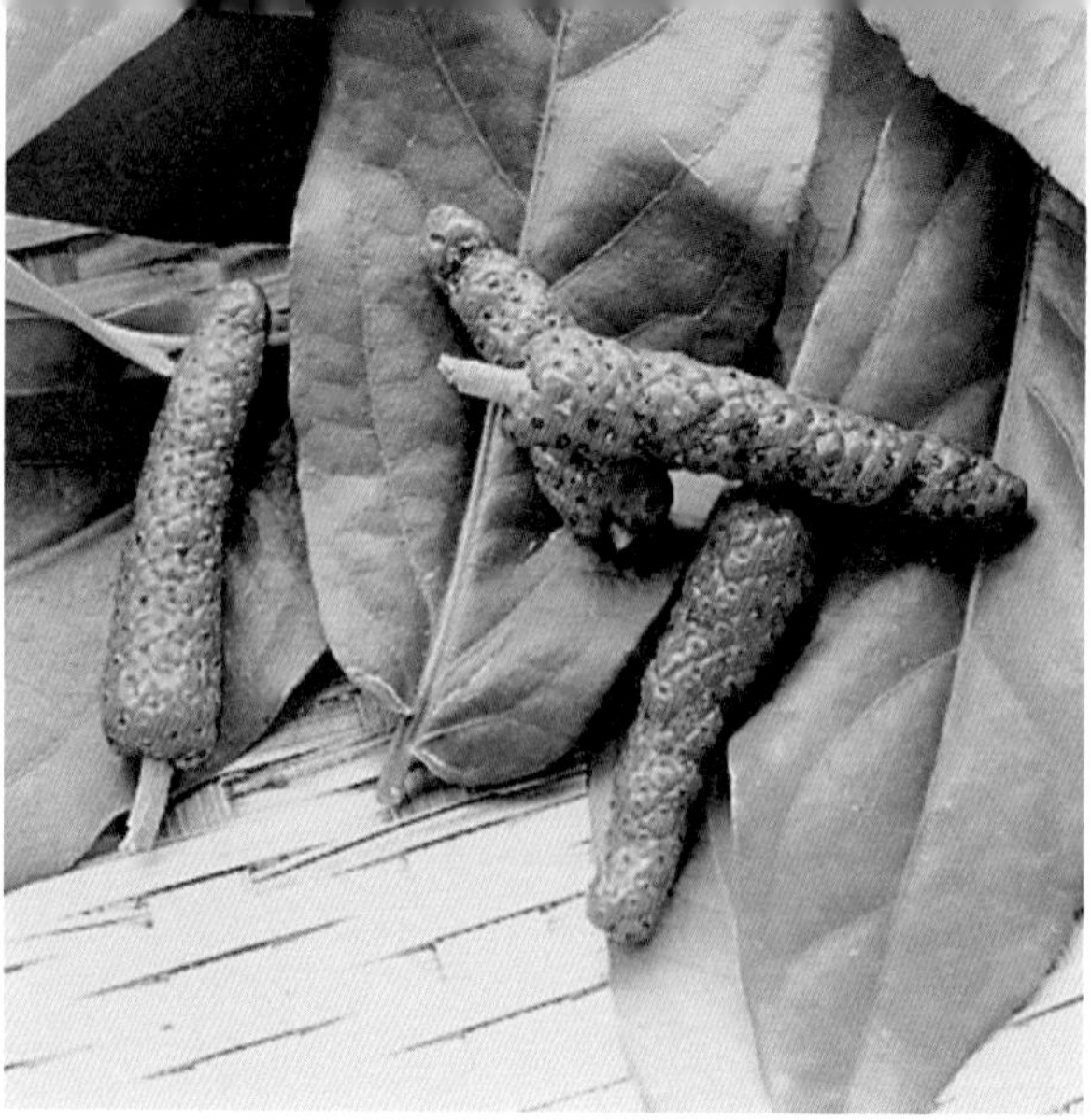

ピパーズ（沖縄方言名）

別名：ヒハツモドキ、サキシマフウトウカズラ
沖縄方言名：フィファチ

胃腸病、痛風、腹痛によいと言われています。栄養剤、強壮剤とも伝えられています。

ピパーズはこしょう科の植物です。こしょうのようなスパイシーさがあります。実際にこしょうのようにしても使えます。

幼い頃、福木並木の横には石垣があり、ピパーズが生い茂っていました。懐かしく癒やされる、穏やかな沖縄の風景のひとつです。

ピパーズの香りをかぐとジューシー（左ページ参照）を食べたくなり、食欲をそそられます。

栽培は挿し木のほうが簡単にできるのですが、節の部分がはがれやすいので、植えつけた後は動かさないように注意してあげるとよいです。

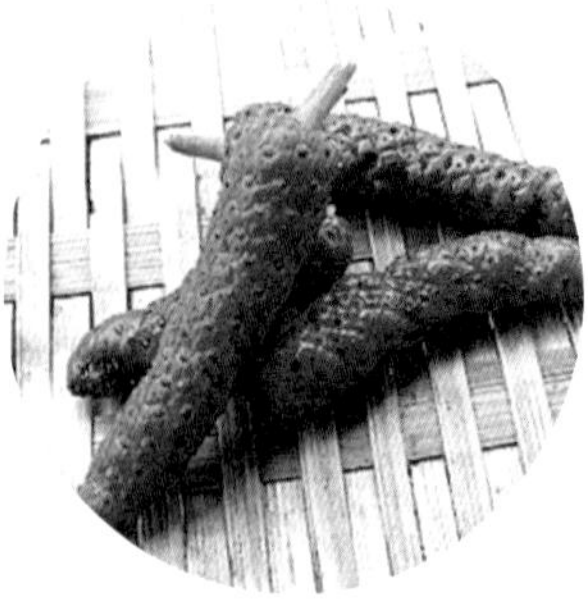

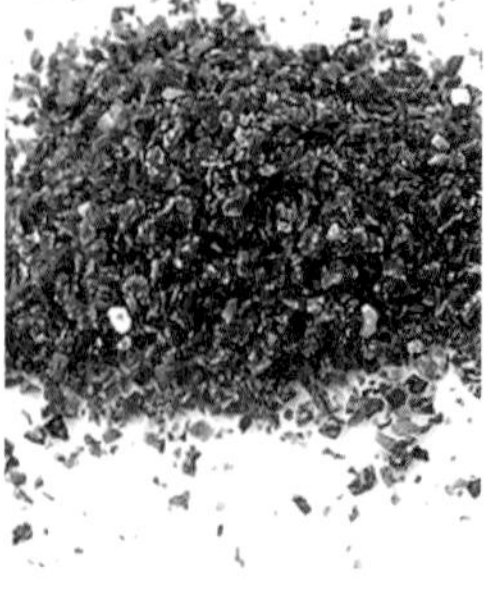

ピパーズこしょう
(P.79)

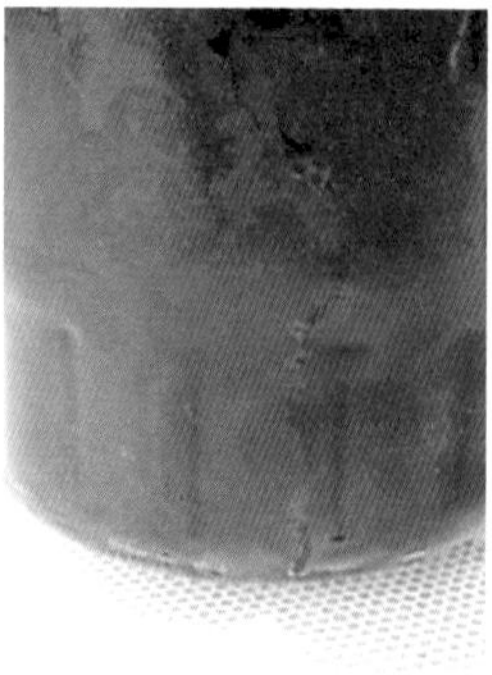

ピパーズしょうゆ
(P.78)

ピパーズしょうゆの焼きそば

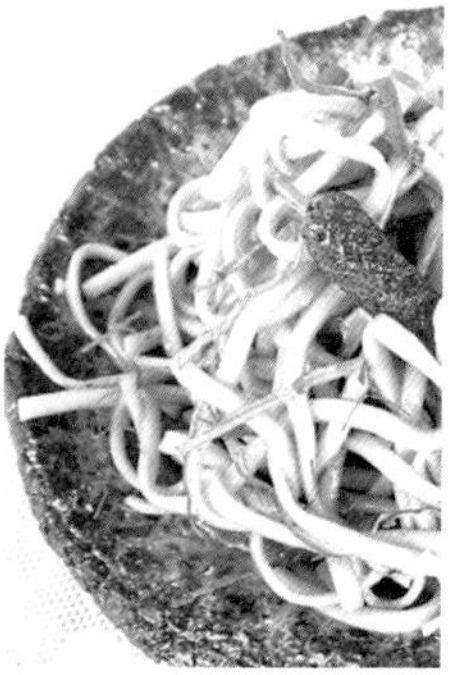

材料
にんじん、三枚肉、ピパーズしょうゆ、岩塩、ピパーズの葉、麺

①ニンジン、三枚肉を炒め、ピパーズの葉2枚を入れて香りづけし、塩、しょうゆで下味をつけます。
②麺を入れ、鍋肌からピパーズしょうゆを入れてできあがり。

ジューシー

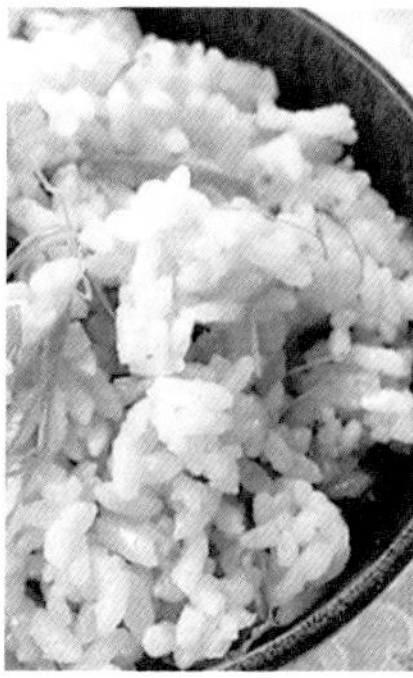

材料
米、水、ニンジン、しいたけ、豚肉、塩、しょうゆ、ピパーズの新芽

①お米をといで、ニンジン、しいたけ、豚肉、水、塩、しょうゆを入れてご飯を炊きます。
②炊きあがったご飯に千切りしたピパーズの芽をまぜます。

ピパーズのキムチ和え

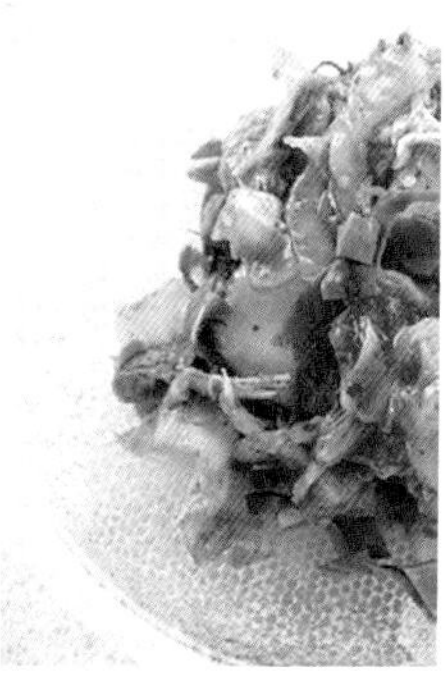

材料
A：ごま油、長ねぎ、ニンニク、しょうが、豆板醤
B：白菜、ニラ、にんじん、ピパーズの葉

①白菜は塩をふり水分を取り除きます。
②材料Aの中に白菜と残りの材料を入れまぜ、冷蔵庫で寝かせます。

玄米おかゆ

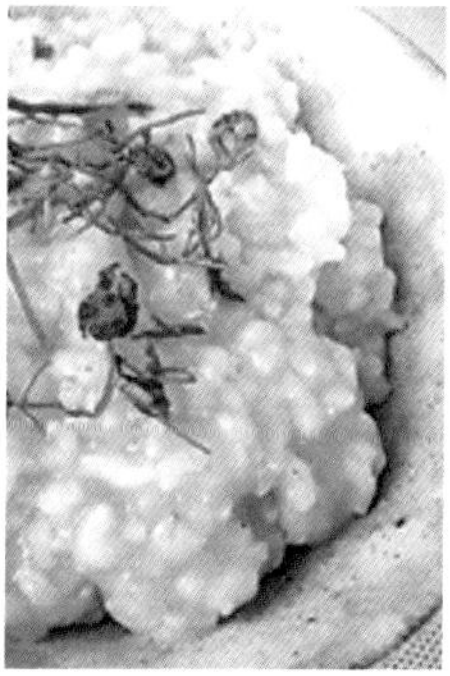

材料
玄米、水、ピパーズの葉＆実

①玄米は水を少し多めに入れ、ピパーズの葉を入れて一緒に炊く。
②できあがりにピパーズの葉&実のみじん切りを加えます。

おみそ汁

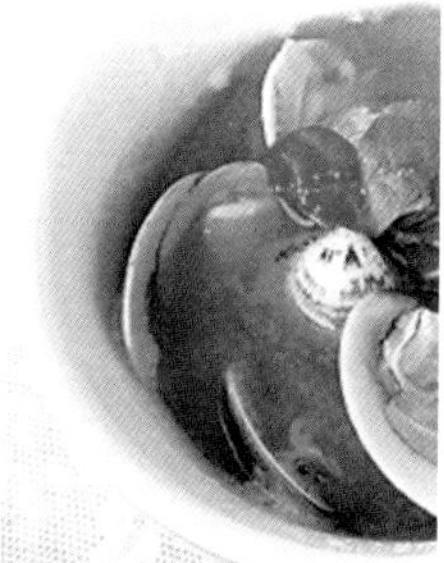

材料
貝のみそ汁、ピパーズしょうゆ、ピパーズの葉

①肝臓によいとされる貝のみそ汁に、ピパーズしょうゆを入れ、ハート型に切ったピパーズの葉を乗せます。

チキンのピパーズ香り蒸し

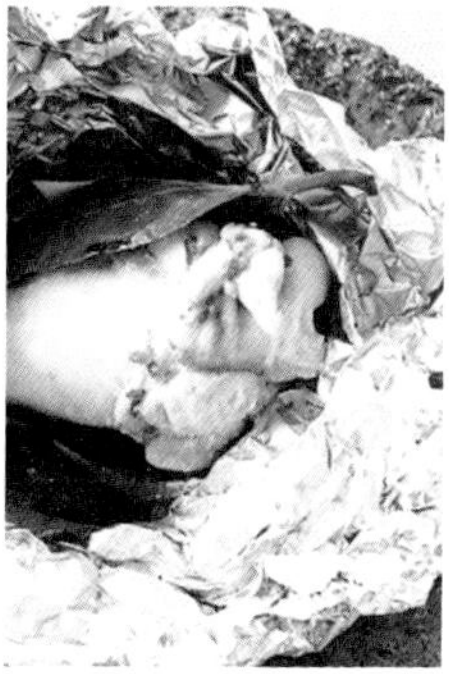

材料
鶏肉、ピパーズの葉、岩塩、ピパーズこしょう

①鶏肉にピパーズこしょうと岩塩をふり10分おきます。
②ピパーズの葉を敷き鶏肉を乗せアルミホイルで包み15分ほど蒸します。

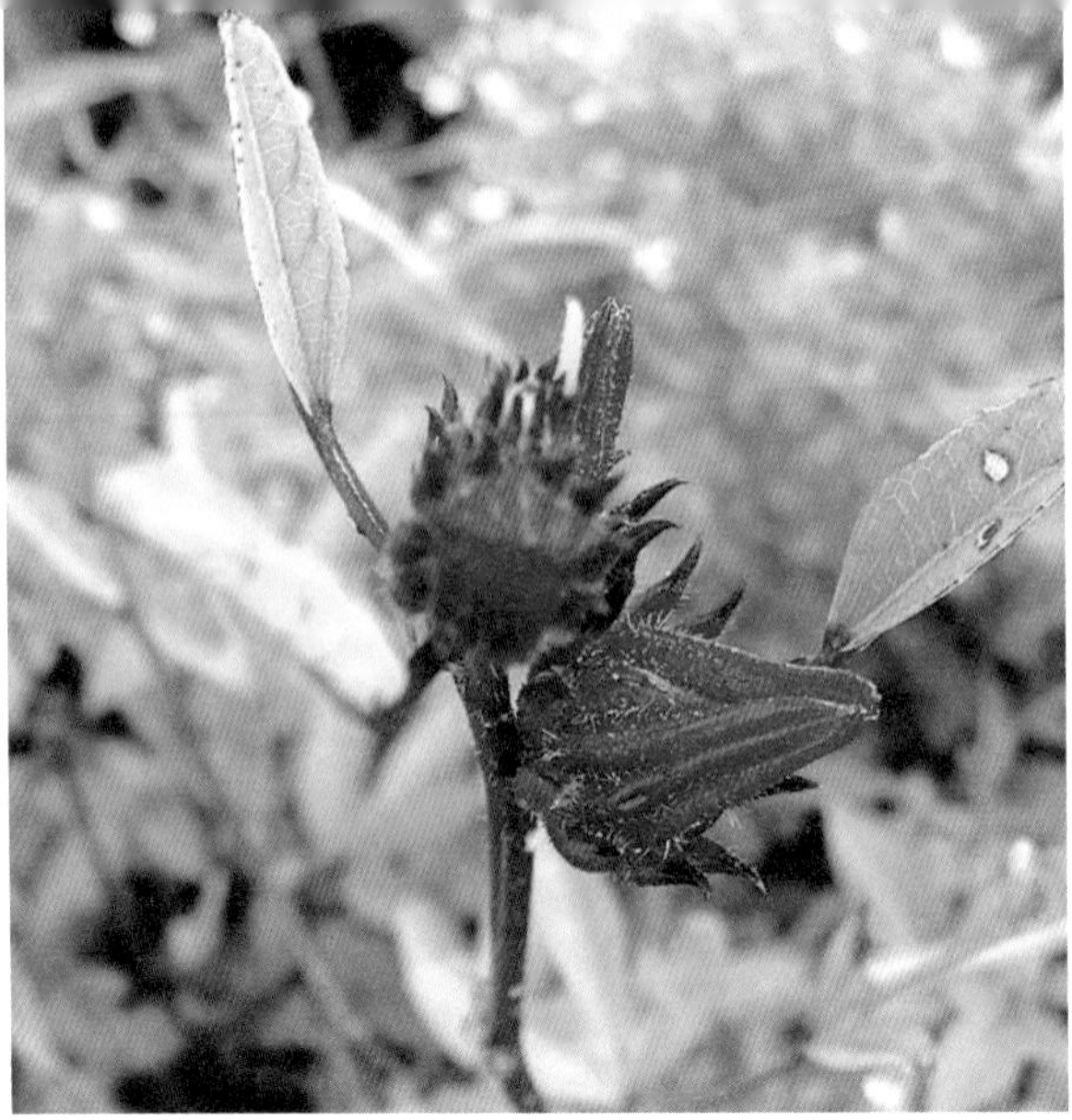

ローゼル

別名：ハイビスカス

利尿、健胃、消化促進、代謝促進、美容、疲労回復によいと言われています。

真っ赤な、ルビーのような実をつけるローゼルは、アフリカをはじめ、世界各地の熱帯地方で栽培されていて、使い道も多く重要なハーブです。ハーブティーには利尿作用があり、お酒を飲み過ぎた後のむくみを取ってくれます。

塩漬けにしたローゼル（P61）は、色も鮮やかになり、梅干しの代わりになり重宝します。

我が家のローゼルは、台風のとき、葉が全部飛んでしまいましたが、見事復活して、紅い実をつけてくれました。

大切につないでいきたいハーブのひとつになりました。

ローゼル ハーブティー

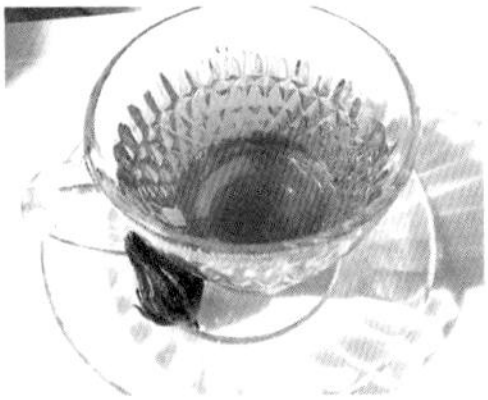

酸味が苦手な方ははちみつや、ステビアを入れて飲んでも美味しいです。

下準備

種と皮をはずします。使う部分は皮の部分です。種は乾燥させて、翌年の種にしたり、種だけを取り出してコーヒーの代わりにできます。

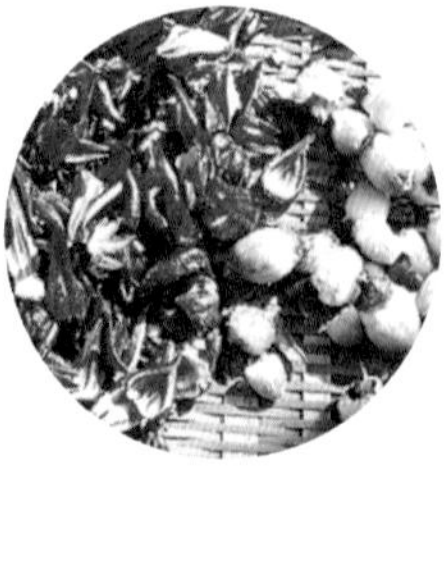

ローゼルジャム

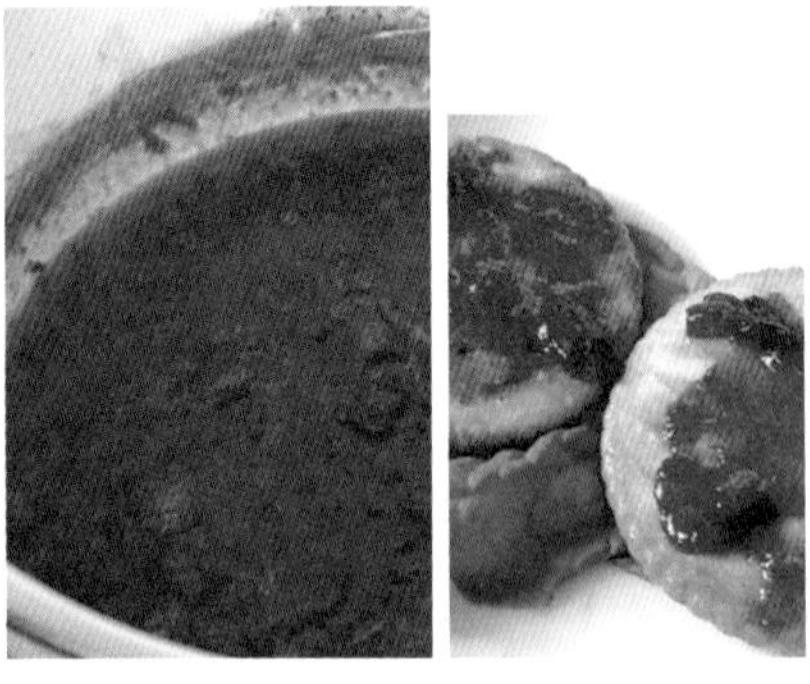

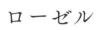

下準備したローゼルにお砂糖と水を入れて弱火で煮込みます。

蝶豆《ちょうまめ》

別名：バタフライピー、アンチャン

殺菌作用、目の疲れの緩和、血液をサラサラにするなどのはたらきがあると言われています。

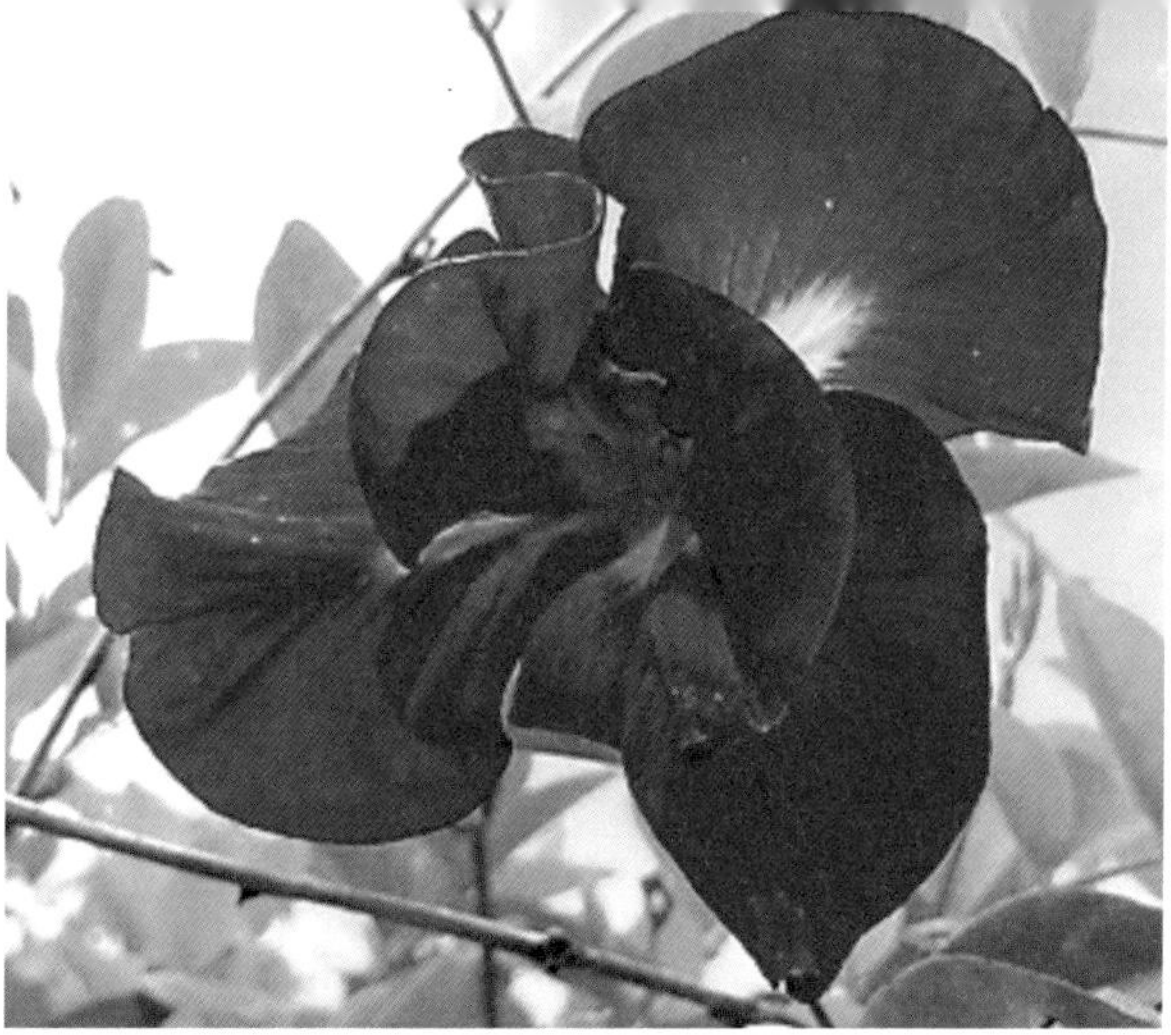

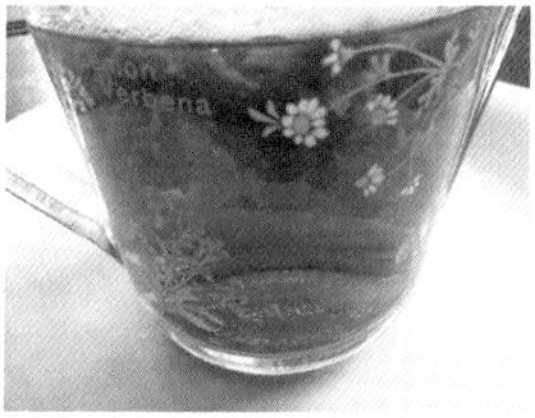

蝶豆ハーブティー

ハーブポットを温めて、生か乾燥の蝶豆を入れてお湯を注ぎます。
カップも温めてからハーブティーを注ぐと美味しくいただけます。

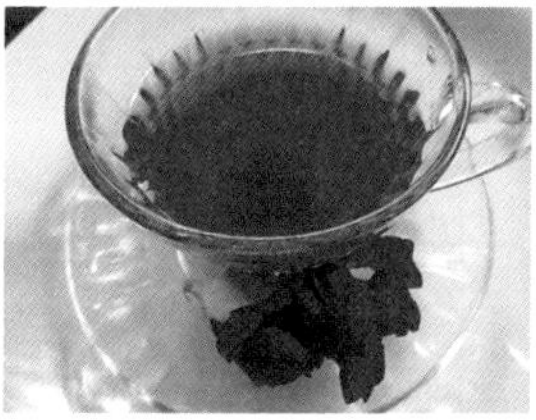

蝶豆レモンハーブティー

ハーブティーにレモンやシークヮーサーなどを入れると紫色になります。

蝶豆ゼリー

材料
蝶豆、寒天、砂糖

①お湯に蝶豆と寒天を入れてまぜます。
②寒天が溶けたら、お砂糖などを入れて粗熱を取り、型に入れて冷蔵庫で冷やします。

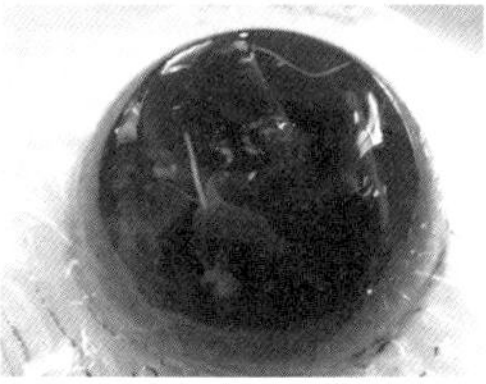

蝶豆ご飯

炊飯器の中にお米と蝶豆を入れて炊くだけ。

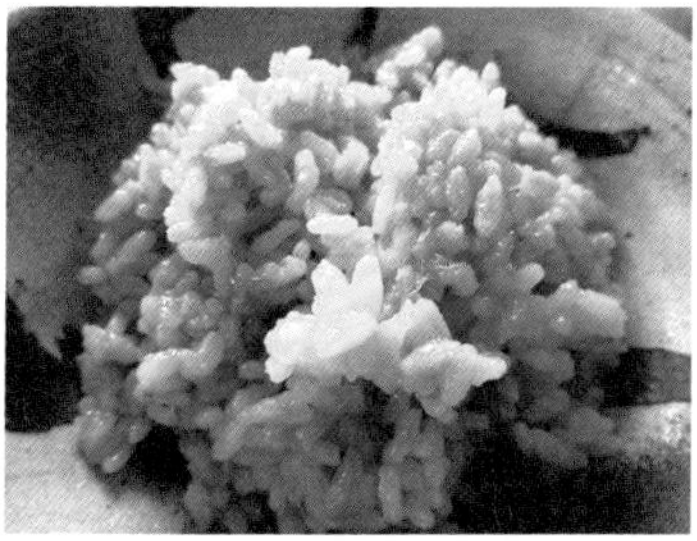

涼しげな青いお花を咲かせる多年草で、30ほどの種類があります。
タイでは、料理や染色などに使われているようです。
花は5月〜8月がもっとも咲くのですが、10月頃に切り戻しすると、また春に次々とお花を咲かせてくれます。
青い色は、心理的、精神的に鎮静化させてくれるので、夏の暑いときに取り入れたい色です。

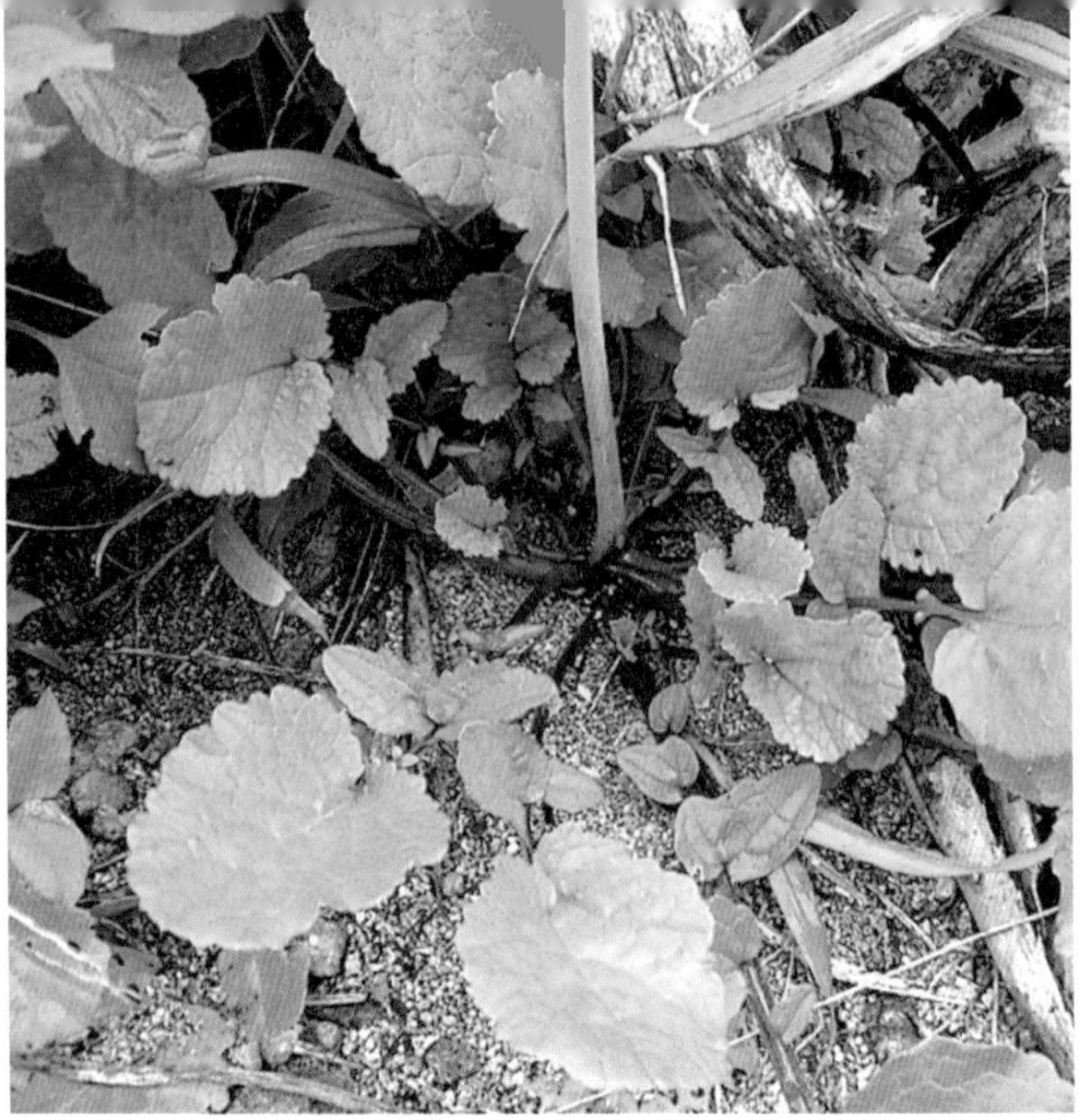

浜ダイコン

便秘、脳出血、二日酔い、咽頭炎、美肌によいと言われています。

春から梅雨にかけて、海辺で薄紫色の花を咲かせています。

もともと栽培のダイコンが帰化したと言われていますが、根は畑のように肥大しないので、若菜やつぼみ、花、茎などを使います。

ダイコンの葉には、ビタミンC、カロテン、食物繊維、カルシウムなどが含まれていますので、そのまま捨てないでいただいてほしい植物のひとつです。

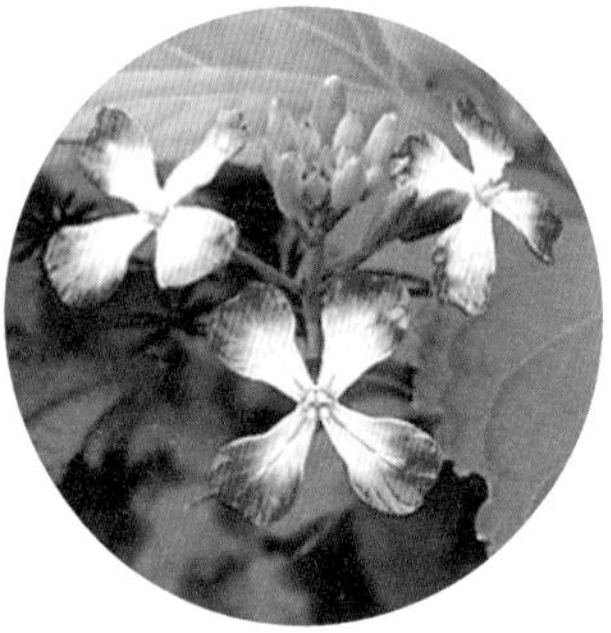

花

お風呂にも

乾燥させて湯船に入れると体を温めてくれます。また美肌効果が期待できるようです。

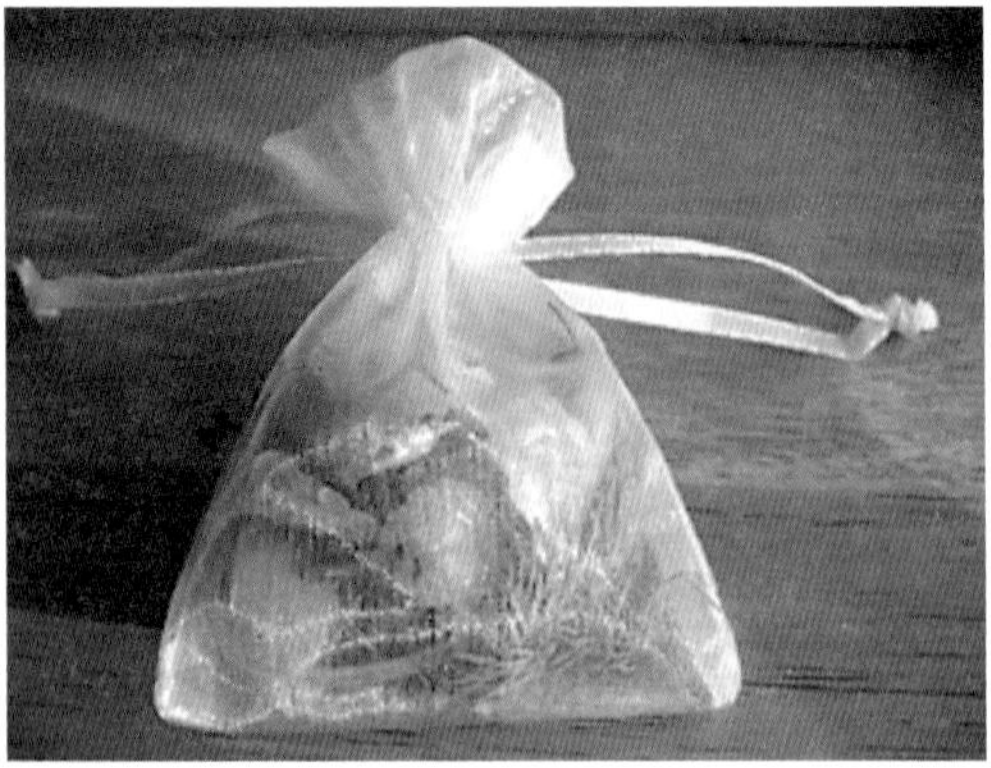

浜ダイコンのサラダ

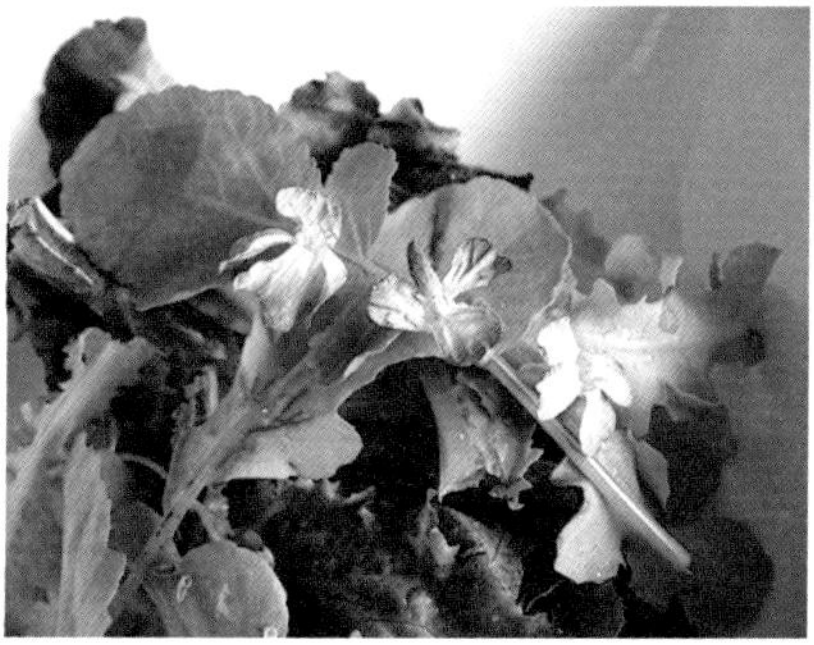

生のままで若菜とお花を入れ、お好きなドレッシングでいただきます。

浜ダイコンのふりかけ

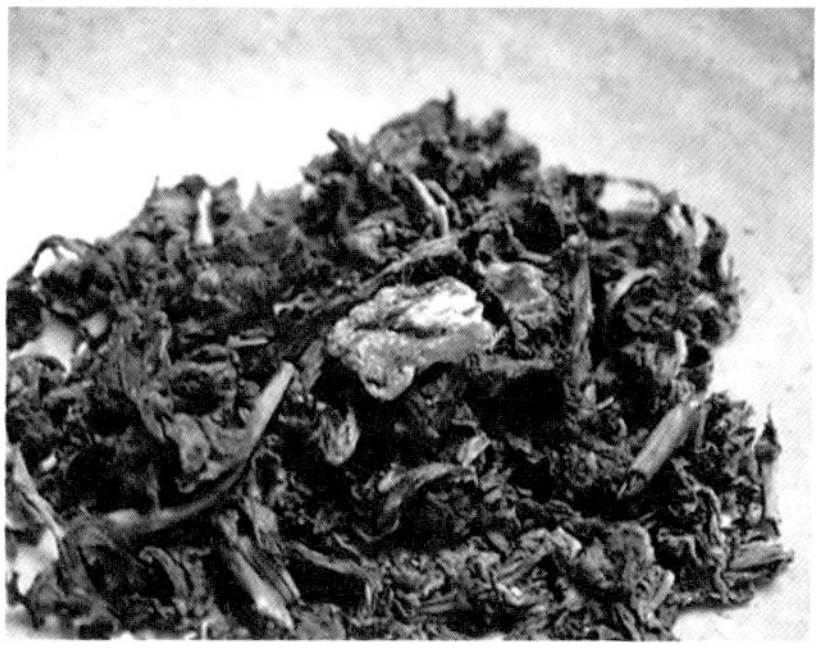

じゃこと浜ダイコンの葉を水気がなくなるまで煎ります。

浜ダイコンとエリンギのクリーム煮

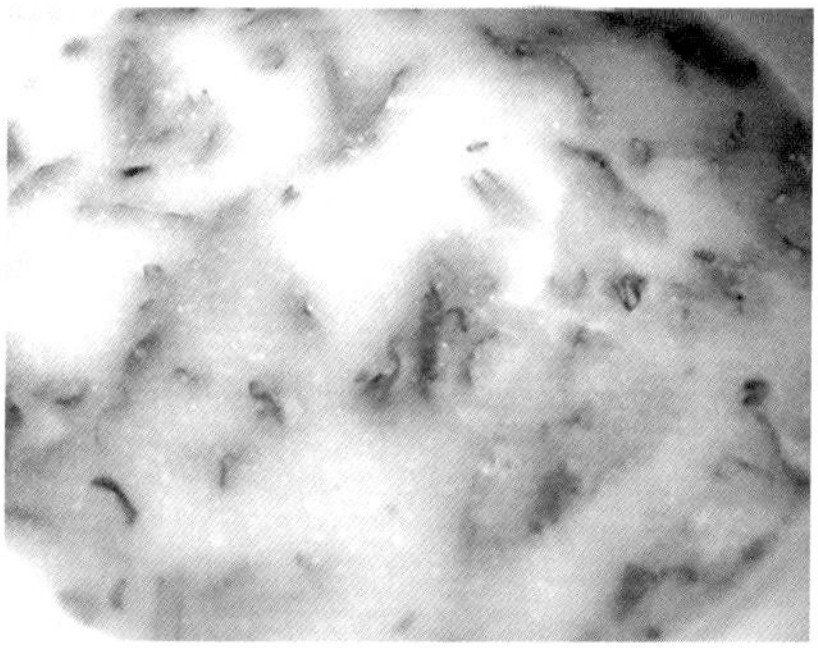

材料　エリンギ、浜ダイコン、小麦粉、バター、牛乳、塩、こしょう

①エリンギを細かく切り、小麦粉、バター、牛乳で煮込みます。

②エリンギに火が通ったら塩、こしょうをし、最後に別で湯がいておいた浜ダイコンを入れて味をなじませます。

イタリア風アンチョビとバルサミコ酢炒め

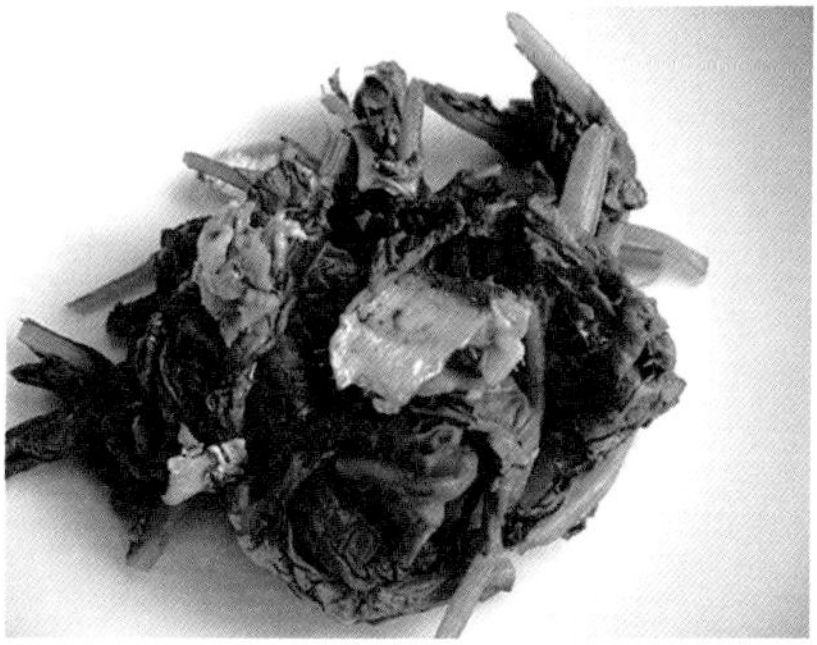

材料　オリーブオイル、ニンニク、浜ダイコン、アンチョビ、バルサミコ酢

オリーブオイルでニンニクを炒めて、浜ダイコン、アンチョビを入れ、最後にバルサミコ酢を入れます。おかずでもよく、パスタに入れても美味しいです。

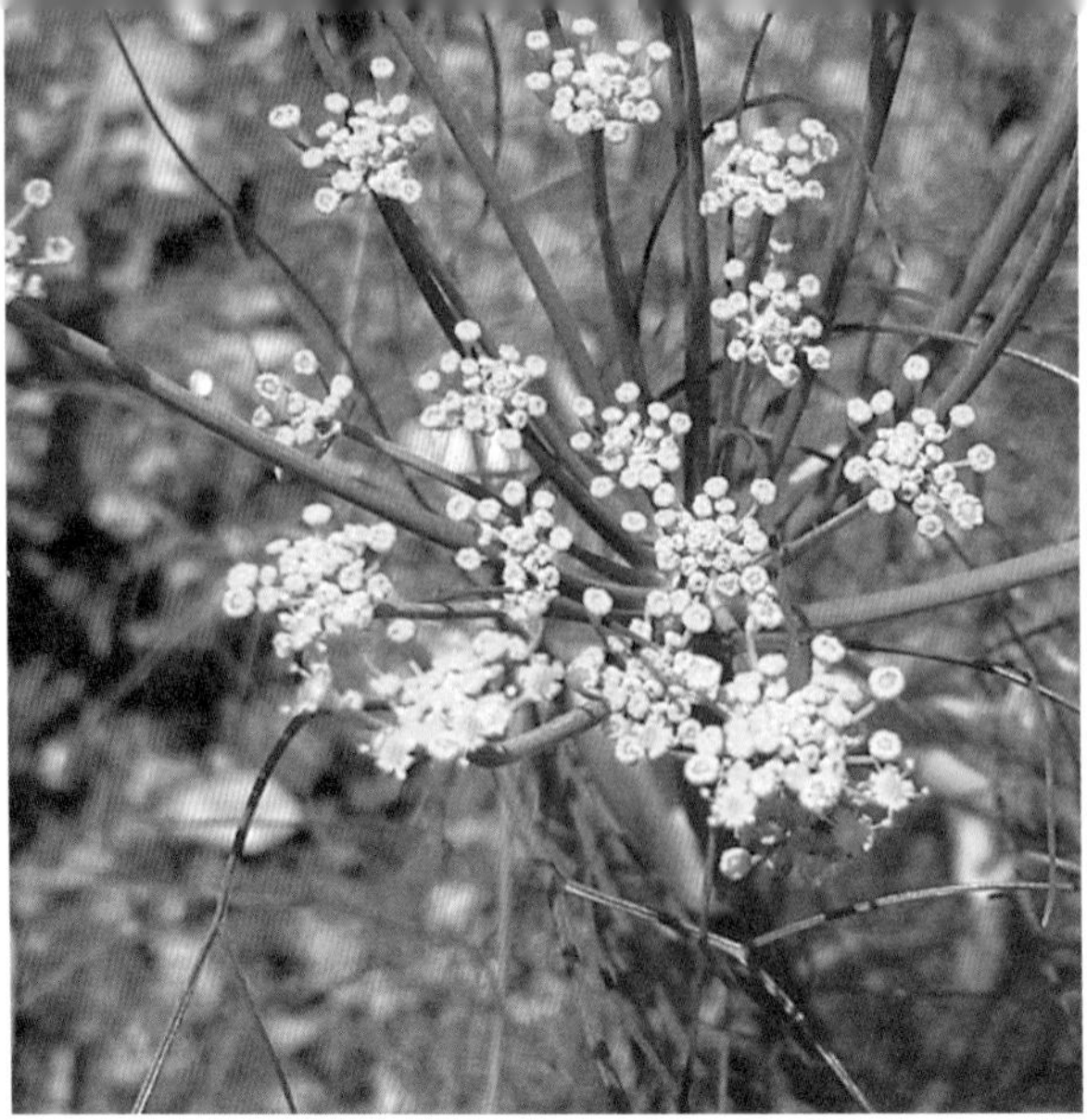

ウイキョウ

別名：フェンネル
沖縄方言名：イーチョーバー［本島］、ニイズンキョー［八重山］

腸内環境、呼吸器系、お腹のトラブル改善によいと言われています。
※妊婦さんの多量服用は避けてください。

独自の香りが料理には欠かせない香草として、葉は魚料理・スープ、茎はサラダに、果実は漢方薬・香辛料として使われています。

欧米では、肥大した茎部を利用してつくるスープが有名です。

焼き菓子にも使ったりします。

世界中で幅広く使われているハーブのひとつです。

魚のお腹にウイキョウを詰める

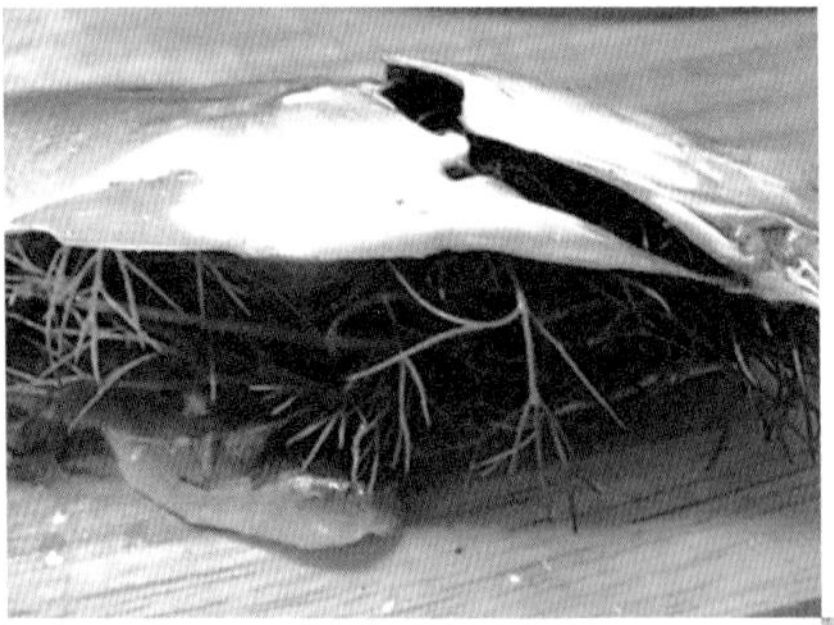

白身魚のウイキョウ蒸し

材料
白身魚、小麦粉、塩、ウイキョウ
①お魚に少し塩をふり、ウイキョウをお腹の中に詰めます。
②小麦粉をつけて両面を焼き、2～3分蒸します。

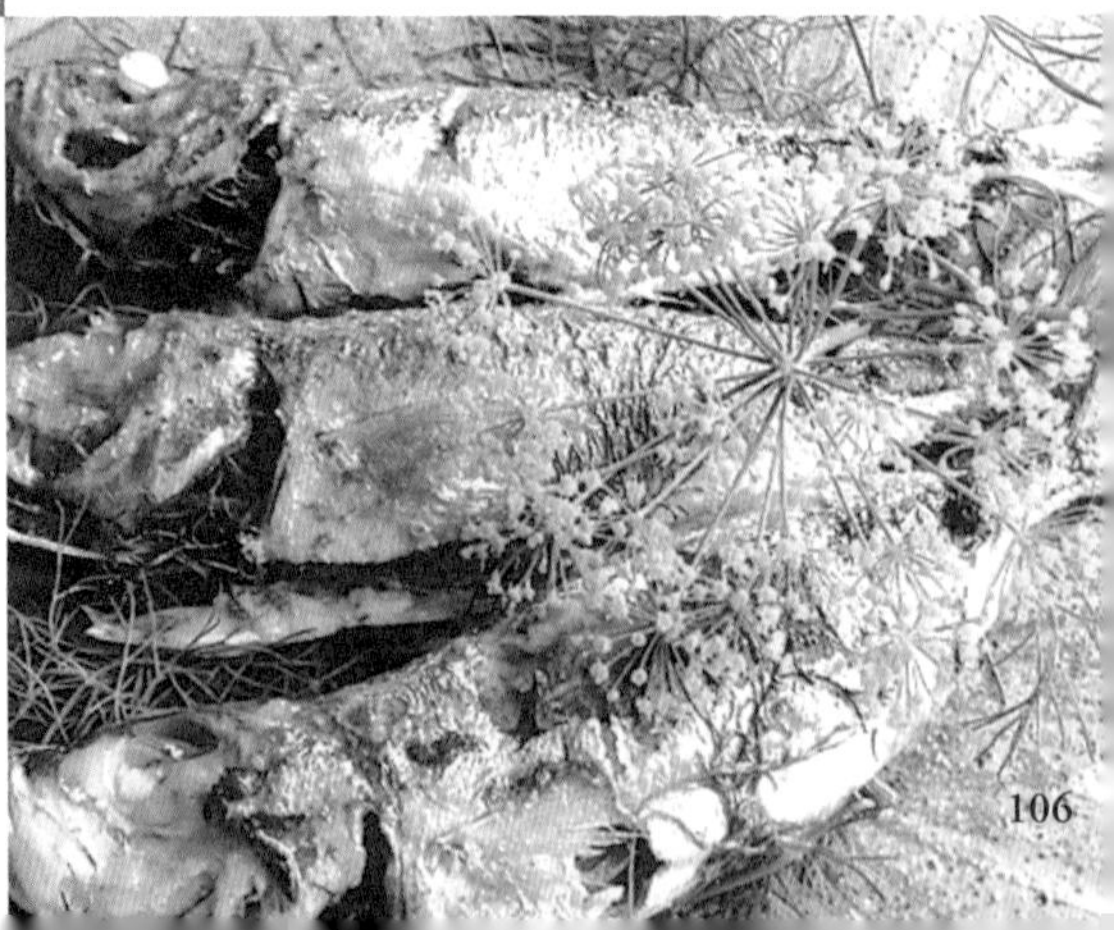

イラブチャーのマリネ

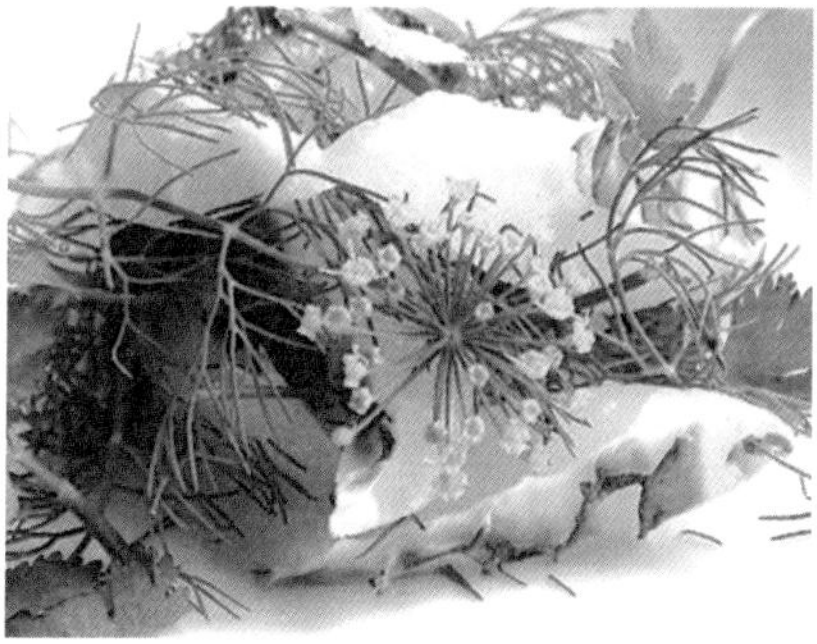

ビネガーにウイキョウを漬けたものに、塩、オリーブオイルを入れて味つけしたたれと、イラブチャー（ブダイ科の魚）の切り身をまぜてできあがり。

ウイキョウと海藻の和え物

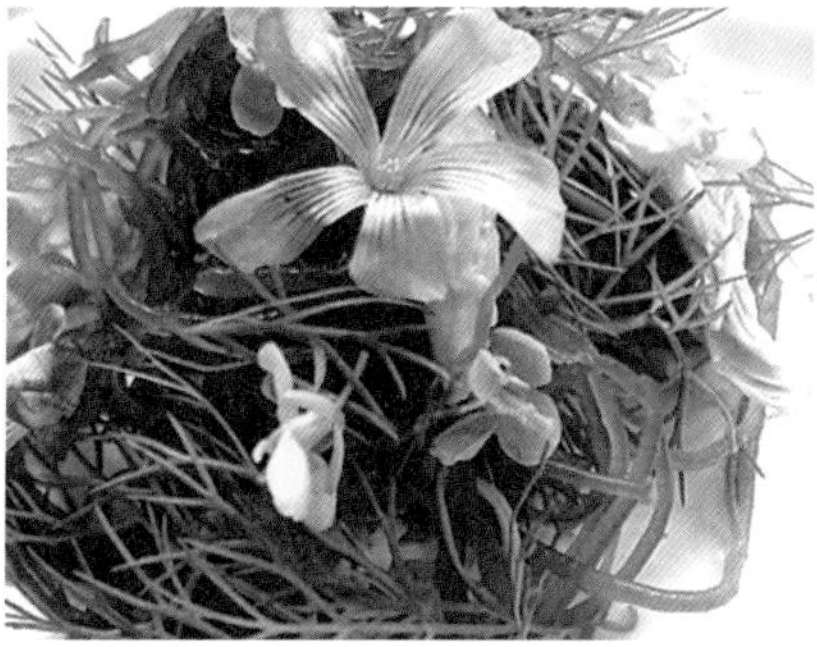

ウイキョウと海藻を混ぜて、盛りつける。ウイキョウ味噌マヨネーズ（下記）でどうぞ。

ウイキョウペースト

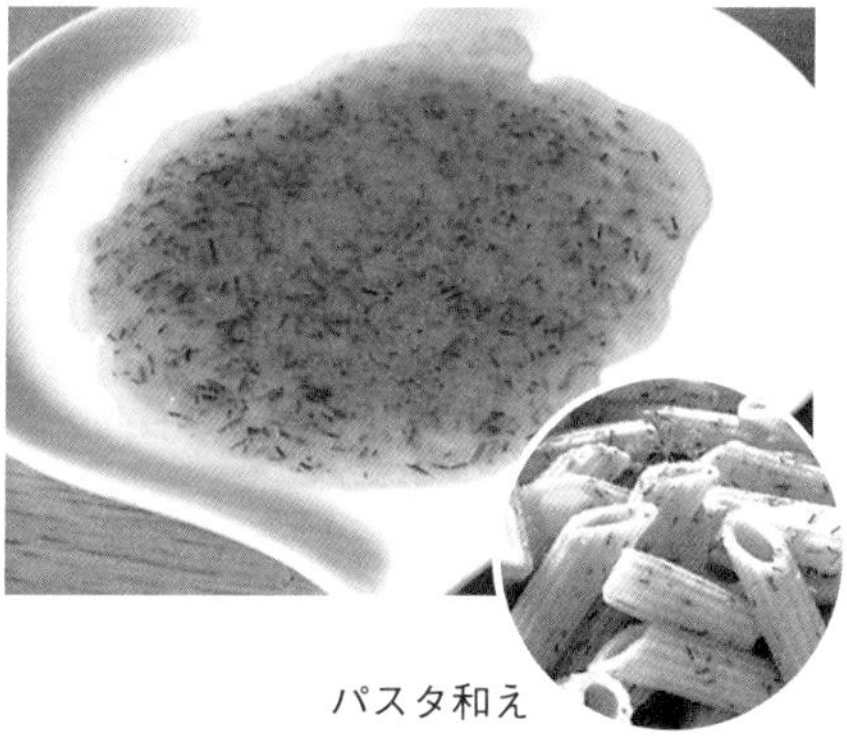

パスタ和え

材料

ウイキョウ、松の実、ニンニク、オリーブオイル、塩

材料をすべていれて、ミキサーにかけます。パスタやサラダに使えます。

ウイキョウ味噌マヨネーズ

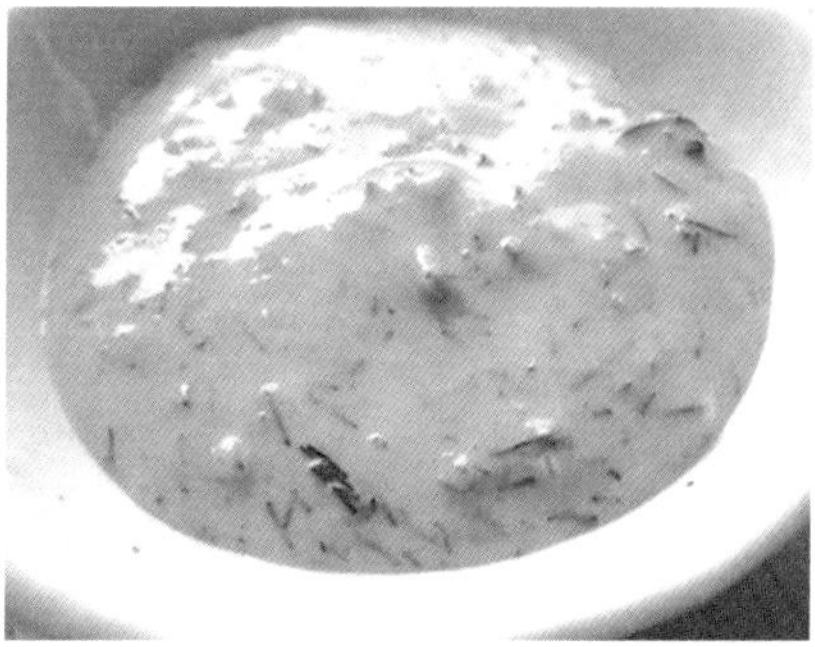

味噌とマヨネーズをあらかじめまぜ、細かく切ったウイキョウを入れてまぜ合わせます。
温野菜のつけだれとして使えます。

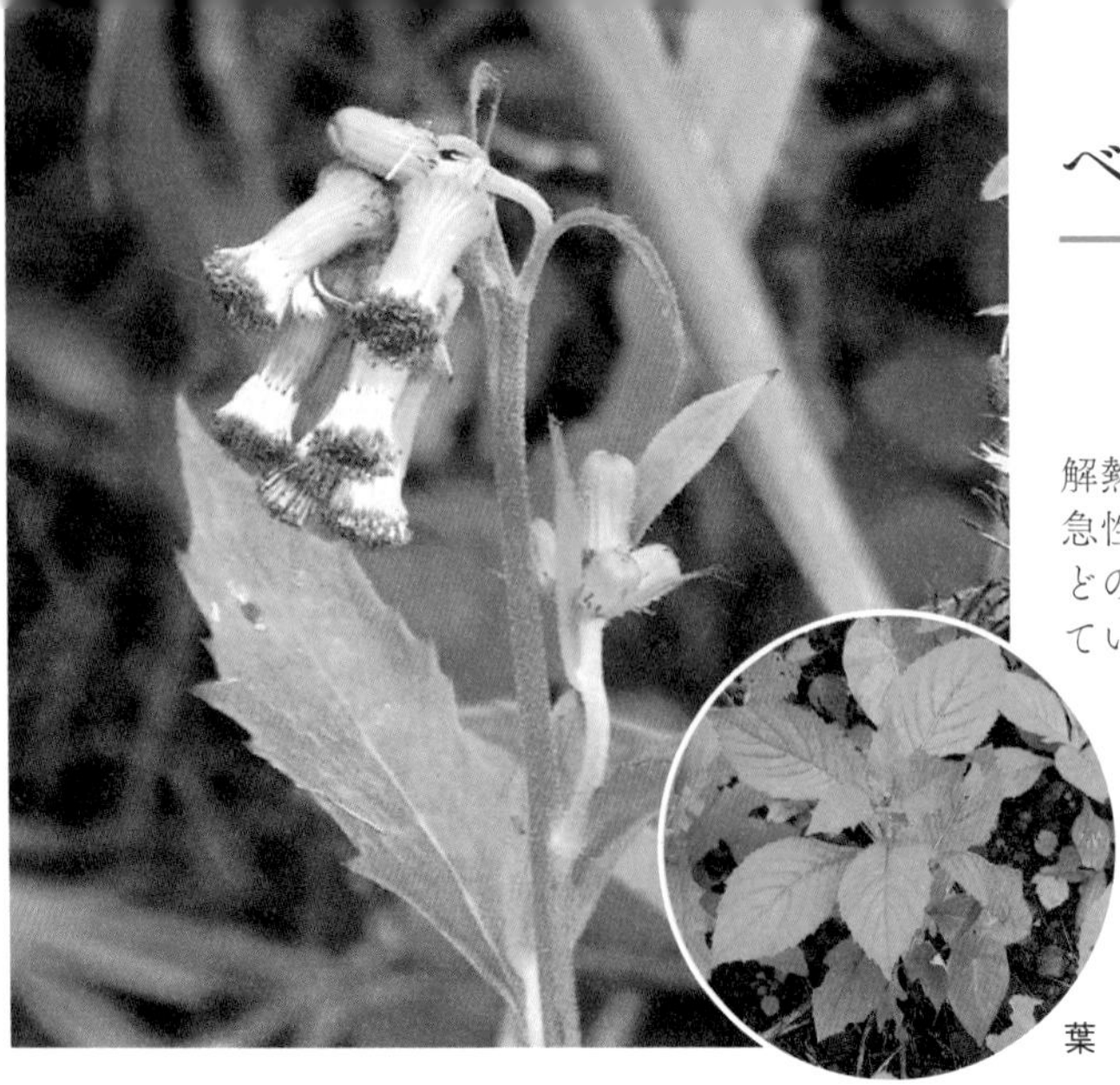

葉

ベニバナボロギク

解熱、利尿作用があり、水腫、急性黄疸型肝臓病、眼病、のどの痛みなどによいと言われています。

戦後、沖縄全域に帰化したと言われ、野に自生するキク科の植物です。紅色の花を下向きに咲かせ、花がついた後は綿毛がついて、風によって運ばれていきます。

葉は柔らかく、春菊の香りに似ています。その香りを活かし、いろいろな料理のアクセントになります。

利用部分

花、茎、葉

保存方法

湯がいたベニバナボロギクをかたく絞って、冷凍庫で保存。

湯がいてから絞り、日干しして粉にしても保存できます。

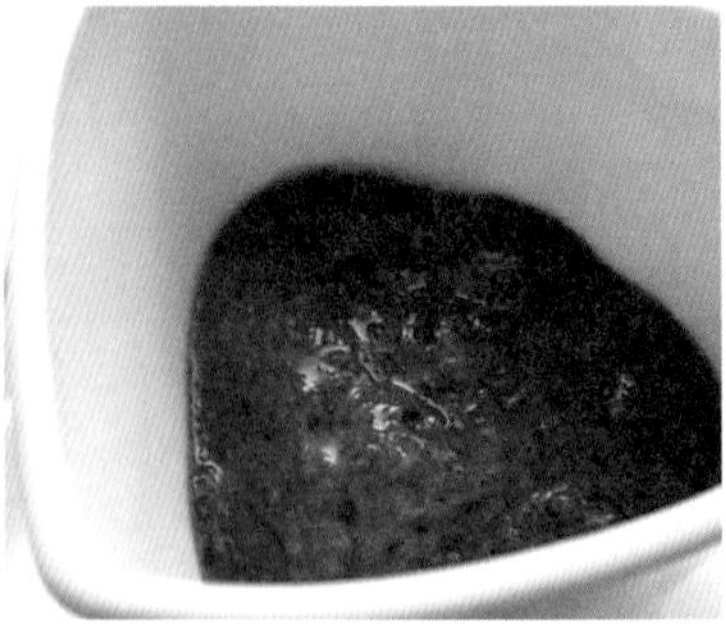

ベニバナボロギクのグリーンソース

材料

ベニバナボロギク、鶏ガラスープの素、生クリーム

①ベニバナボロギクをゆでたものを細かく刻みます。
②お湯に鶏ガラスープの素を入れて生クリームとまぜます。
③①と②を攪拌（かくはん）してできあがり。
パスタにまぜるときには塩を加えて。

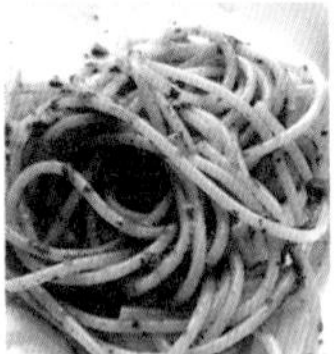

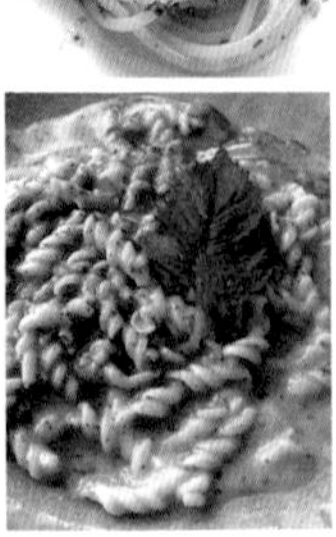

花とつぼみの天ぷら

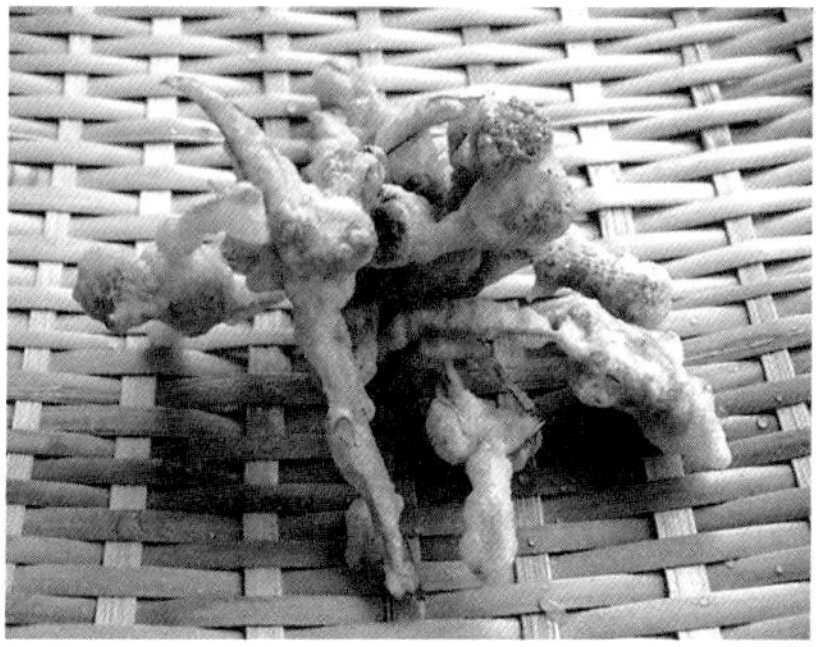

ベニバナボロギクの花とつぼみを使って、天ぷらに。

花とつぼみの海苔巻き

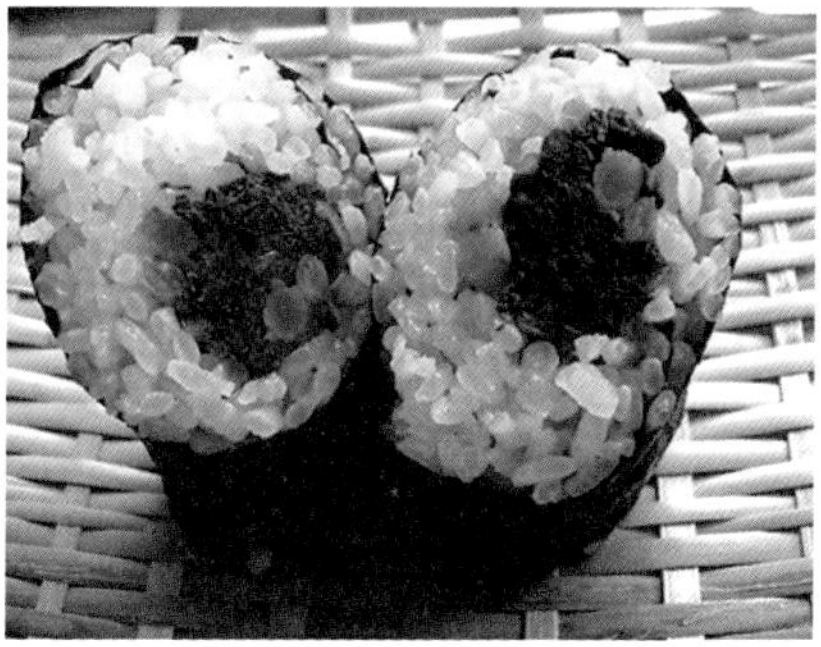

おひたし用に湯がいたベニバナボロギクを、寿司ご飯に入れて巻きます。

ベニバナボロギクのスープ

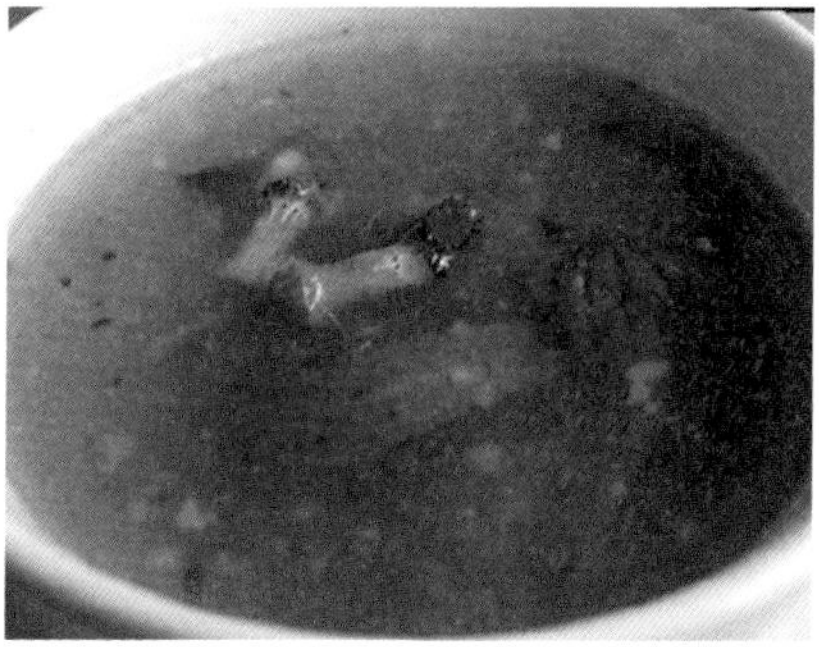

お好きな味のスープに、よく洗ったベニバナボロギクの生の花とつぼみを入れます。

グリーンソースを使ったアイス

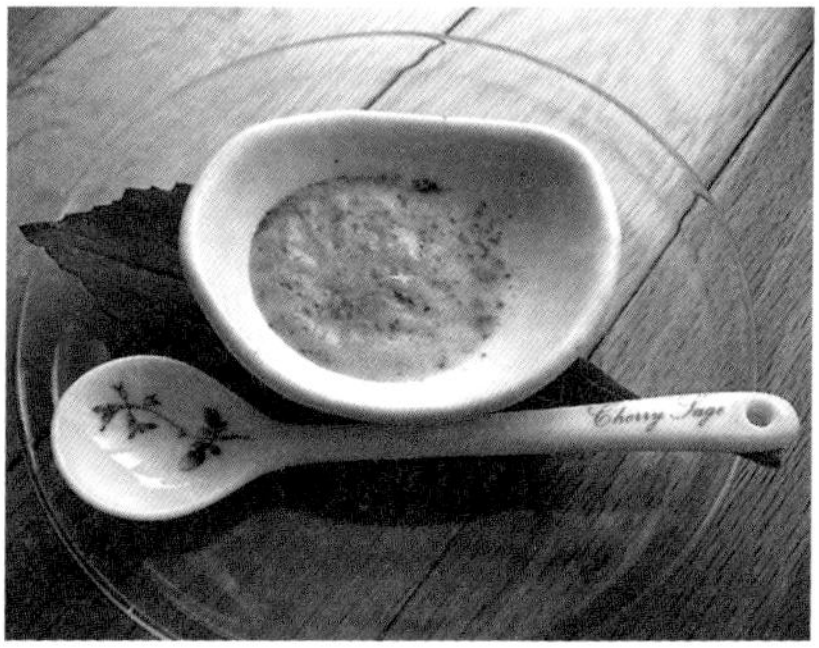

グリーンソースにハチミツやお砂糖を加えて冷凍すると、香りのよいアイスができます。

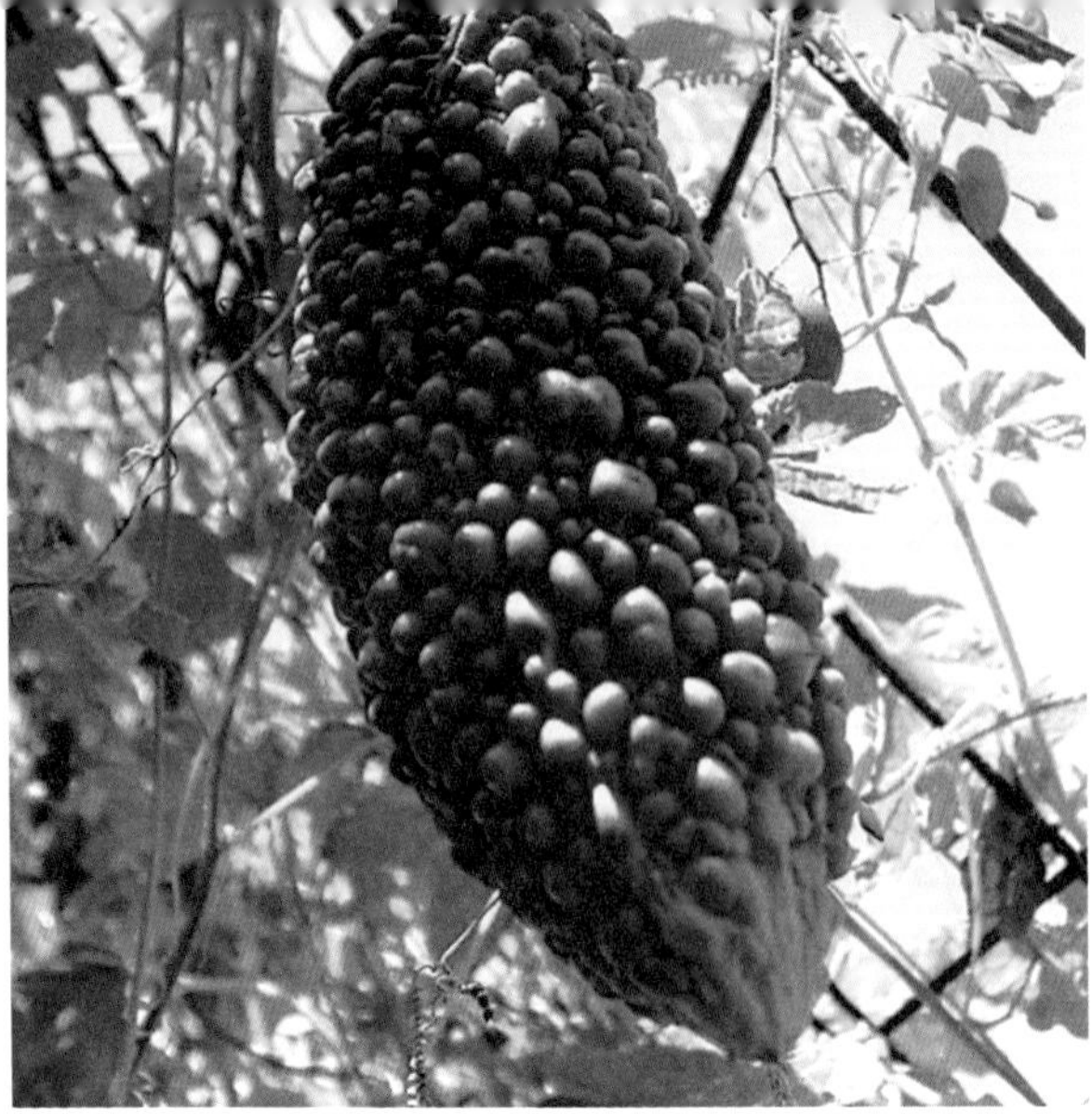

ゴーヤ

別名：ニガウリ

消化器系、食欲不振、頻尿、低血圧、高血圧の改善、美容、老化防止によいと言われています。

夏の定番ゴーヤは、沖縄の夏を乗り切る大切な野菜です。

幼いころは、その苦味が苦手だったのですが、大人になると、その苦味が美味しく感じられます。

夏バテにもよく、美肌効果もあり、種も使え、炒めてもビタミンが壊れにくいので、どんどん使ってほしい、沖縄の代表選手のような野菜です。

ゴーヤのピクルス

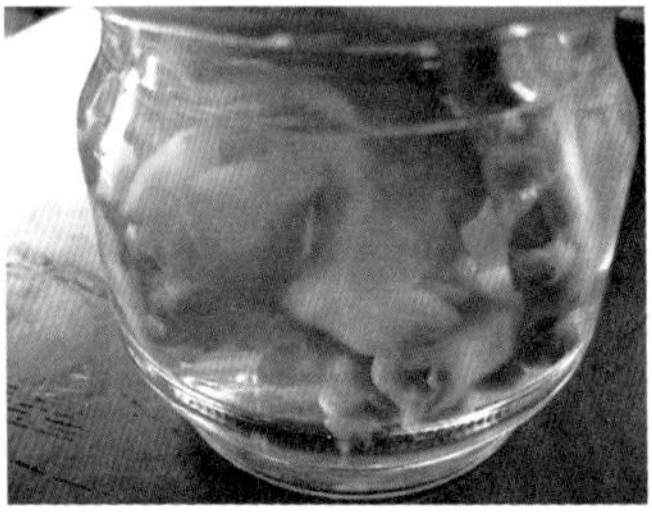

スライスしたゴーヤを軽く塩もみして、甘酢の中に漬けます。２～３日で食べられます。

ゴーヤのピクルス入りさんぴん茶漬け

ゴーヤのピクルスと、浅漬けの島らっきょうを適当に刻み、ご飯に乗せたものに、さんぴん茶をかけます。
お好みで、梅干しやごまをトッピングしても美味しいです。

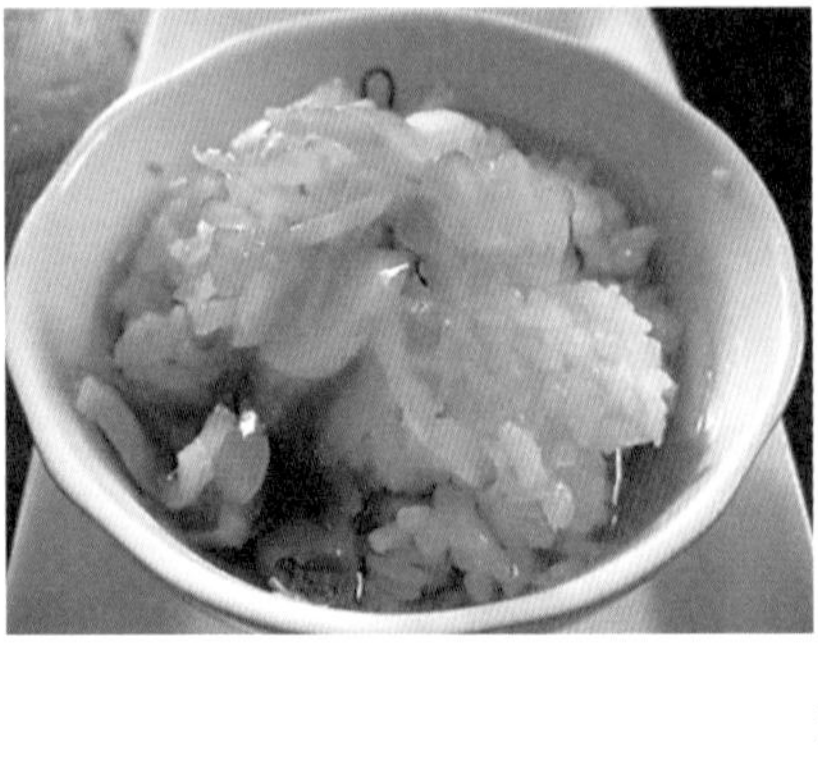

ゴーヤ種茶

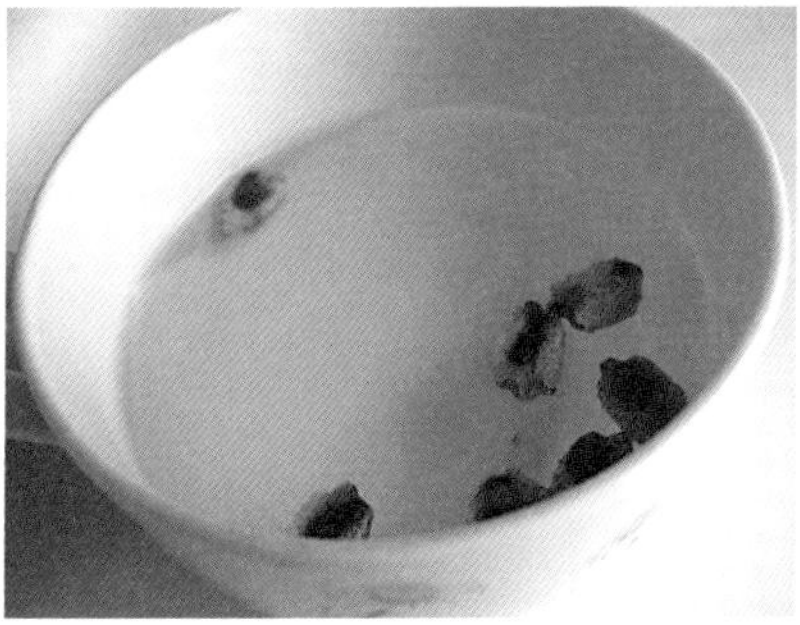

ゴーヤの種を天日干しして、フライパンで乾煎りし、ミルサーで粉にしてできあがり。飲みやすいです。

ゴーヤの浅漬け

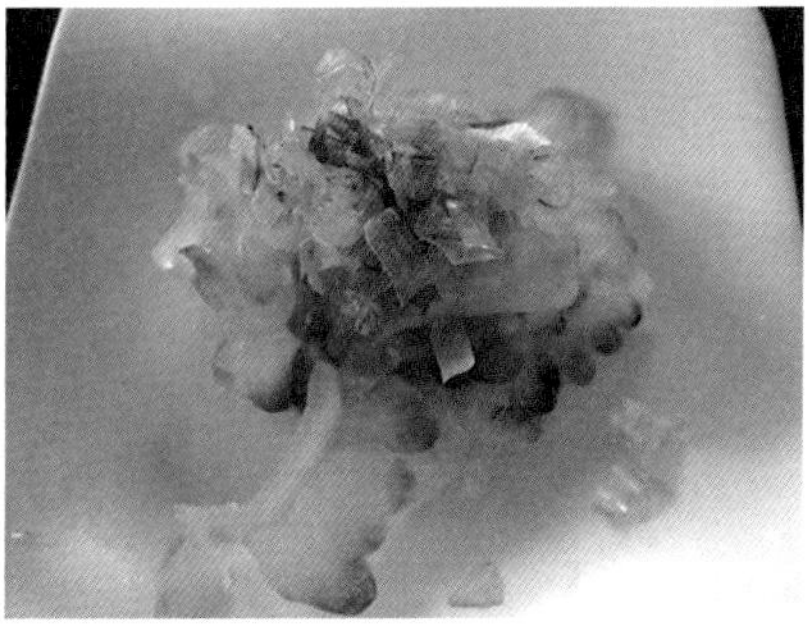

細かくスライスしたゴーヤを塩もみし、かつお節をかけてできあがり。
苦味が強い場合は、軽く湯通ししてもよいです。

ゴーヤの揚げ物

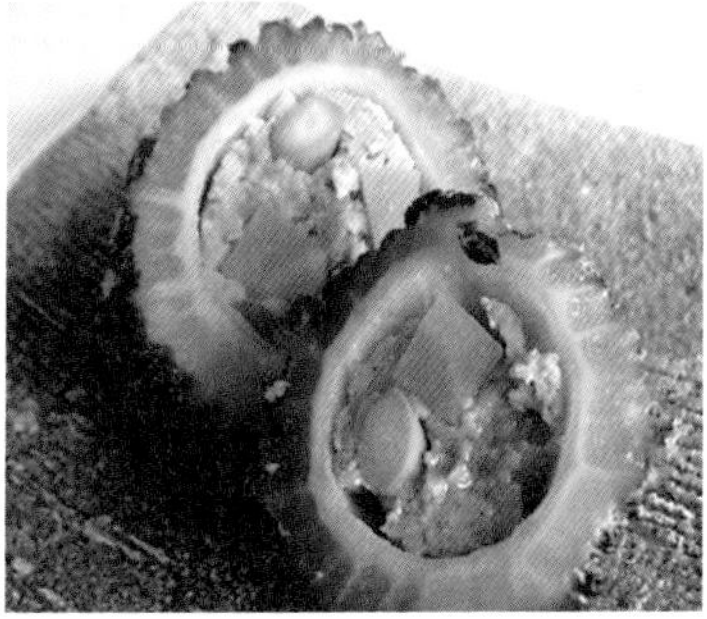

材料
ゴーヤ、ニンジン、豚肉、アスパラ、卵、塩、パン粉
①ゴーヤは輪切りにして中をくりぬきます。そこにさっと湯がいたニンジン、アスパラ、塩をふった豚肉を詰めます。
②卵、パン粉につけて油で揚げます。
※冷めても美味しいのでお弁当に使えます。

夫婦サバニ

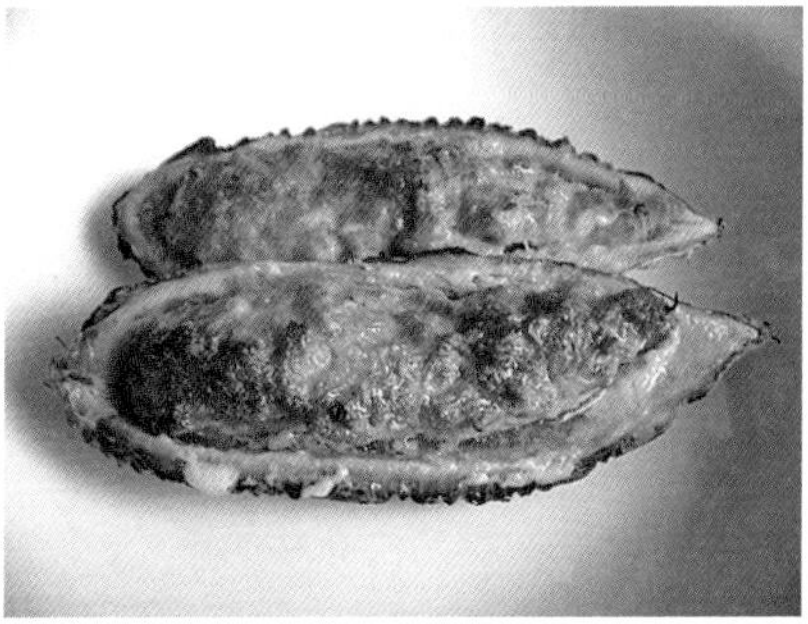

材料
ゴーヤ、ひき肉、家にある野菜（ニンジン、アスパラなど）、卵、塩
①ゴーヤは縦に切り、中をくりぬいたら、ほかの材料をまぜてゴーヤの中に詰めます。
②オーブントースターで焼いて完成。
※具はキノコ類や豆腐もオススメ。

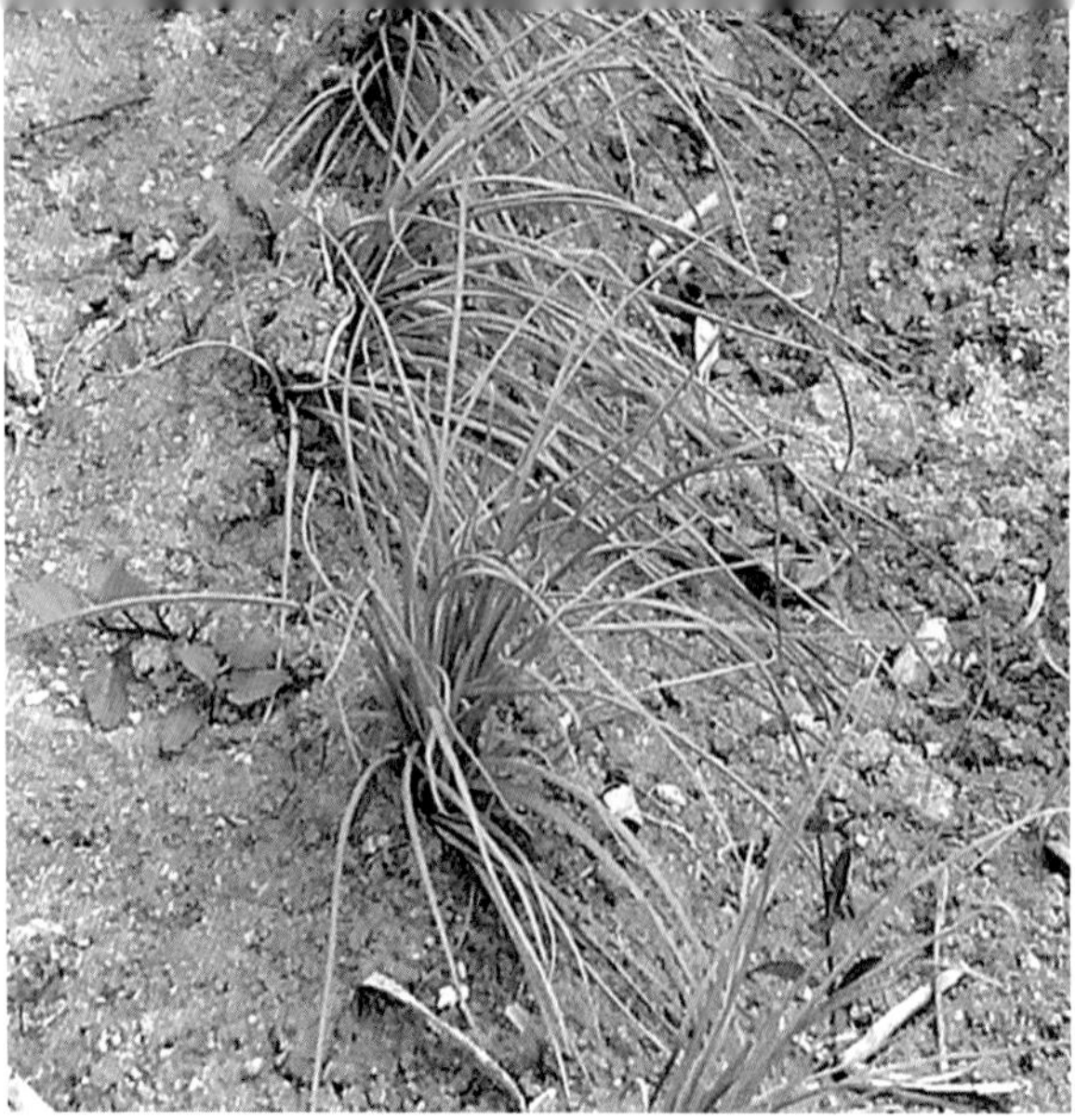

島らっきょう

殺菌作用、疲労回復、風邪、腹痛、低血圧症、口内炎、抗アレルギーなどによいと言われています。

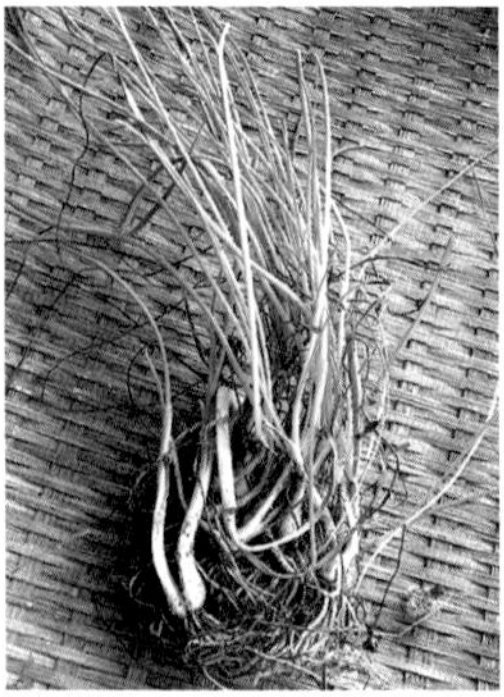

株全体

生命力が強い島らっきょうは本土のものに比べて小ぶりです。畑の隅に放っておいても、時期になるといつの間にか芽を出し、葉を茂らせています。

勾玉《まがたま》の形をしていることから、1日1粒食べるとよいと言われています。

カレーのお供にしたり、おしょうゆに漬けたりと、幅広く使えます。根の部分だけでなく、葉を細かく刻んで天ぷらにしても美味しくいただけます。

島らっきょうのように暑さに負けず、生命力アップでいきましょう。

島ニンニクもあります

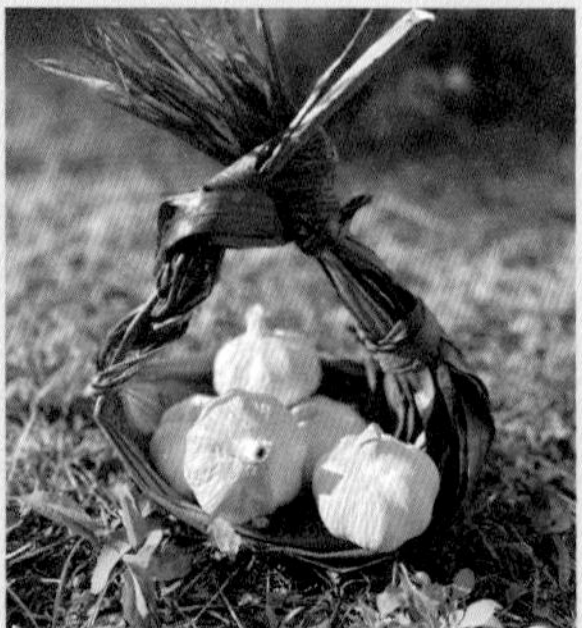

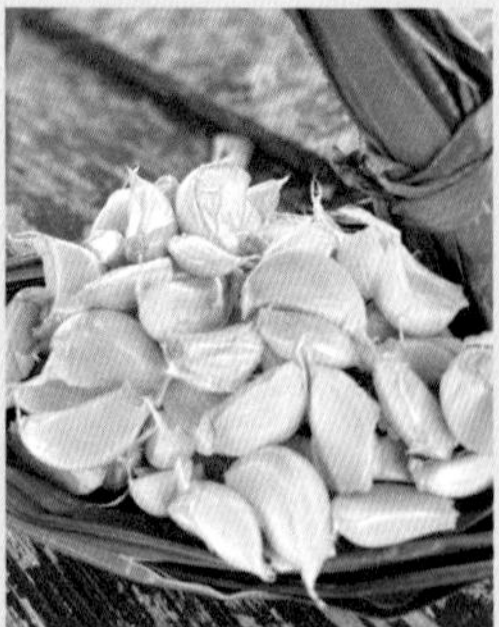

島らっきょうの浅漬け

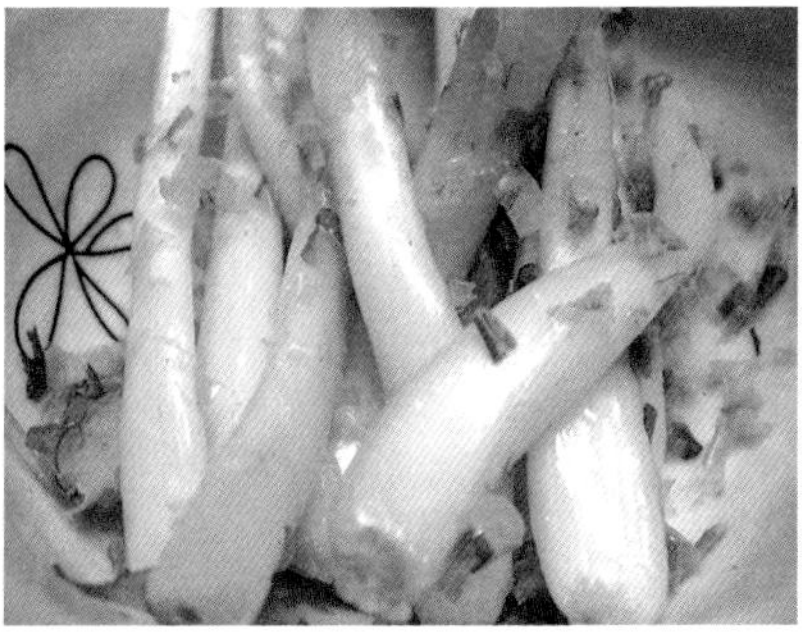

島らっきょうの塩と葉を切り離し、甘皮をむいて、岩塩で軽くもみます。お好みで、かつお節、おしょうゆを垂らしてどうぞ。

島らっきょうの甘酢漬け

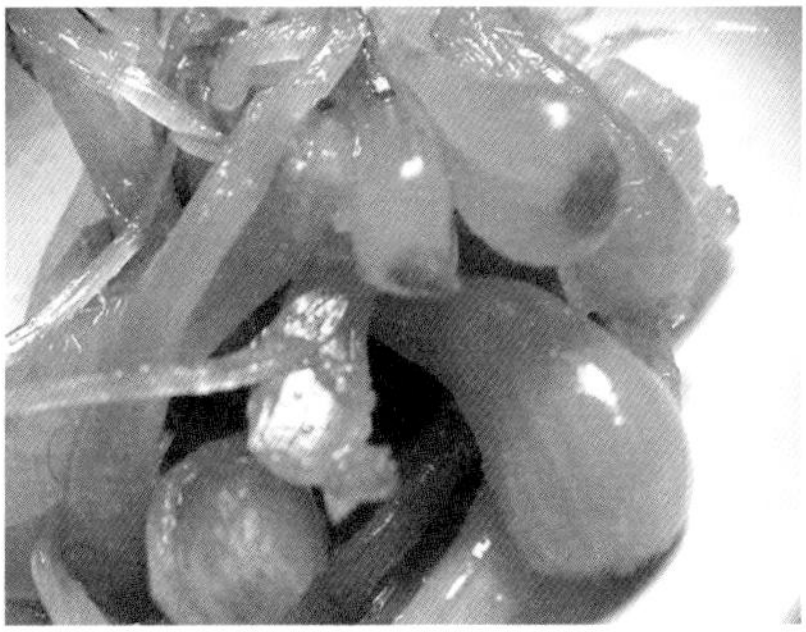

材料　島らっきょう、砂糖、塩、鷹の爪、酢

①島らっきょうに塩をふり、重しを乗せて一晩寝かせます。

②翌日に水分を切り、砂糖、酢、鷹の爪を入れて味がなじめばできあがり。時間がないときは市販のらっきょう酢で代用できます。

島らっきょう入りポテトサラダ

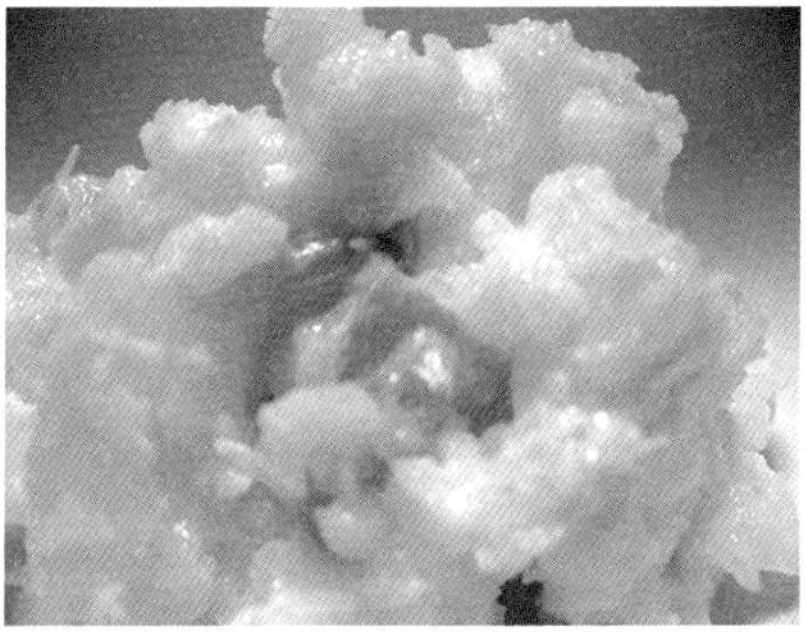

材料　ジャガイモ、島らっきょうの甘酢漬け、マヨネーズ、塩、こしょう

①ジャガイモを湯がきます。

②①に島らっきょうの甘酢漬けを細かく刻んでまぜ、マヨネーズ、塩、こしょうで味をととのえます。

島らっきょうのチャンプルー

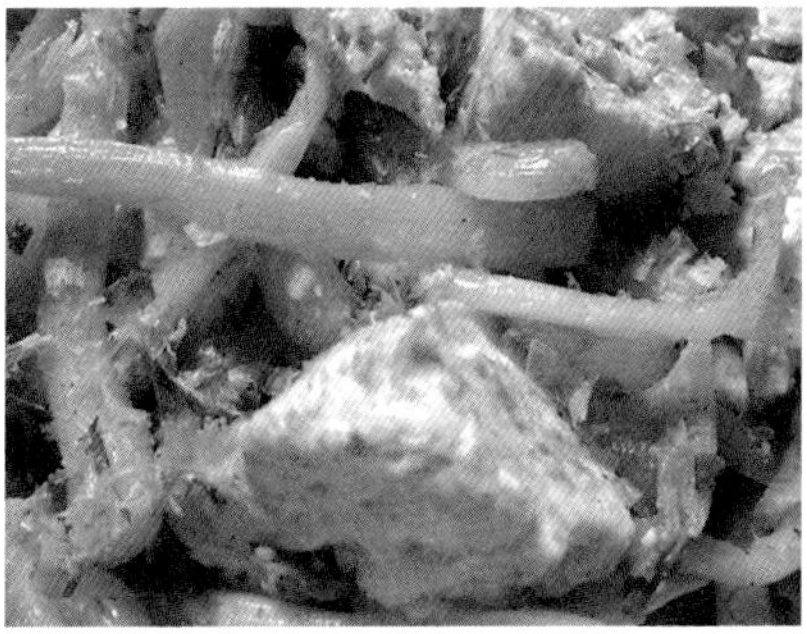

材料　島らっきょう、ニンニク、ツナ、木綿豆腐、かつお節、塩

①油を引いた鍋でニンニクを炒めます。木綿豆腐、ツナを入れ炒めます。味つけは塩で。

②最後に島らっきょうを入れる。全体に火が通ったら、食べる直前にかつお節をふり入れてできあがりです。

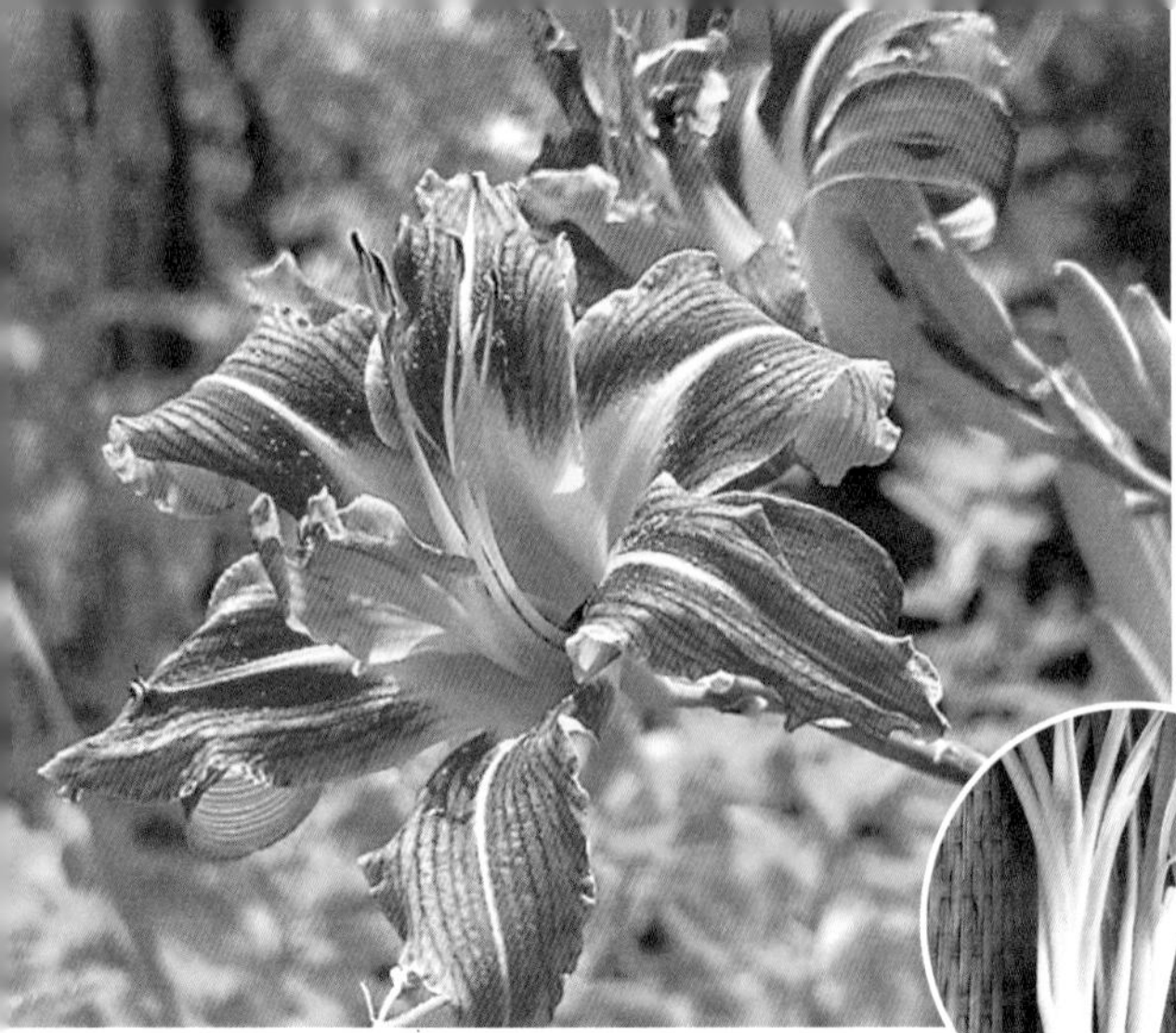

ヤブカンゾウ

不眠、風邪の改善や利尿作用があると言われています。

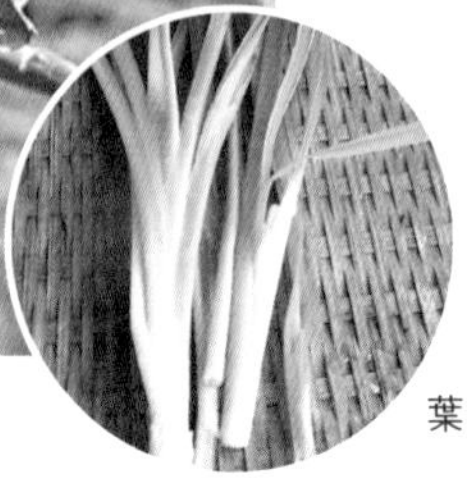

葉と茎

オレンジ色のお花を次々と咲かせます。美しい色ですが、1日でしおれてしまうので、毎日まめな収穫が必要です。

花だけではなく、葉も食され、根も薬草として使われています。漢方では、つぼみを摘み取り、一度蒸してから日干しにしたものを〝金針菜（きんしんさい）〟といいます。

八重の花が咲くのがヤブカンゾウで、一重の花のものはノカンゾウと呼ばれています。

お花が咲くのは1年に一度だけですが、葉はいつでもいただけるので、乾燥させてお茶にしていただいたりしています。また、昔は、お花をゆでてから日干しにして、保存食として使っていたようです。

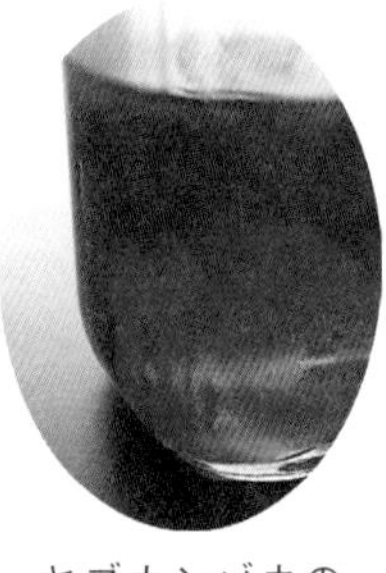

ヤブカンゾウの花びらビネガー
(P.76)

冷やしそうめん

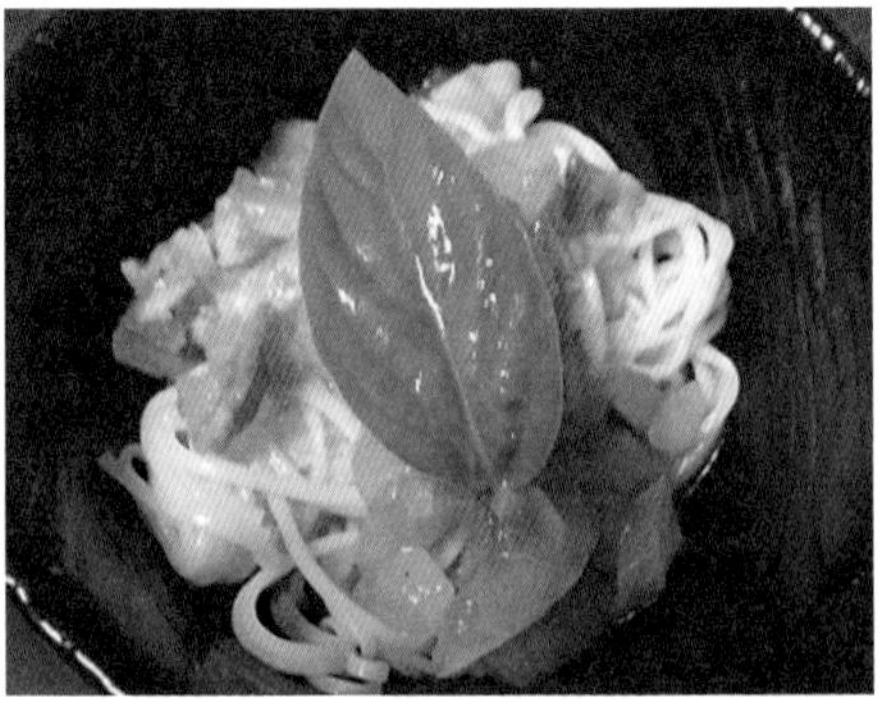

材料
そうめん、トマト、ヤブカンゾウの花びら、コンソメスープの素

①トマトとヤブカンゾウの花びらを鍋に入れて、コンソメスープの素で味つけします。
②①が冷めてからそうめんを入れ、お好みのハーブでトッピングしてできあがり。

花びらビネガーのマリネ

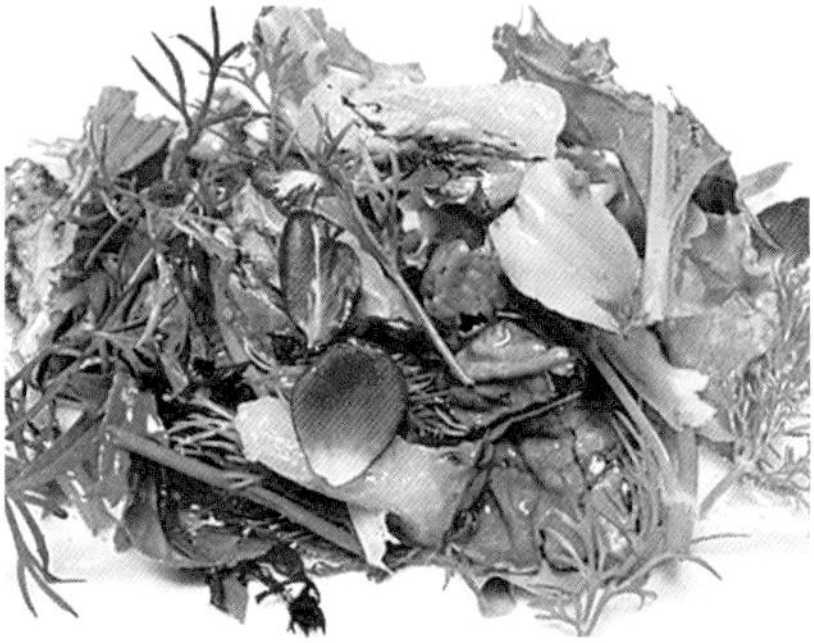

好きなハーブとお魚を用意して、エキストラバージンオリーブオイルに、ヤブカンゾウの花びらビネガーを少しずつまぜ入れて、マリネ液にします。ハーブやお魚と和えます。

ツナとヤブカンゾウのチャンプルー

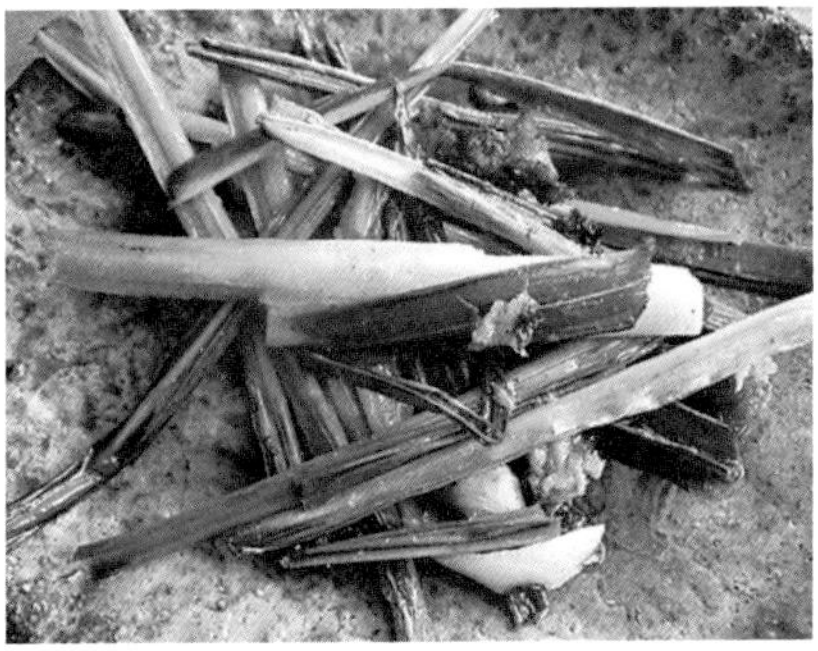

食べやすい大きさに切ったヤブカンゾウの葉を炒め、ツナを加え、こしょうで味をととのえます。

ヤブカンゾウの酢味噌ごま和え

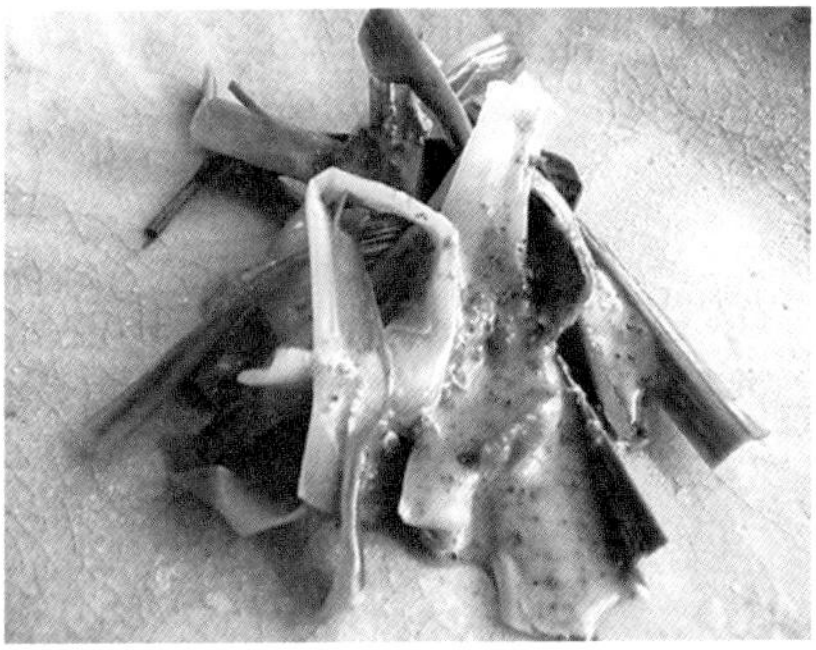

さっと湯がいたヤブカンゾウの葉に、ヤブカンゾウの花びらビネガーの液、白みそ、ごまを入れて和えます。

夏野菜とヤブカンゾウの昆布漬け

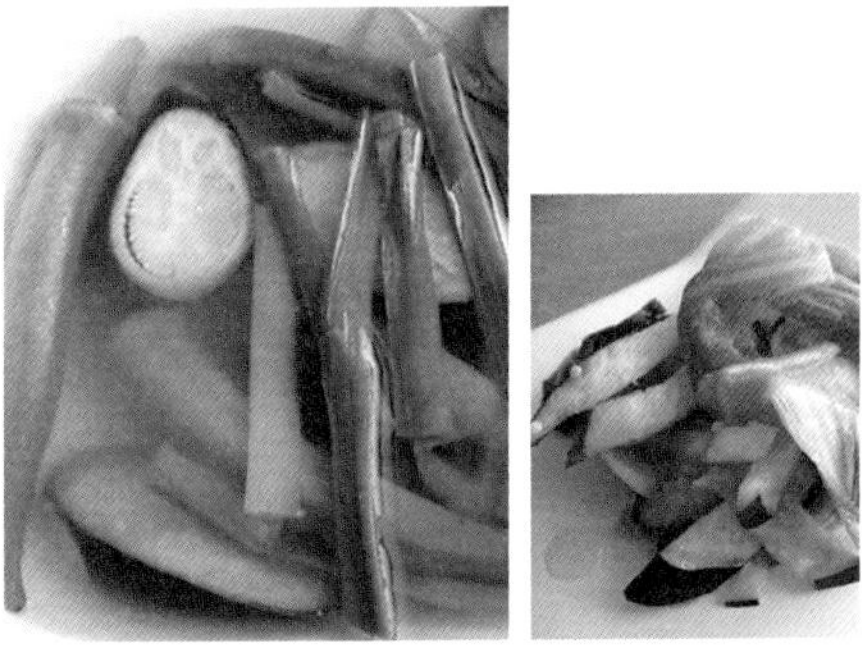

①オクラやナスなどの夏野菜と、ヤブカンゾウの葉を塩入りのお湯で湯がきます。
②別に昆布で出汁を取り、ゆであがった①を入れて冷蔵庫で一晩おきます。
※かつお出汁でも美味しくいただけます。
※花びらビネガーの中味（花）と一緒にしても美味しくいただけます。

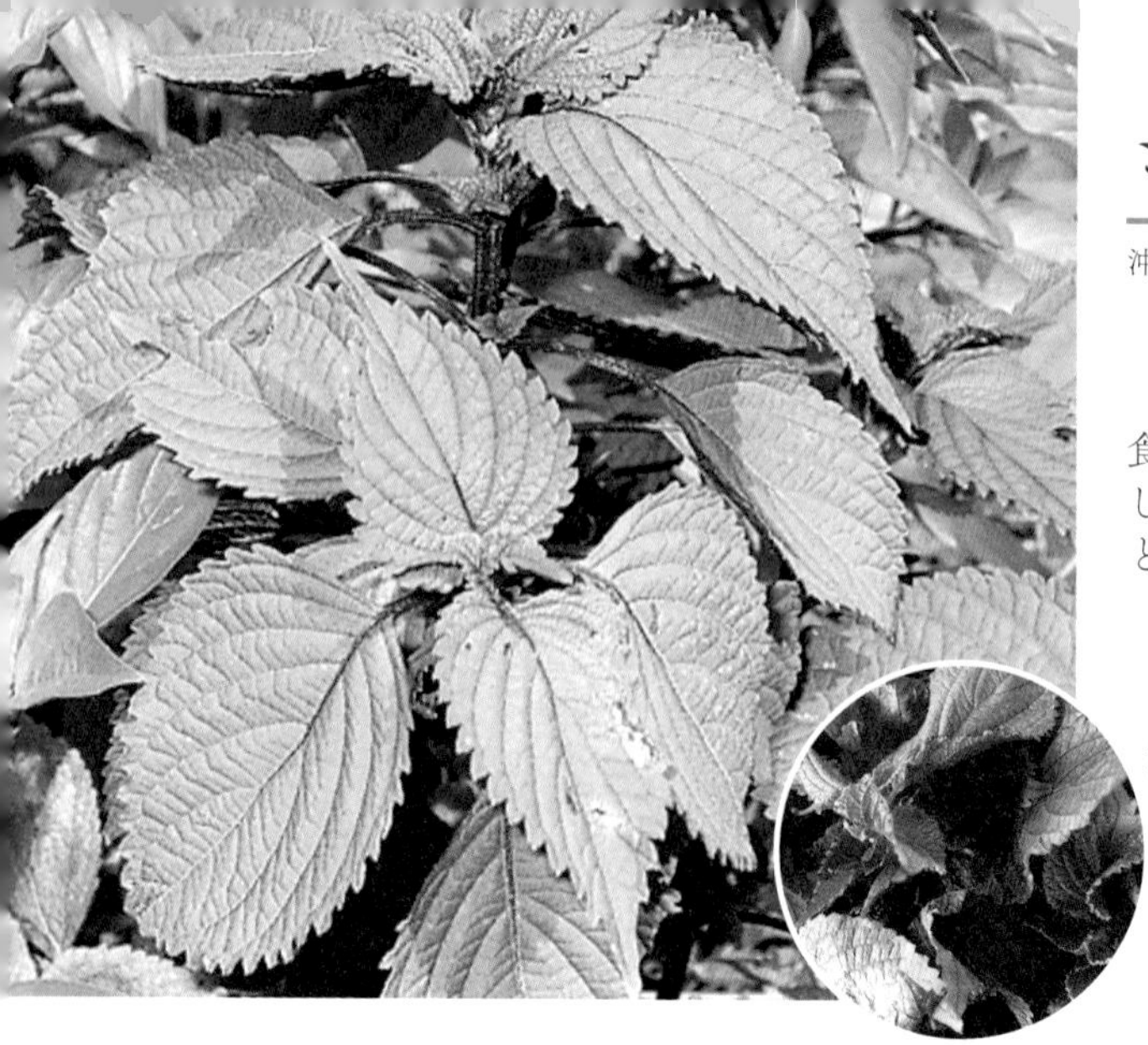

シソ（紫蘇）

沖縄方言名：アカナ、島シソ

食中毒、抜け毛、吹き出物、しらくも、出血、解熱によいと言われています。

葉の裏

梅干しの色づけなどで知られる赤シソですが、誰が植えたかわからない赤シソが自生していました。

表は赤で裏は青、内地の赤シソに比べて香りが強く上品な味がします。

栽培も容易なので、庭の隅に植えておくとこぼれ種で毎年楽しめます。

一年草なので、いつも食べたい場合は、乾燥させて保存しておくといいですよ。

シソの塩もみ

シソに塩をふりもんでアクを取ります。２回ほどアクを取り、梅干しに入れます。

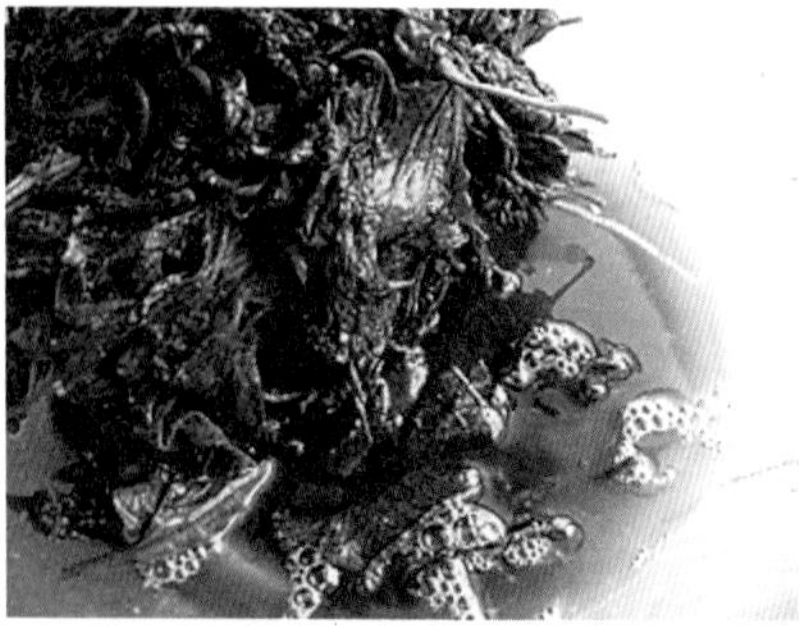

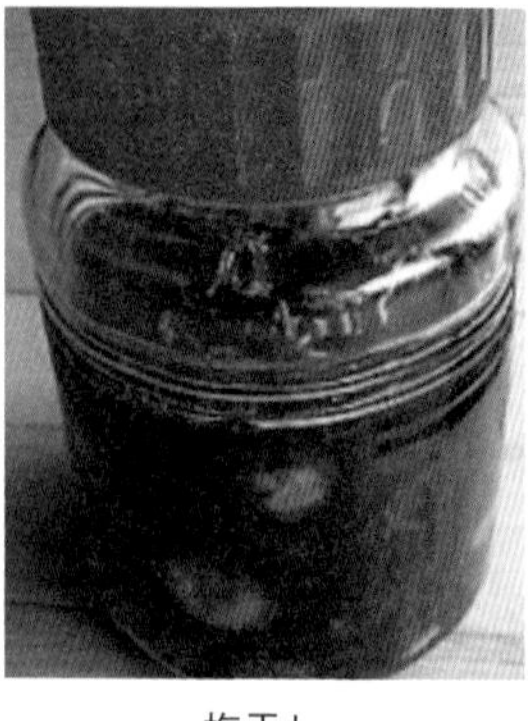

梅干し

シソビネガー

塩もみしたシソをお酢の中に解きほぐしながら入れていきます。色が出てきたら、お酢を別の容器に移して、お酢を足して３回ほど使えます。おにぎりやドレッシングなどに利用できます。

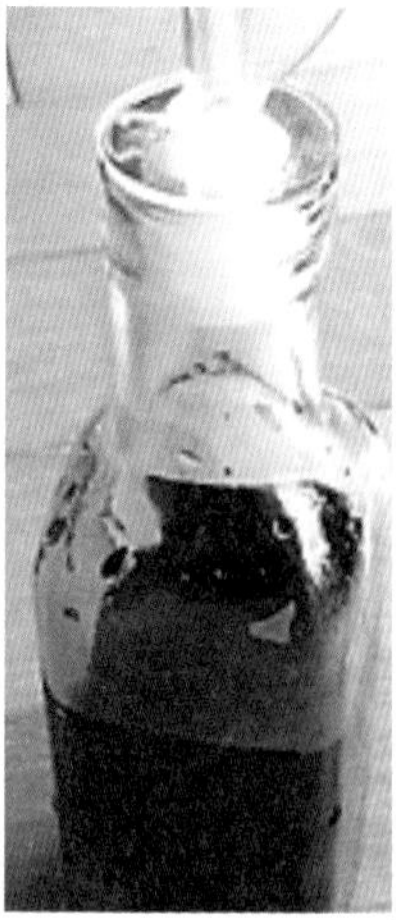

シソジュース

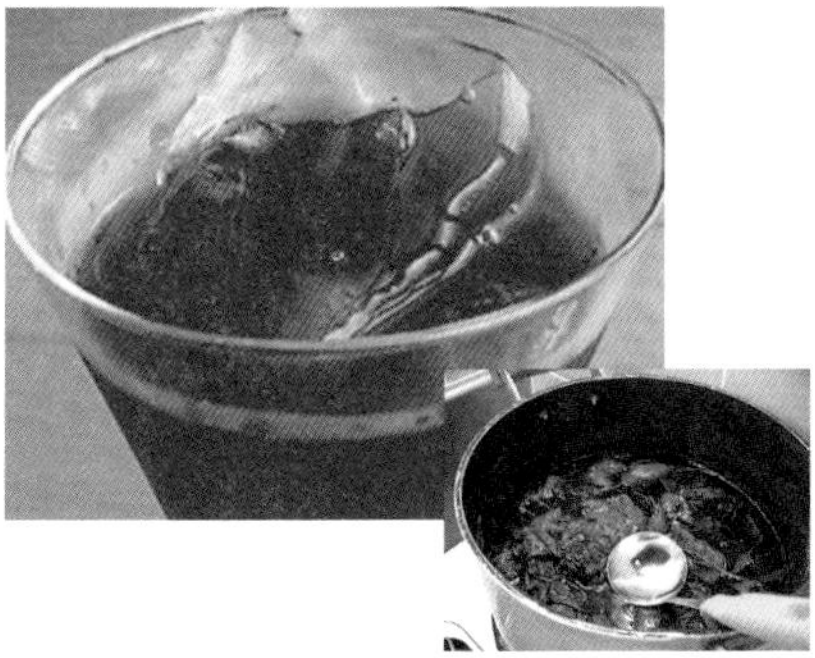

①たっぷりのお湯で５分ほどシソを湯がきます。
②シソの葉をとり出し、汁を煮詰める。アクはこまめにとります。
③はちみつとレモン汁を加えるときれいなピンク色に変化します。

シソのささみ巻き

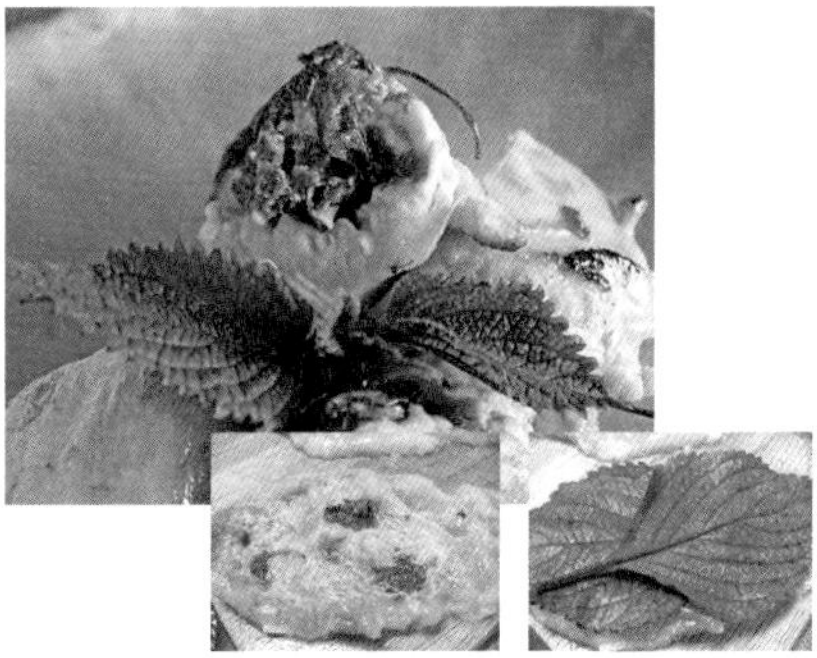

材料　鶏ささみ、シソの葉、梅干し
①ささみをたたいて薄くのばし、その上に、種を取った梅干しを塗る。
②①の上にシソの葉をおき、全体を巻いて楊枝で止める。それを油を引いたフライパンで炒めてできあがり。

シソの天ぷら

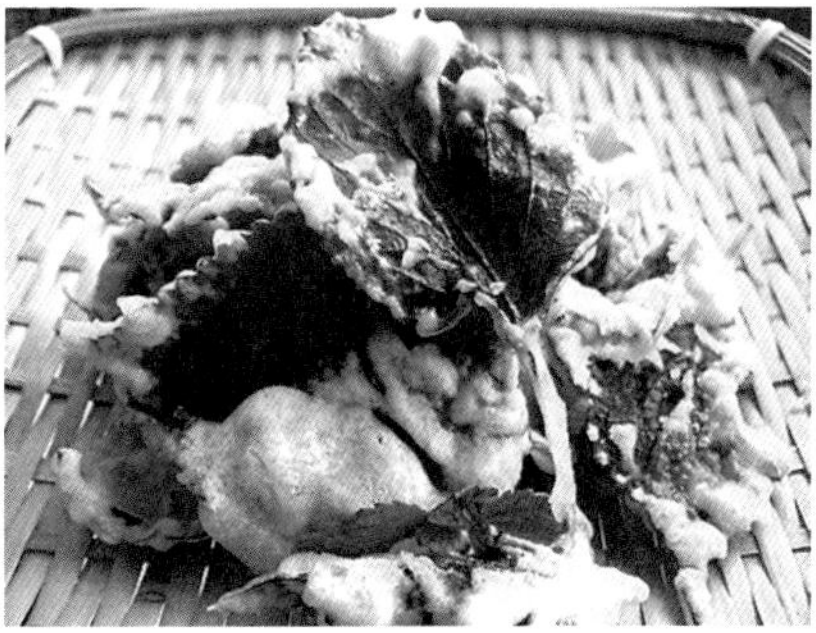

衣につけて揚げるだけ。

マーウリとシソの酢の物

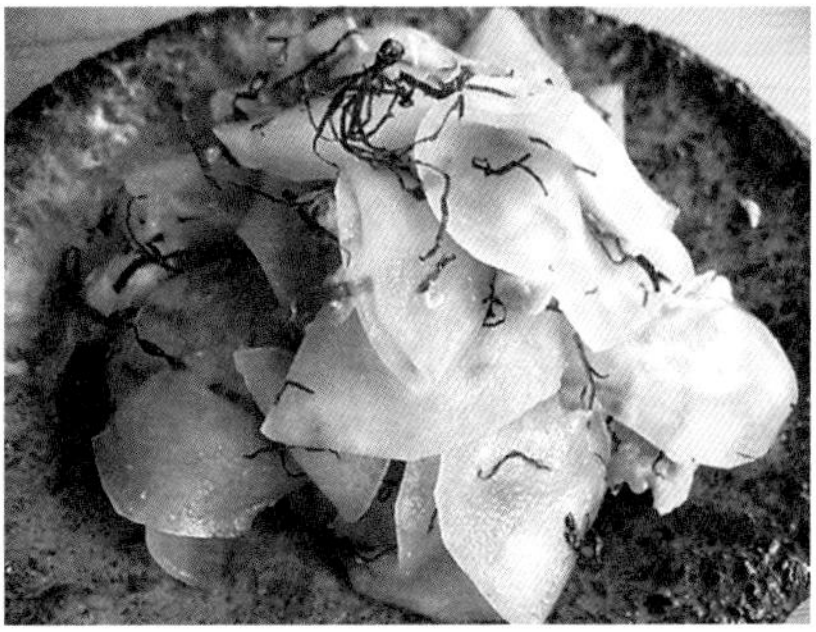

スライスして塩もみしたマーウリに、塩ゆでしたささみを和えて味をととのえ、千切りにした柔らかいシソを加えます。

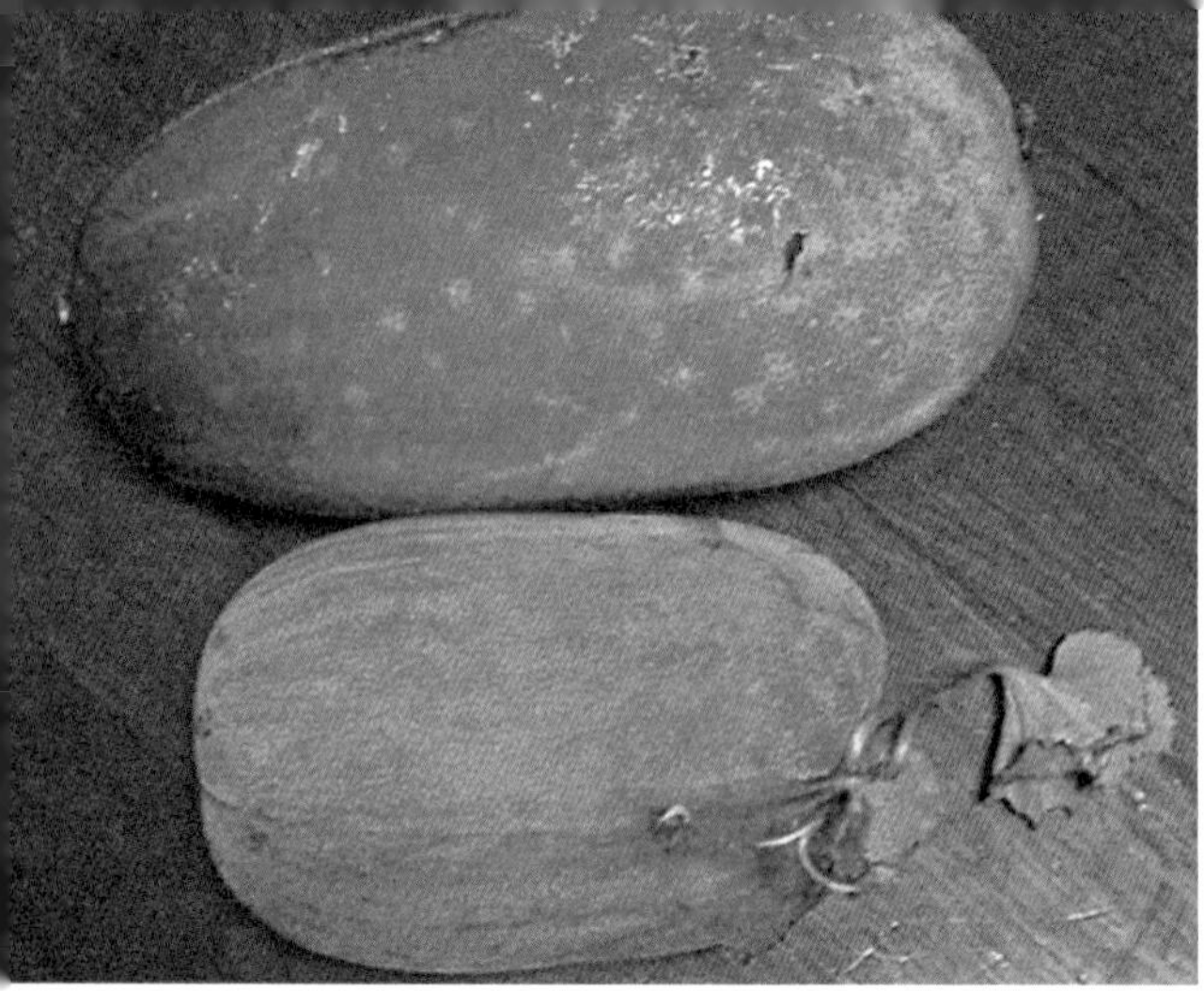

トウガン（冬瓜）

別名：トウガ、シブイ

抗酸化作用、ダイエット、むくみ、高血圧の改善、百日咳、肩こり、腎臓、月経不順、便秘などによいとされます。

大きく成長していくトウガンは冷暗所におくと冬までもつことから冬瓜（トウガン）という名前がついたようです。

ウリ科の植物の特徴で、淡泊で風味や味にもクセがないので、出汁料理との組み合わせがいいです。

95%は水分なので利尿効果もあり、夏の疲れた体にぴったりです。

また皮や種をお茶にしたり、中国では栄養豊富な葉やつるを炒めて食しています。

完熟のサイン

トウガンは、上の写真のように表面がうっすらと白くなっているのが完熟のサインです。

トウガンの選び方

今はいろいろな種類のトウガンがありますが、調理方法に適した種類を覚えておくと便利です。

・ミニトウガンは煮くずれがしにくいです。

・お刺身には大きいほうのトウガンが向いています。

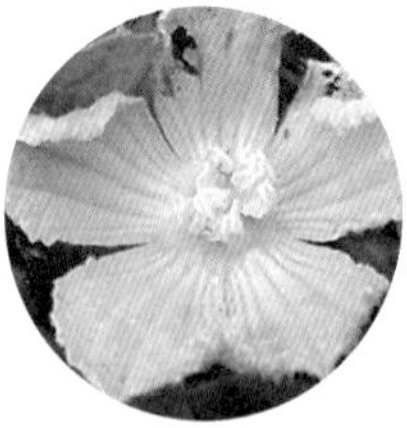

花

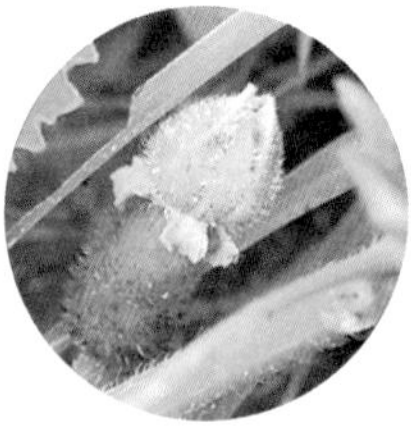

つぼみ

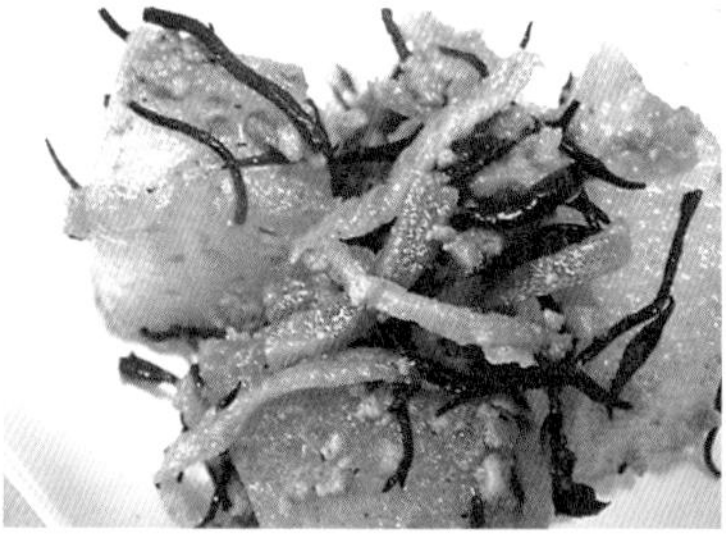

トウガンの煮物

材料　トウガン、ひじき、ニンジン、切干し大根、ひき肉、しょうが、塩、しょうゆ、だし汁

①ひき肉に少々塩をふり、しょうがと一緒に炒めます。

②火が通ったらトウガンや他の野菜を入れてだし汁を入れて、フタをして煮るとできあがりです。

トウガンと鶏肉のスープ

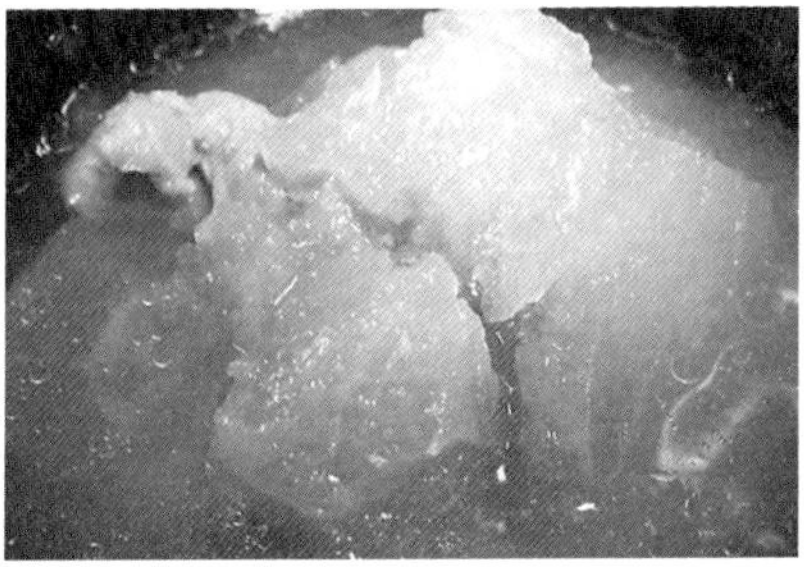

材料　鶏肉、トウガン、ニンジン、塩、味噌
①トウガンは食べやすい大きさに切って塩を少々ふり15分ほどおきます。
②鶏肉は湯がいてアクをとります。
③①のトウガンを洗わずにそのまま②の中に入れ、ニンジンも入れて煮ます。
④火が通ったら味噌と塩で味をととのえます。

トウガンの葉と茎花の天ぷら

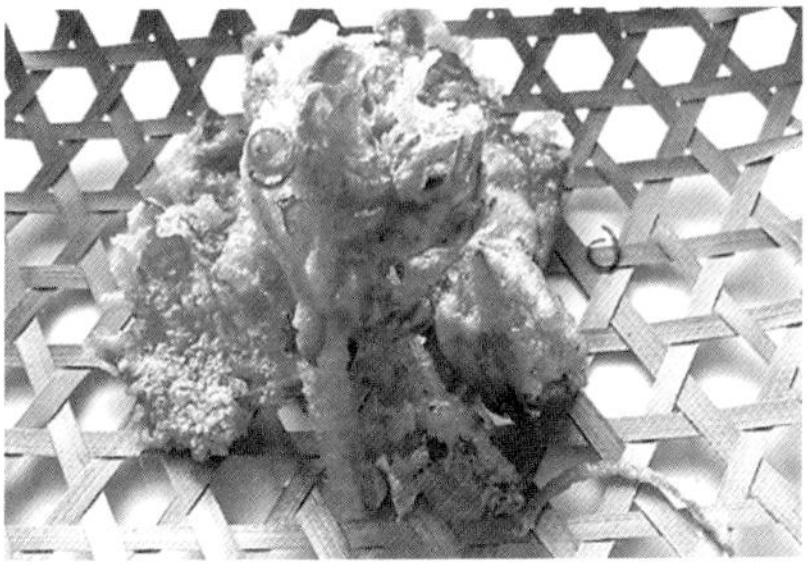

衣をつけて揚げるだけ。

トウガンのお刺身

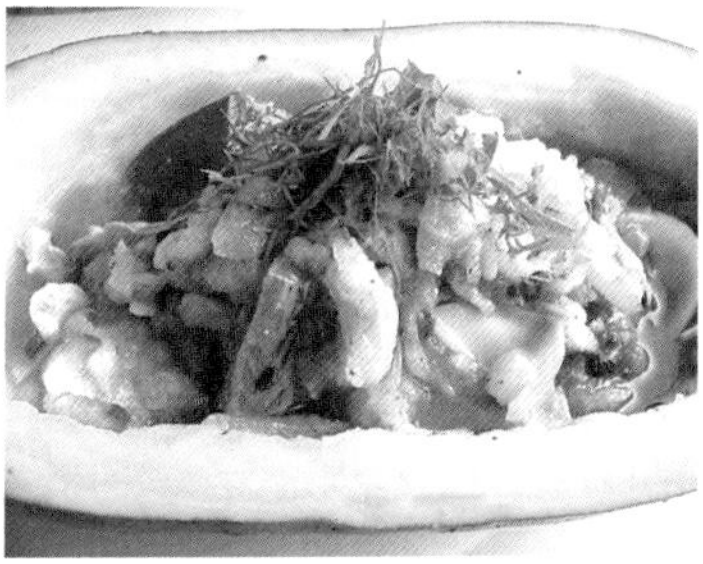

材料　トウガン、魚介類、長命草、シソ、シークヮーサー、味噌、みりん、お酢
①トウガンは輪切りにして種を取り、中味をスプーンで削り出し水分を絞っておきます。
②みりんはアルコールを煮飛ばして、他の調味料とまぜておきます。
③くり抜いたトウガンの中に全部を入れてまぜます。最後にシークヮーサーを絞ってできあがり。

トウガンの葉と茎花とハンダマのマヨ和え

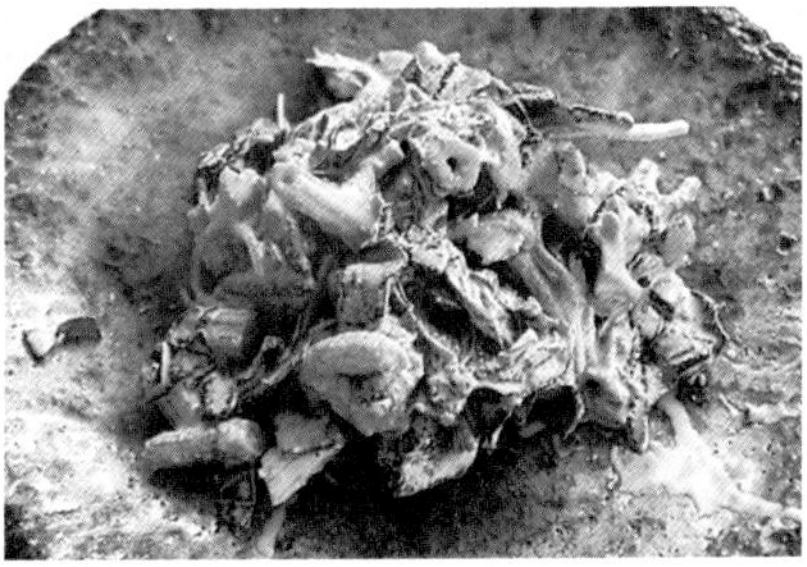

トウガンの葉、茎、花とハンダマを湯がき、マヨネーズで和えます。

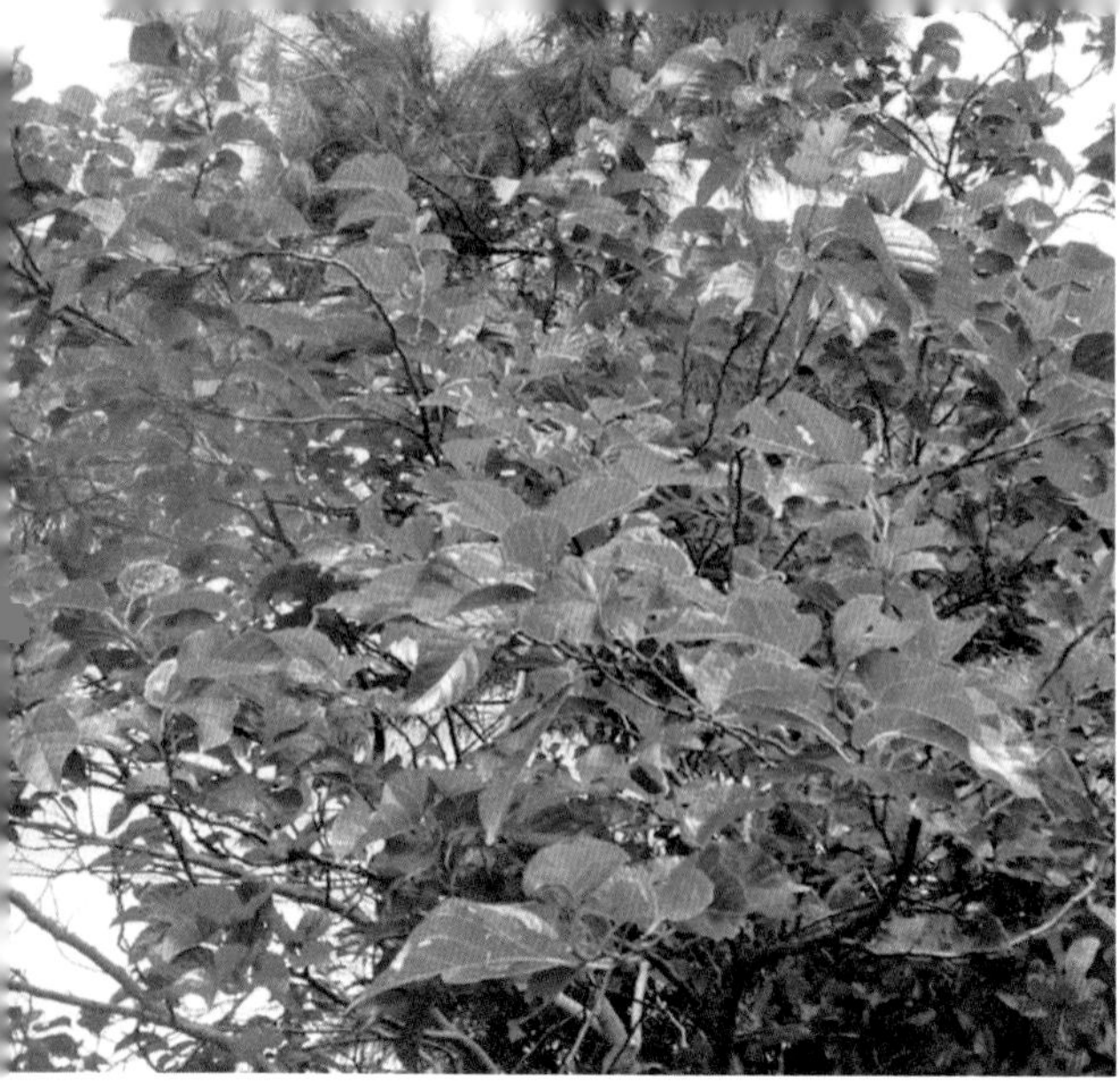

島桑《しまくわ》

便秘、高血圧症、脳出血、手足のしびれなどの改善、疲労回復などによいとされます。

蚕のエサとして知られている桑の葉ですが、根、葉、皮、実などは民間治療に使われていました。桑の木で作ったお箸や器を使うと長生きするともいわれています。

また、カミナリを避けてくれるとも信じられていて、昔の人はカミナリが鳴ると桑畑に逃げ込んだことが「くわばら〜くわばら〜」の由来になっているそうです。

幼い頃、天川《あまかわ》御嶽《うたき》の近くに大きな桑の木があり、実がなると木に登って桑の実を夢中で食べて、口のまわりも手も服も紫色に染めて叱られていました。

桑の木は長寿をあらわすように生命力が強くて、台風の後も最初に芽吹いています。その生命力の強さにあやかって、いろいろな料理や利用方法を試していきたい島桑です。今回は葉を使ったレシピを紹介します。

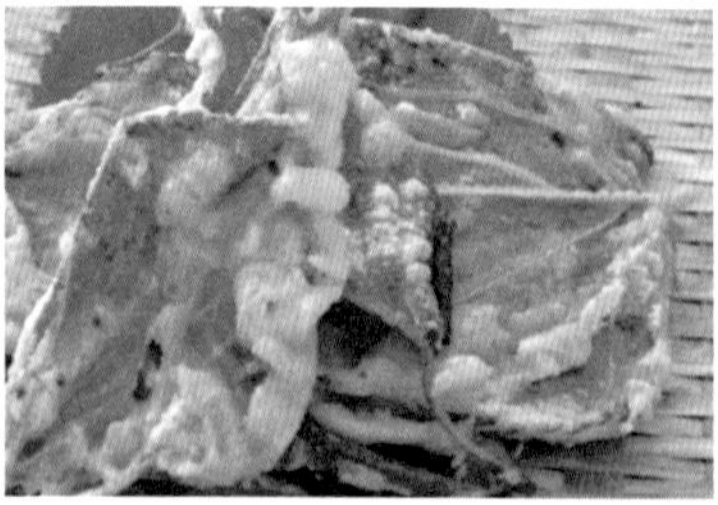

島桑の天ぷら

衣をつけて揚げるだけ。桑の木のお箸でどうぞ♪

島桑の実

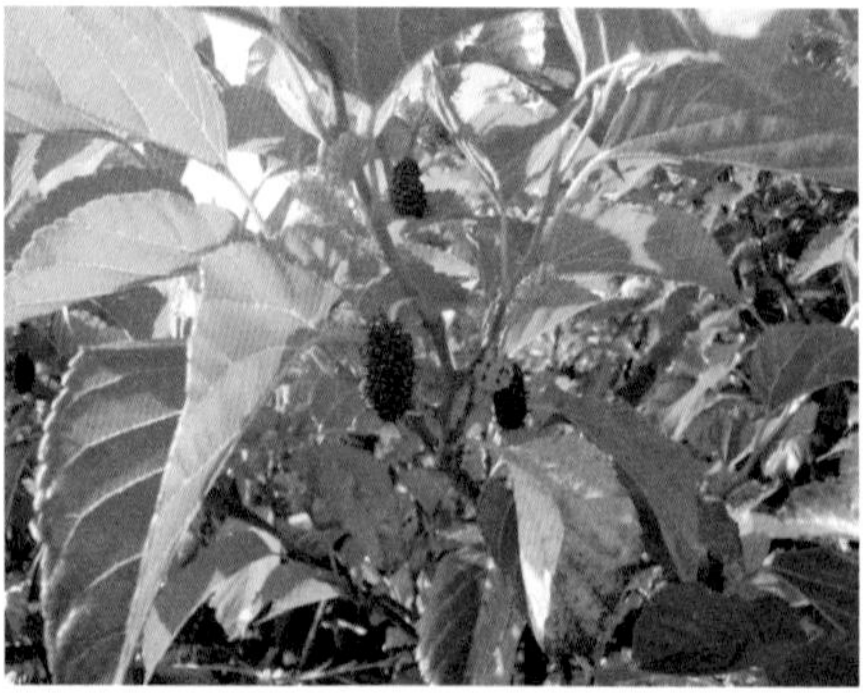

島桑の葉グリーンティー

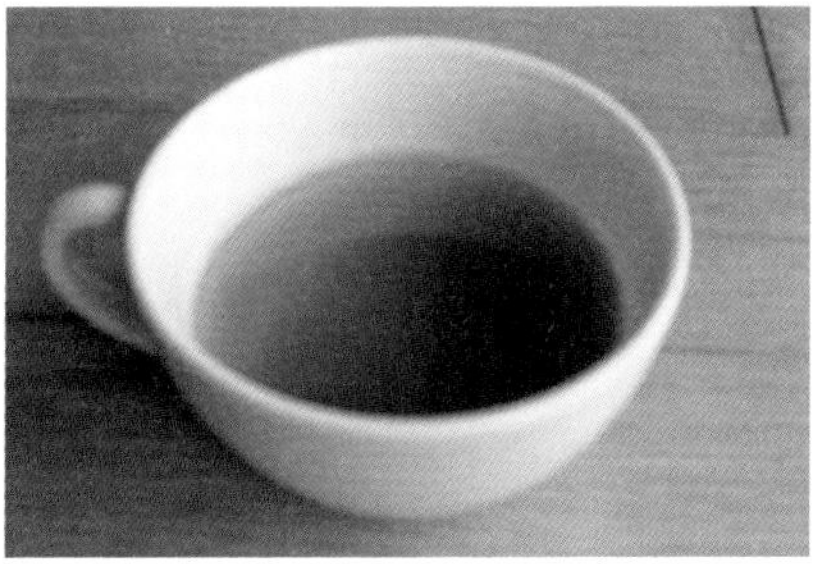

乾燥させた桑の葉を粉末にして飲みます。乾燥させた粉は餃子の皮にまぜたり、お餅を作るときに利用すると鮮やかな緑色が出ます。また桑の葉茶は「マルベリーティー」として広く販売されています。

島桑の
パラパラチャーハン

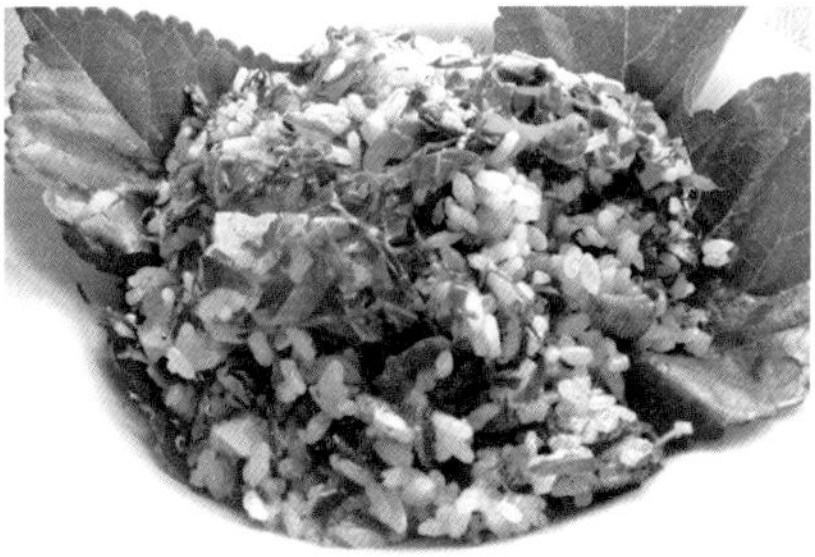

材料　島桑の葉、ご飯、ベーコン、ニンニク、ごま油、塩、こしょう、しょうゆ

①ごま油をひいたフライパンに、ニンニクとベーコンを炒める。

②続いて、ご飯、島桑の葉を入れ、塩、こしょう、しょうゆで味をととのえる。

島桑のカリカリ焼き

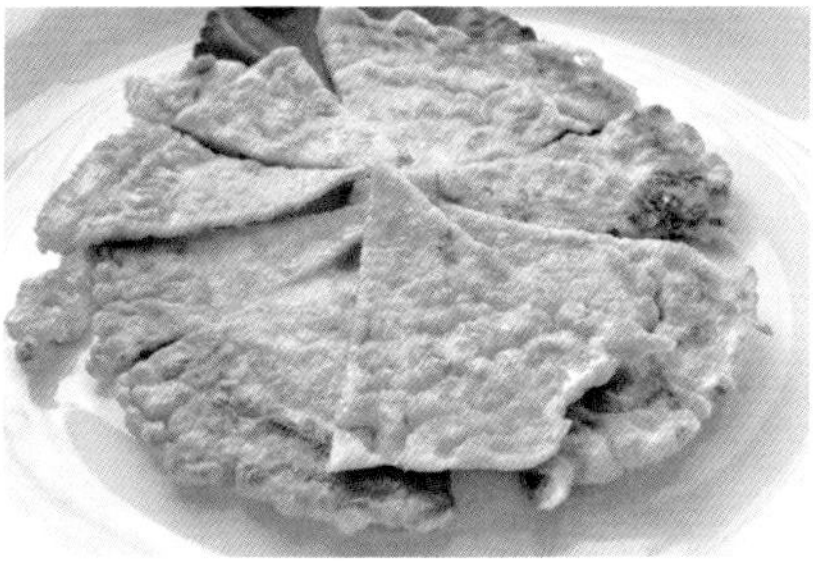

材料　島桑の葉、塩、かつお節、小麦粉、卵、チーズ

島桑の葉をみじん切りにし、材料をすべてまぜて焼くだけ。しょうゆをかけても美味しいです。

島桑の
簡単ネバネバそうめん

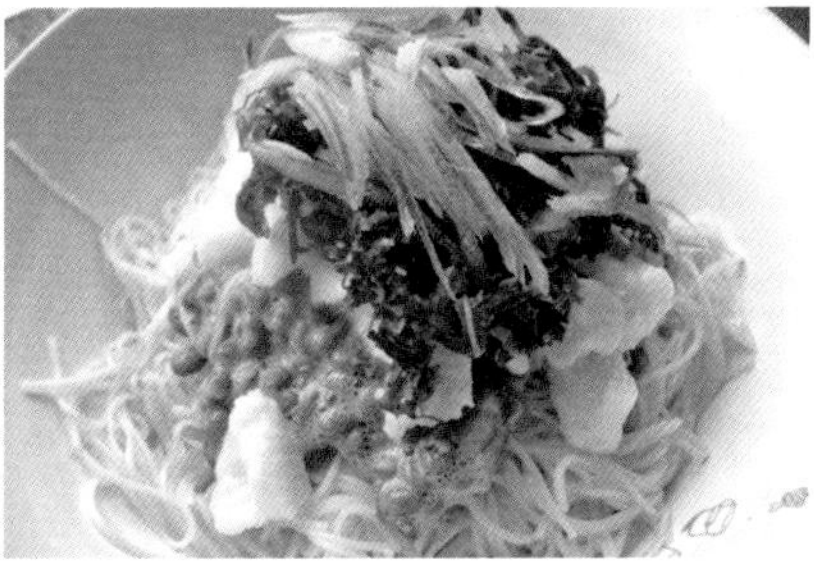

材料　島桑の葉、納豆、山芋、みょうが、そうめん、めんつゆ

①島桑の葉は、さっと湯がいて、千切りにします。

②そうめんは別に湯がいて盛りつけ、その上に、①と納豆、山芋、みょうがを乗せます。

④食べる直前にめんつゆをかけます。

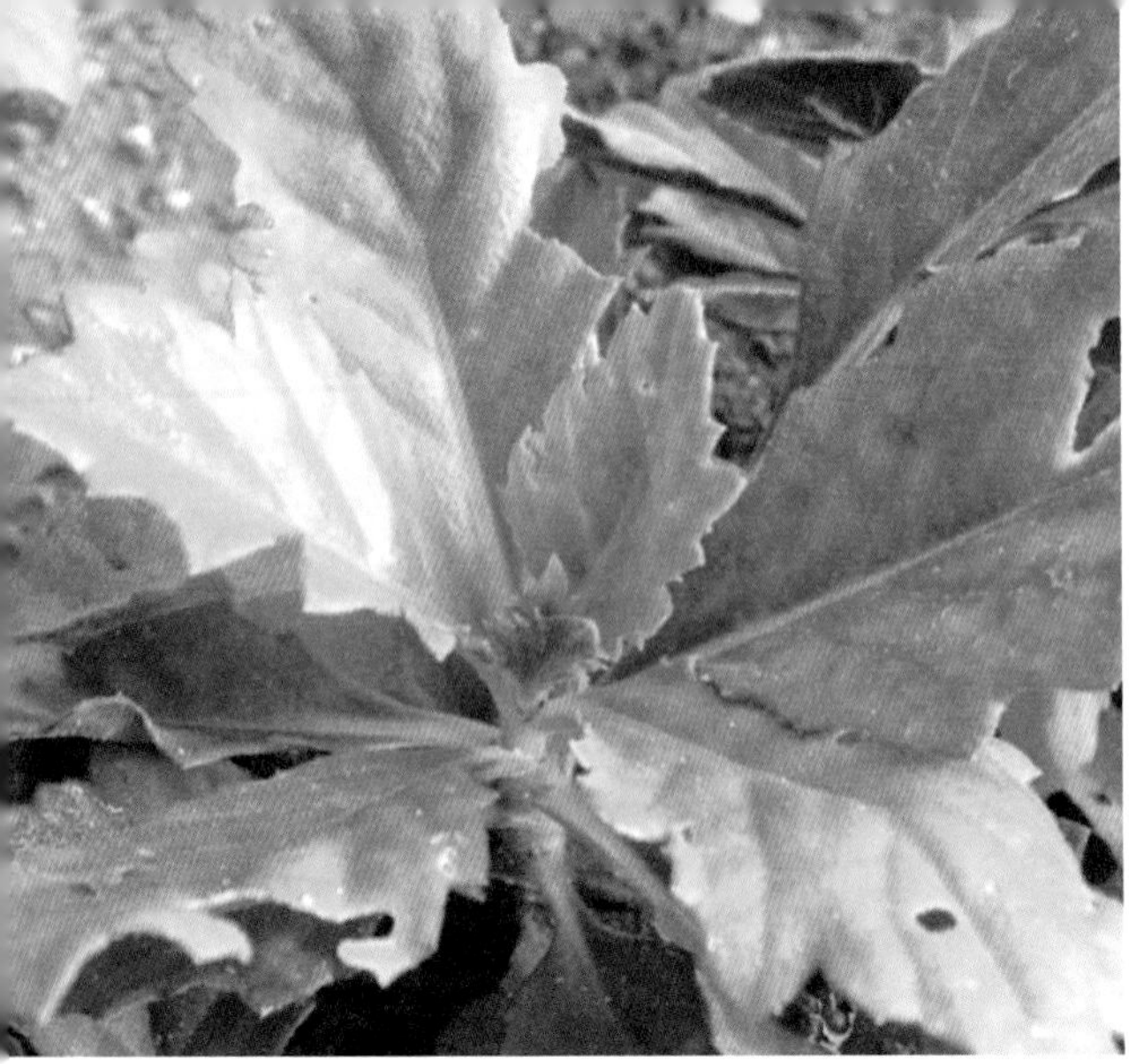

ハンダマ（沖縄方言）

別名：水前寺菜、金時草

貧血、老化防止、皮膚によいとされます。

和名は水前寺菜と呼ばれ、熊本の水前寺に由来すると言われています。金沢では金時草と呼ばれ、沖縄ではハンダマという名で昔から親しまれています。

彩りもよく、独自の香りがあり、サラダや炒め物、汁物などに利用されます。

保存方法

葉は陰干し、茎は日干しで乾燥保存ができます。

ティーブレイク
まわりによく現れるドラゴン!?

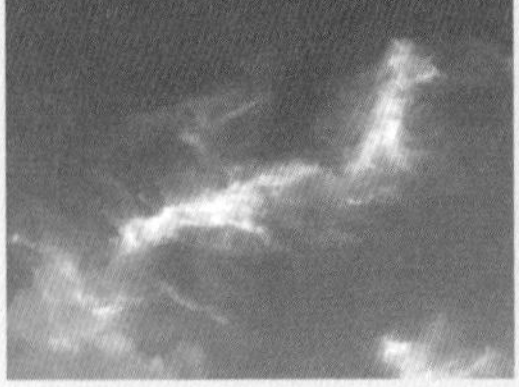

ある日の空

庭にはえたドラゴンフルーツのつぼみ。天ぷらにすると美味しい

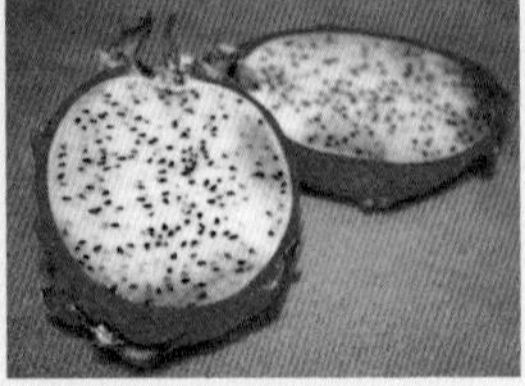

完熟したドラゴンフルーツ

鶏肉とハンダマのスープ

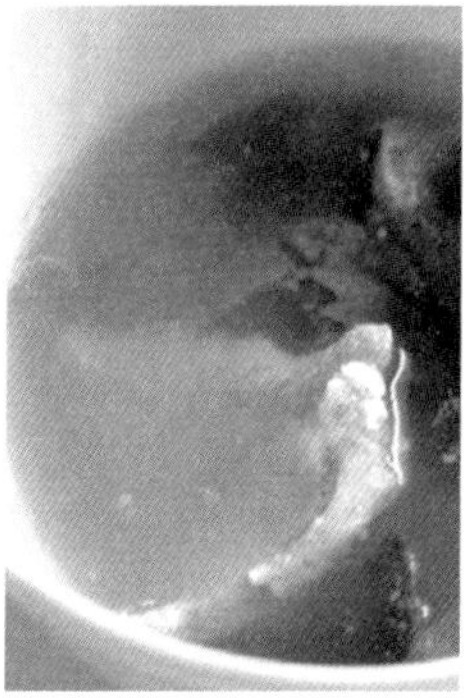

材料
鶏肉、ニンジン、ハンダマ、塩

鶏肉のスープを作り、ニンジンを入れ、最後に、生のままハンダマを入れます。

砂肝炒めとハンダマサラダ

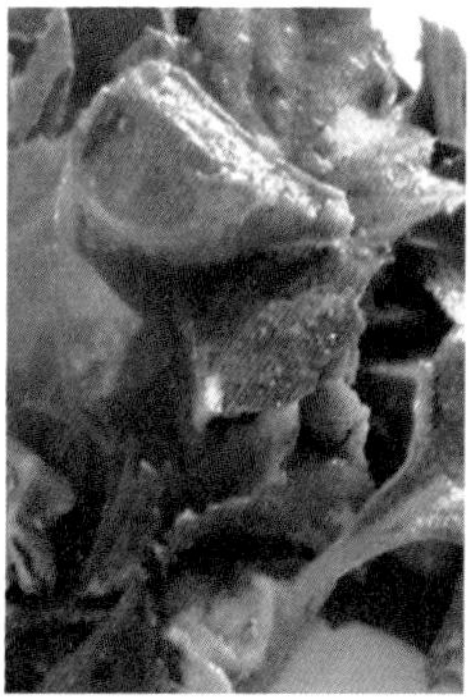

材料
砂肝、しょうが、七味、ハンダマ、ワインビネガー、塩、こしょう

砂肝に塩をふり炒めて、しょうが、七味を入れて炒めたら、ハンダマを入れ、ワインビネガー、塩、こしょうで軽く味をととのえます。

ハンダマペーストの豚肉和え

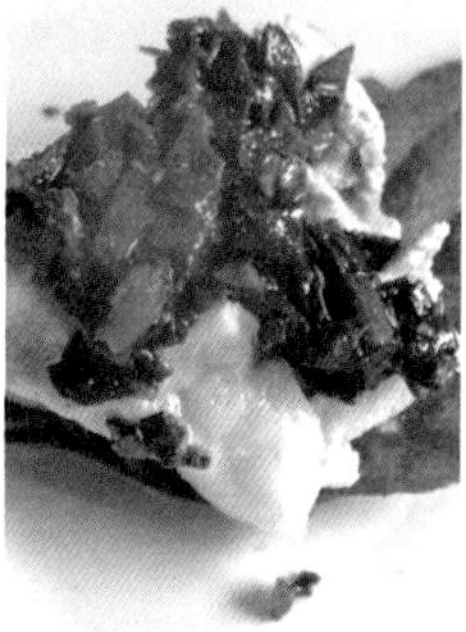

材料
豚肉、ハンダマ、塩、こしょう、オリーブ油

①ハンダマは湯がいて細かく刻み、塩、こしょう、オリーブ油で味をととのえペーストにします。
②豚肉は塩ゆでして冷まし、ペーストを乗せます。

豚肉とハンダマのオイスターソース炒め

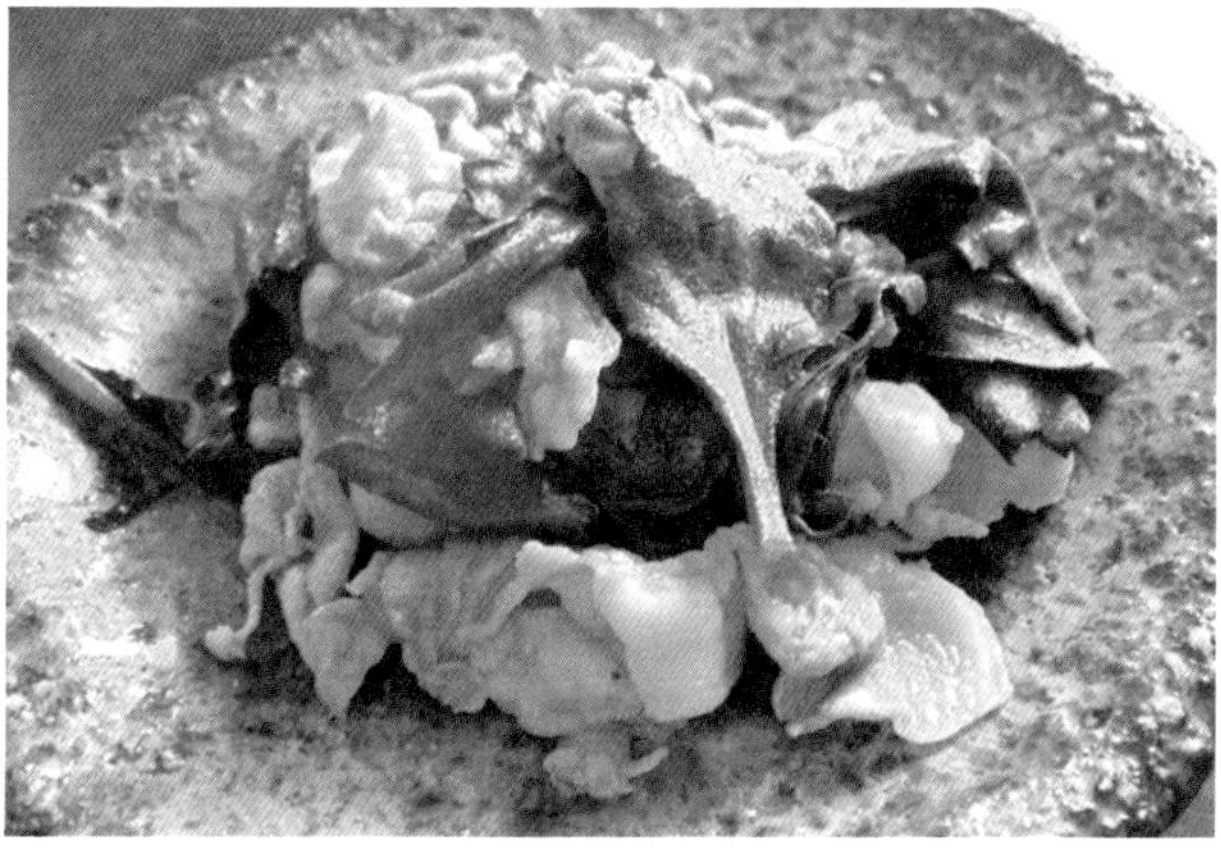

材料
豚肉、ニンニク、ハンダマ、オイスターソース

①フライパンでニンニクと豚肉を炒めます。
②肉に火が通ったらハンダマを入れオイスターソースで味をととのえてできあがり。

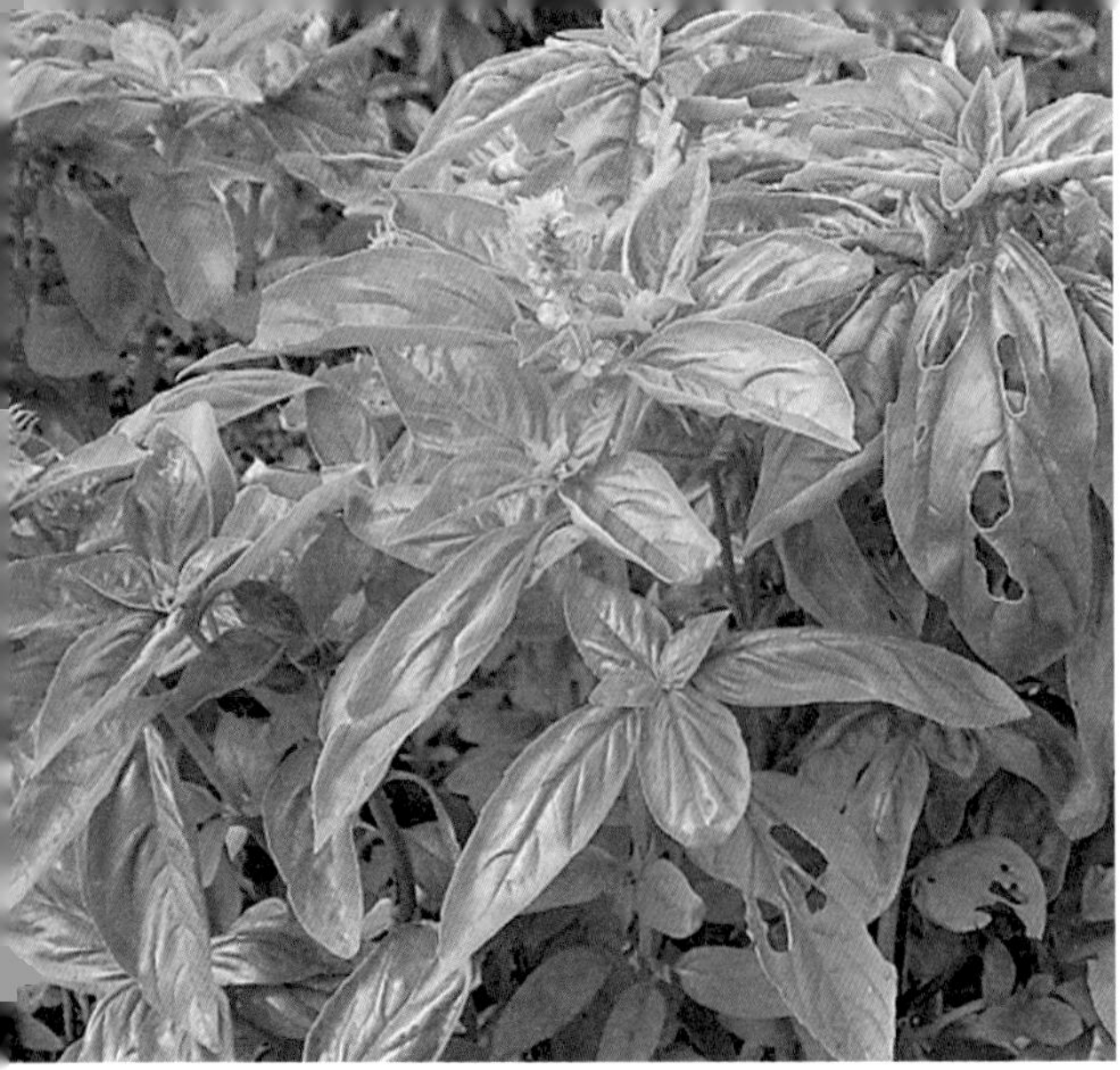

バジル

抗酸化作用、気管支炎、風邪、解熱、口内炎、老化防止などによいと言われています。

バジルの種類は150以上あると言われています。

古代ギリシャ時代は香水にも利用され、王家の薬草としても使われていました。またバジリコ王の草とも呼ばれバジルの語源になったと言われています。

日本では江戸時代後期に入り、種子を水に漬けるとゼリー状になり、目に入ったごみを取るのに使われたので、和名で目箒（メボウキ）と言われています。

バジルは種類により、香りも味も様々なので、用途により使い分けするのもいいかもしれません。

また一年草と呼ばれているのですが、石垣島では多年草となり、我が家のバジルは15年ものでーす！

バジルいろいろ

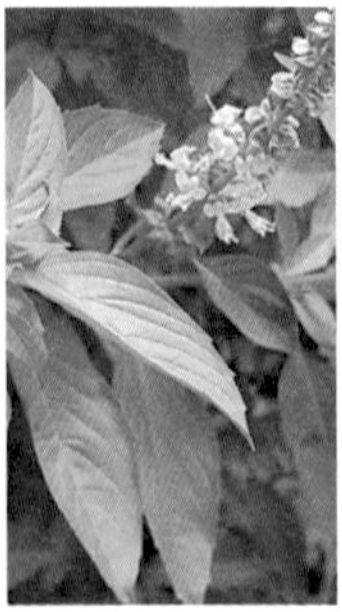

■レモンバジル
細長葉と白い花が特徴。レモンの香り

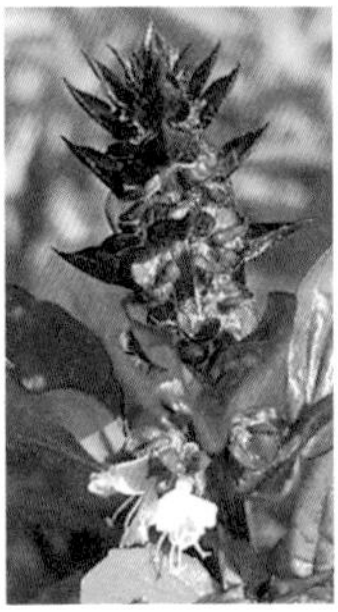

■シナモンバジル
シナモンの香り

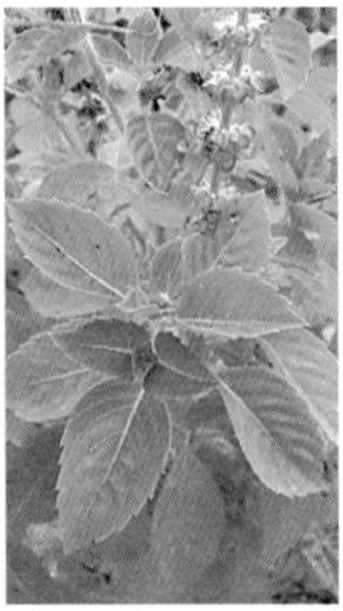

■ホーリーバジル
インドでは聖なる草と呼ばれます。バニラ似の香り

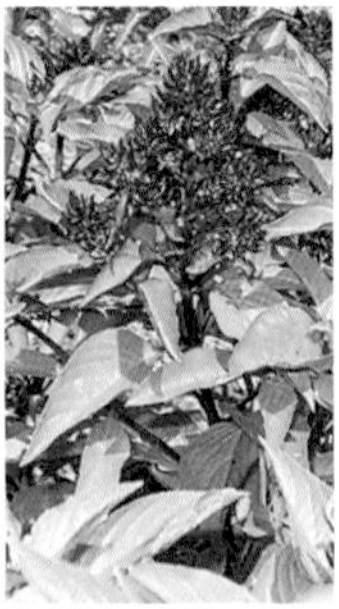

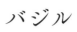

■シャムクイーン
タイ料理に欠かせないバジル

バジルペースト

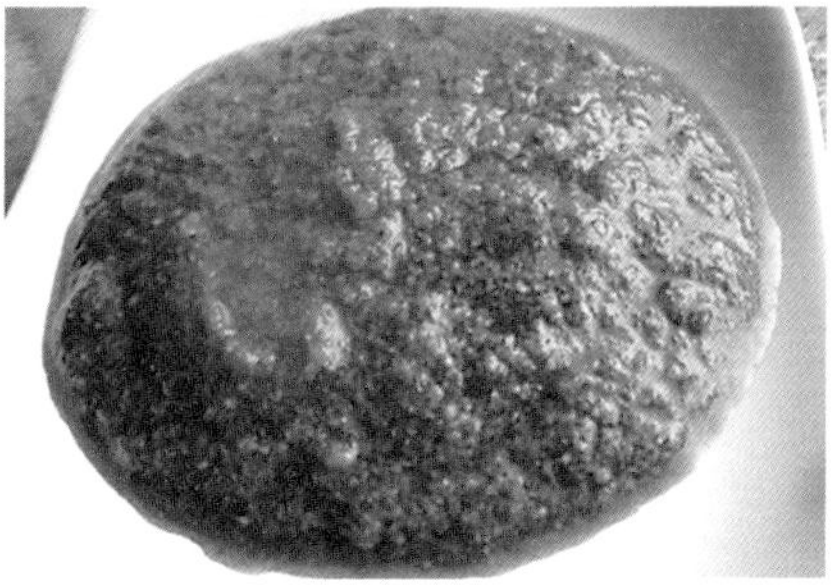

材料　スイートバジル、ニンニク、ごま、オリーブ油
きれいに洗ったバジルの水気をふき、材料を入れてまぜて、フードプロセッサーで攪拌します。

バジルドレッシングのマリネ

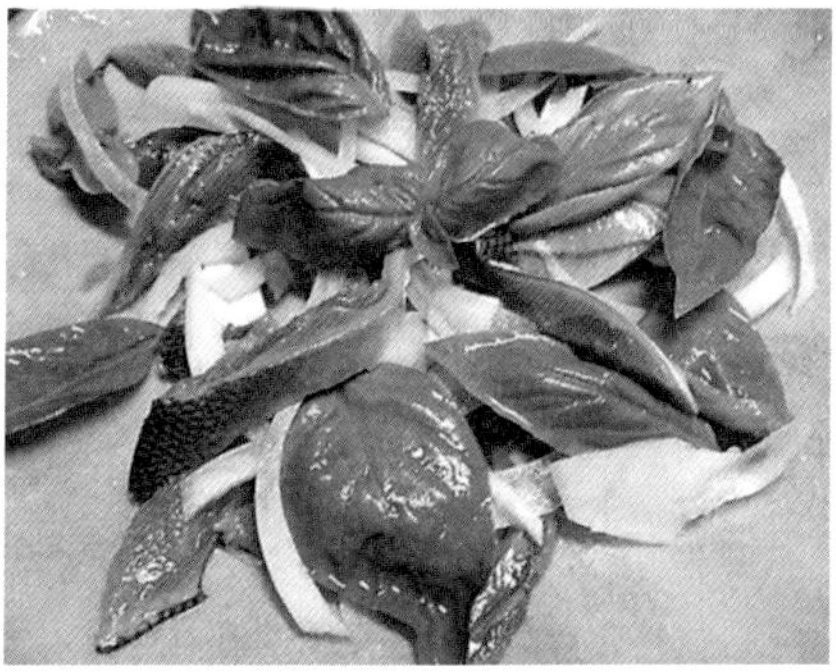

材料　バジル、酢、オリーブオイル、塩、こしょう、お好きな魚と野菜
①お酢にフレッシュなバジルを入れて一晩漬けます。
②オリーブオイルに①を少しずつ入れてまぜ、塩、こしょうで味をととのえたらバジルドレッシング完成。
③マリネにしてどうぞ。

バジルペーストのスープ

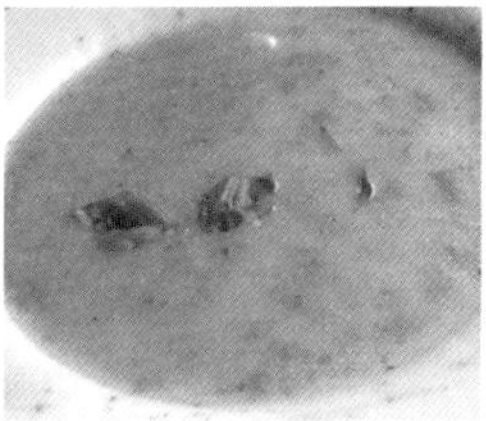

ホワイトスープにペーストを適量まぜます。

お魚のフライ バジルペーストがけ

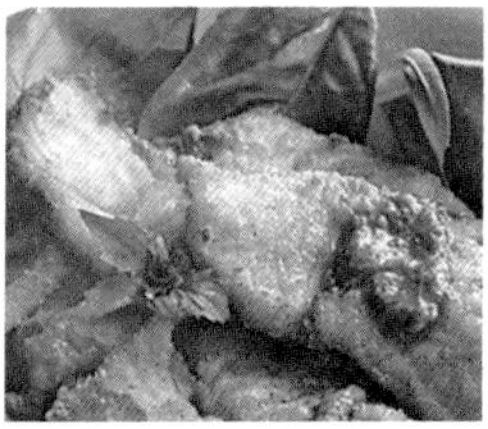

お刺身の残りなどの切り身を油で揚げて、バジルペーストをソース代わりにつけます。

フレッシュバジルの生ハム和え バジルドレッシングがけ

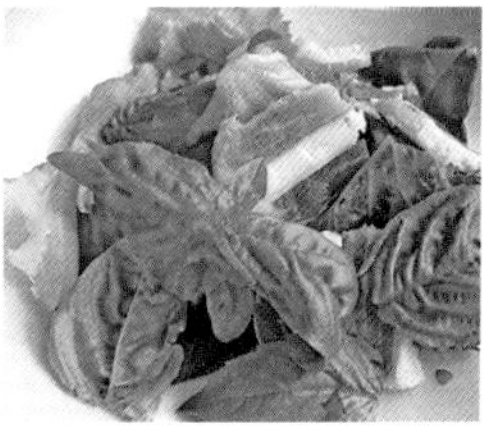

生ハムをフレッシュバジルと和え、上からバジルドレッシングをかけていただきます。

料理にフレッシュバジルをあしらう

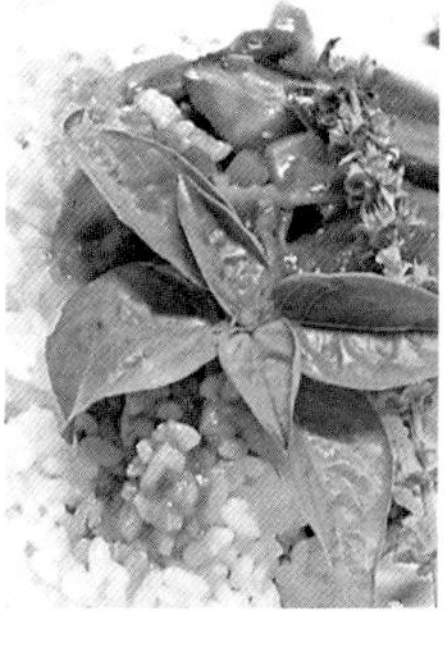

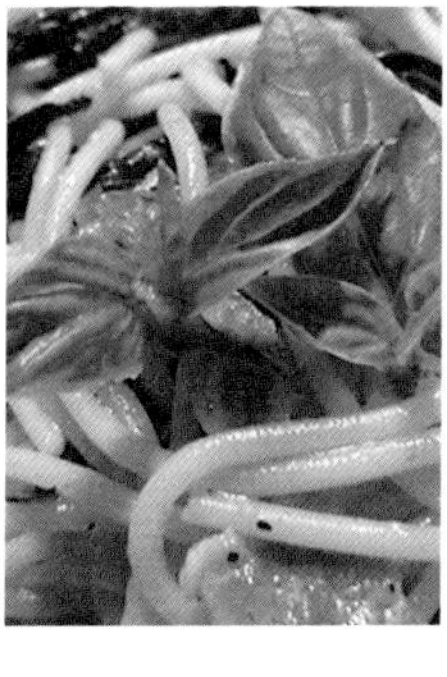

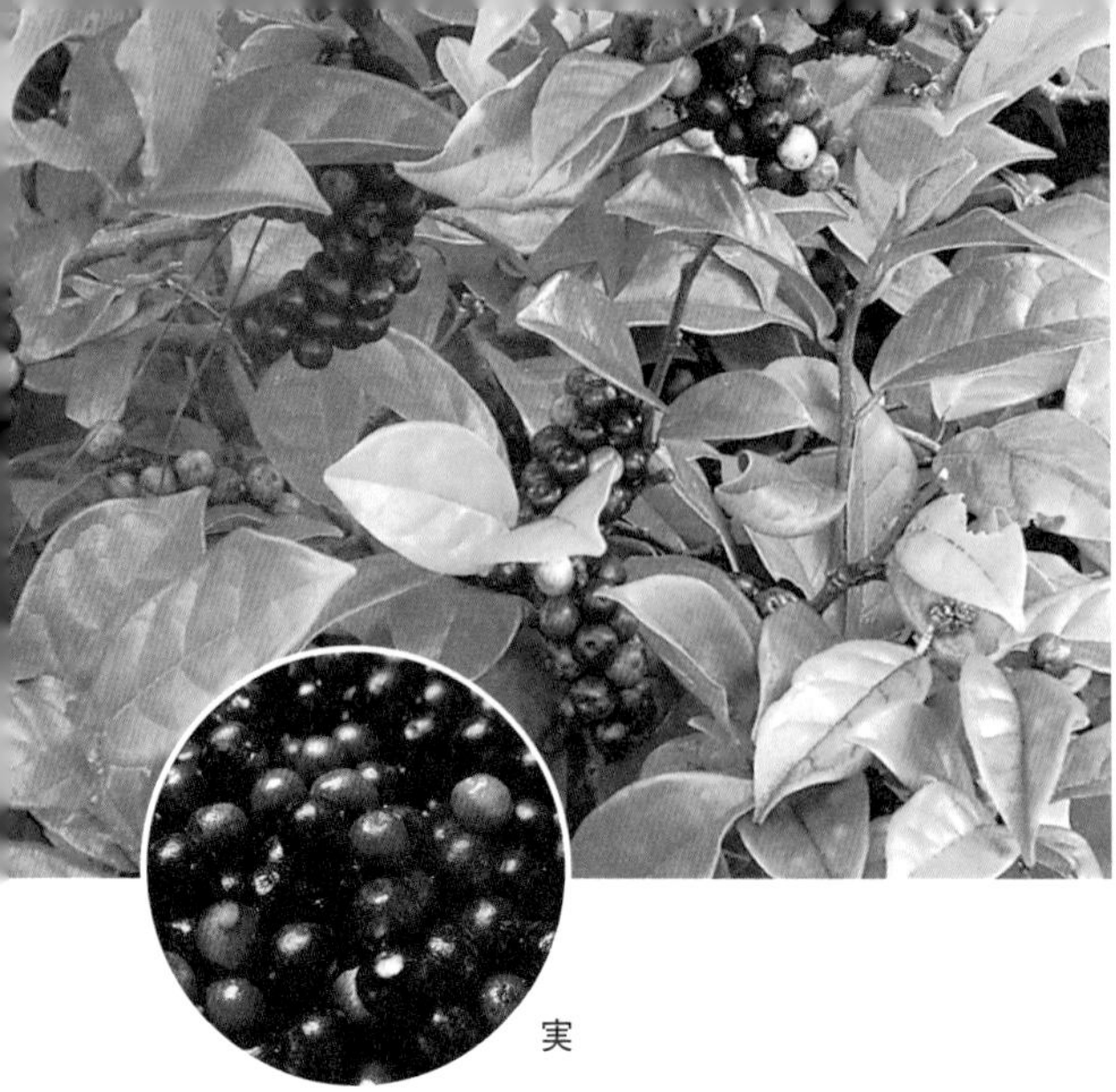

実

ヤモミ

別名：シマヤマヒハツ

抗酸化作用があり、疲れ目、老化防止などによいと言われてます。

ぶどうのように、青から赤へ、そして紫色へと変化していくヤモミの実は、成長が旺盛なので、昔から生垣などに使われてきました。

主人の実家にも大きなヤモミの木があり、今は亡きお姑さんと一緒に「お酒に漬けようね」とお話ししながら、手を紫に染めて収穫したことを思い出します。すでにヤモミ酒ができあがっているかのようなお姑さんの笑顔が今も印象に残ります。

手についた赤紫色は水溶性色素のアントシアニンの成分です。そのまま料理に使うのは、渋味と酸味があるために向きませんが、ジャムにしたり、薬草酒にしたり、乾燥させてお茶にと、いろいろ利用できます。

またアントシアニンを利用しての染めもおすすめです。

ヤモミジャム

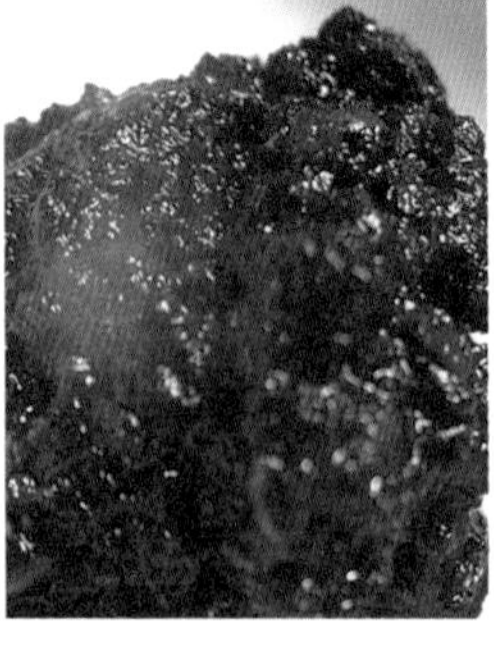

①ヤモミは、さやから外して、丁寧に洗い、水気をよくふき取る。
②ミキサーにかけて攪拌する。
③お砂糖を入れ、煮詰めてできあがり。
※種が気になる方はミキサーにかけた後、種をこして。色を鮮やかにしたい場合は、レモン汁を入れて。

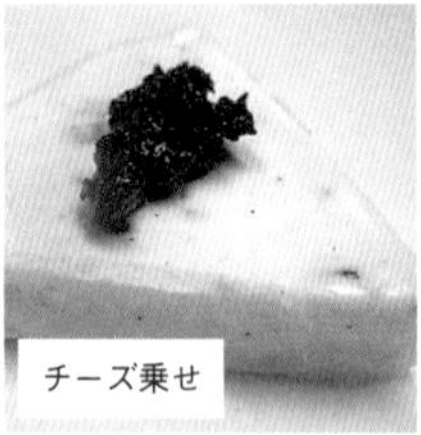

チーズ乗せ

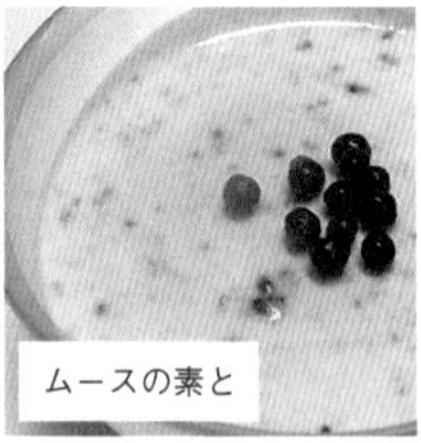

ムースの素と

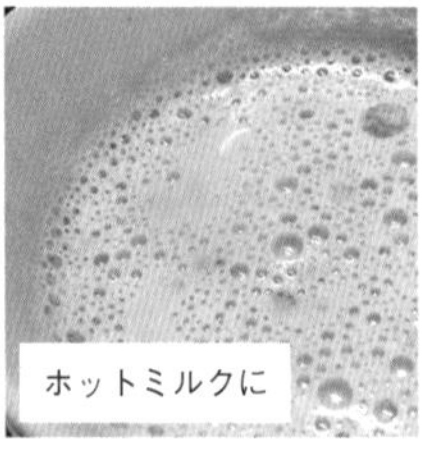

ホットミルクに

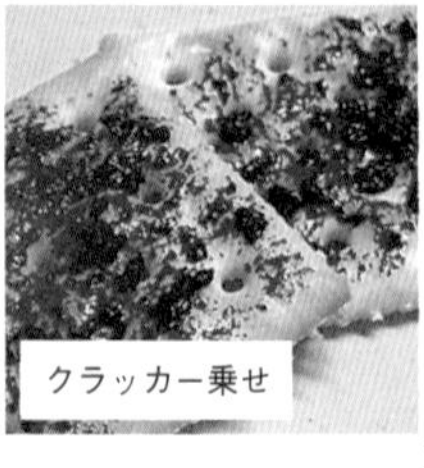

クラッカー乗せ

オオバコ（大葉子）

沖縄方言名：フイラファグサ

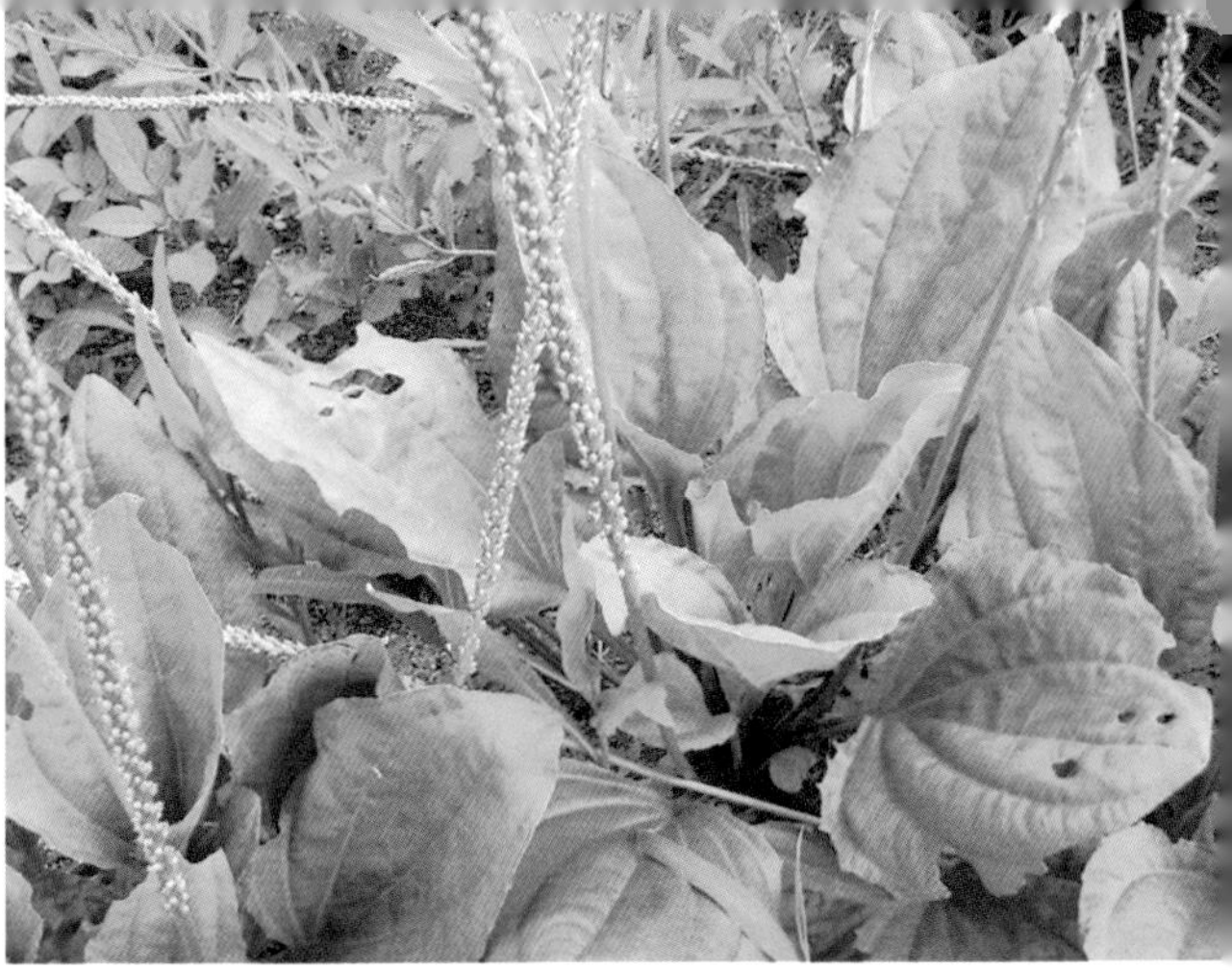

下痢止め、咳止め、利尿、整腸、むくみ、便秘、貧血、尿道炎、眼疲、腫れもの、膀胱炎などの改善が期待できます。

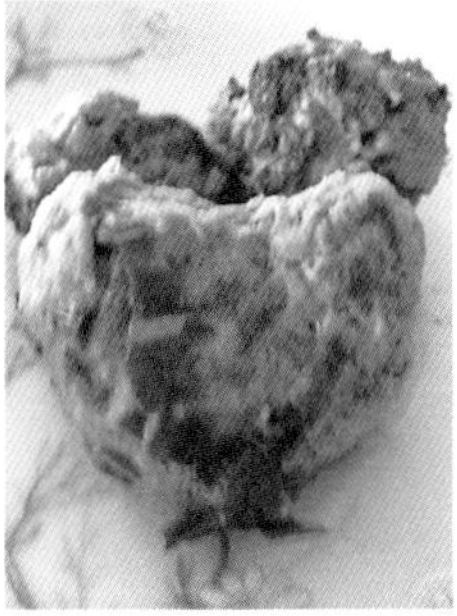

オオバコのハンバーグ

葉を湯がいて食べやすい大きさに切り、ひき肉、玉ねぎを混ぜ、形を作り、フライパンで焼いてできあがり。

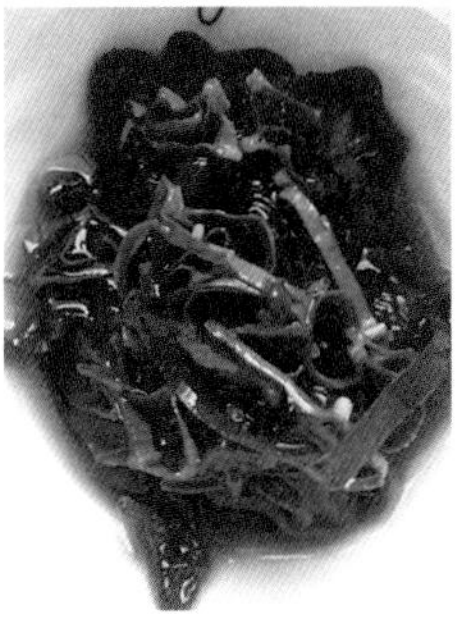

オオバコとモズク

生のオオバコの葉を細かく刻んで、モズクと和えます。

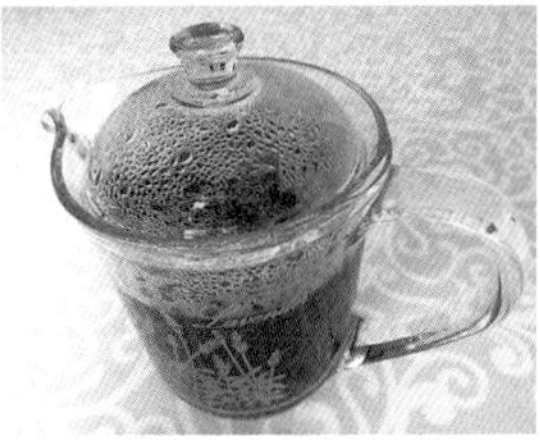

オオバココーヒー

オオバコの葉を集めて洗い、天日干しした後に、フライパンで乾煎りして、できあがり。乾煎りするときは、種が飛び散るので、やけどに気をつけてくださいね。

踏まれても踏まれても道のわきからたくましく芽を出してくるので中国では車前子、車前草と呼ばれ漢方でも使われてきたようです。

オオバコダイエットがブームになりましたが、オオバコに含まれる食物繊維が油などのカロリーを包み込んで体から排泄するはたらきが注目されたようです。

沖縄では、花の咲く前に全草を乾燥させて、風邪の予防に民間薬として利用されてきました。その他にも、種を集めたオオバココーヒーや、生葉をもんで患部に塗って外用手当てにも使われてきたようです。

有益な栄養素を持っていて、踏まれても踏まれても、起き上がってくる生命力。オオバコには、たくましく生きるパワーがあるのかもしれませんね。

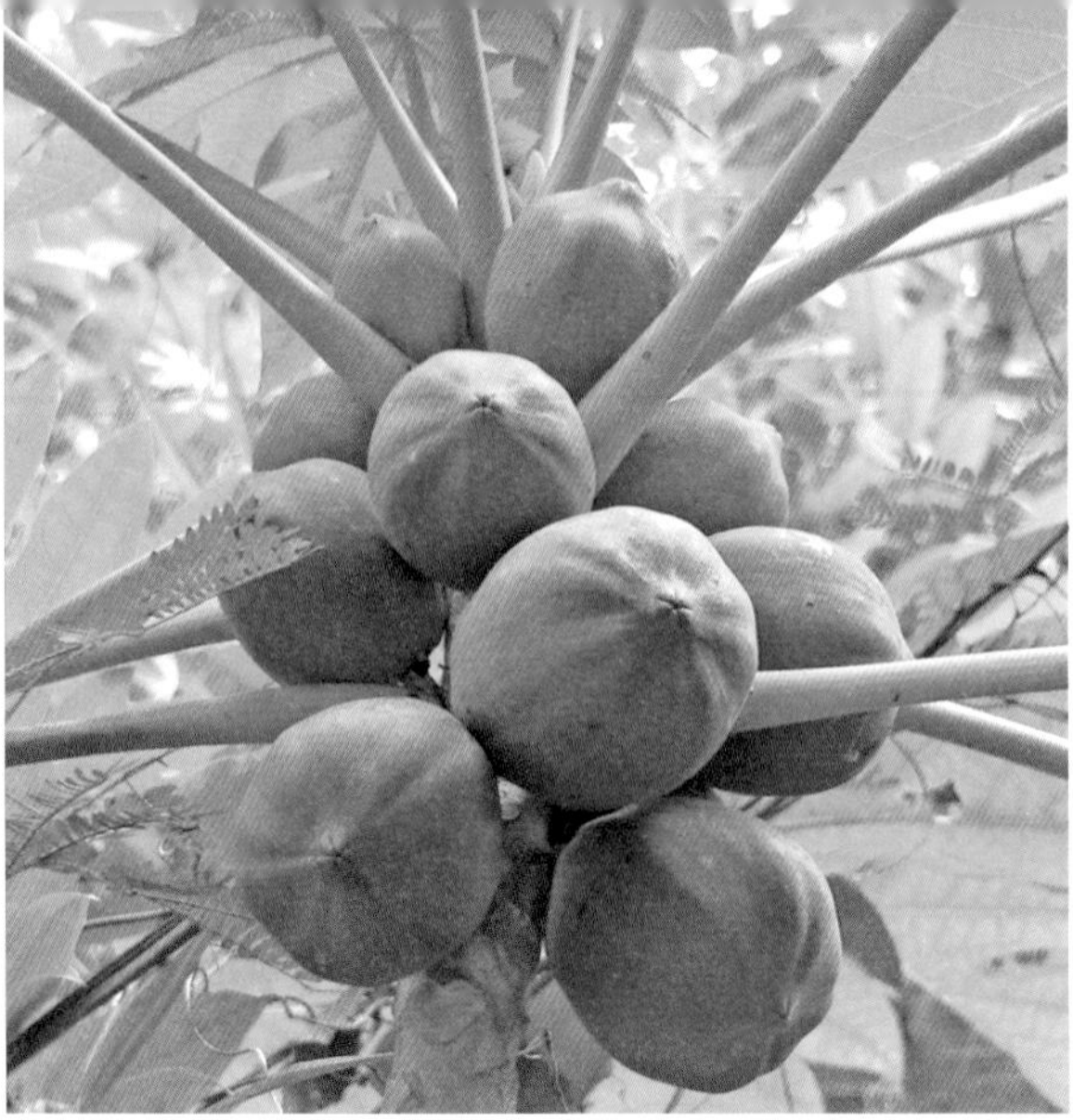

パパイヤ

沖縄方言名：マンジューマイ

母乳の出がよくなるとして、お産を迎える家庭に重宝されています。
かたいお肉を柔らかくします。

パパイヤは沖縄では「母乳の出がよくなる」と言われ、お産を迎える家庭に重宝されています。

一般の家庭では、青いうちに収穫して、お野菜として利用されています。

また台風や干ばつなどで食料が不足したときには、柔らかい茎や根などを食料としたようです。

パパイヤにはオスとメスがありますが、大きなお花で実をつけるのがメス、小さなお花をたくさんつけるのがオスです。

自然の中で自生しているパパイヤはメスの近くにオスが咲いていて、受粉を助けてくれているようです。

使い方の知恵

パパイヤは、独自のたんぱく酵素を含んでいるので、かたいお肉を柔らかくしてくれます。皮をむく際、パパイヤの白い汁でかぶれてしまうので、ゴム手袋をして作業するとよいですよ。

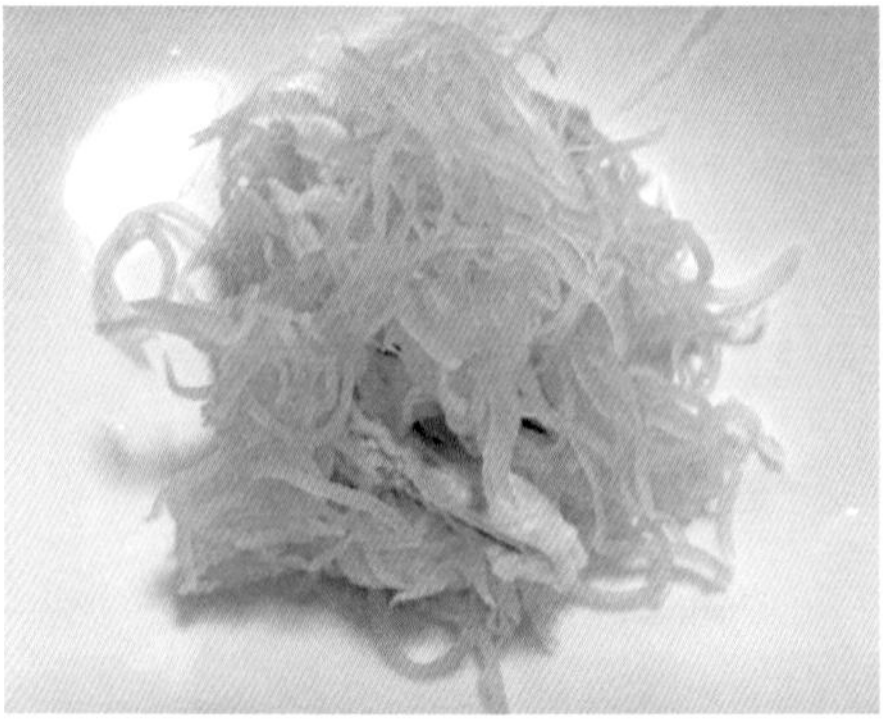

パパイヤサラダ

材料　パパイヤ、鶏ささみ、お好みのドレッシング

①細くスライスしたパパイヤを10秒ほどお湯にくぐらせて冷水にとり水気を絞ります。
②ササミを塩を入れたお湯に入れて、火が通ったら、裂いて、パパイヤと混ぜます。
③お好みのドレッシングでいただきます。

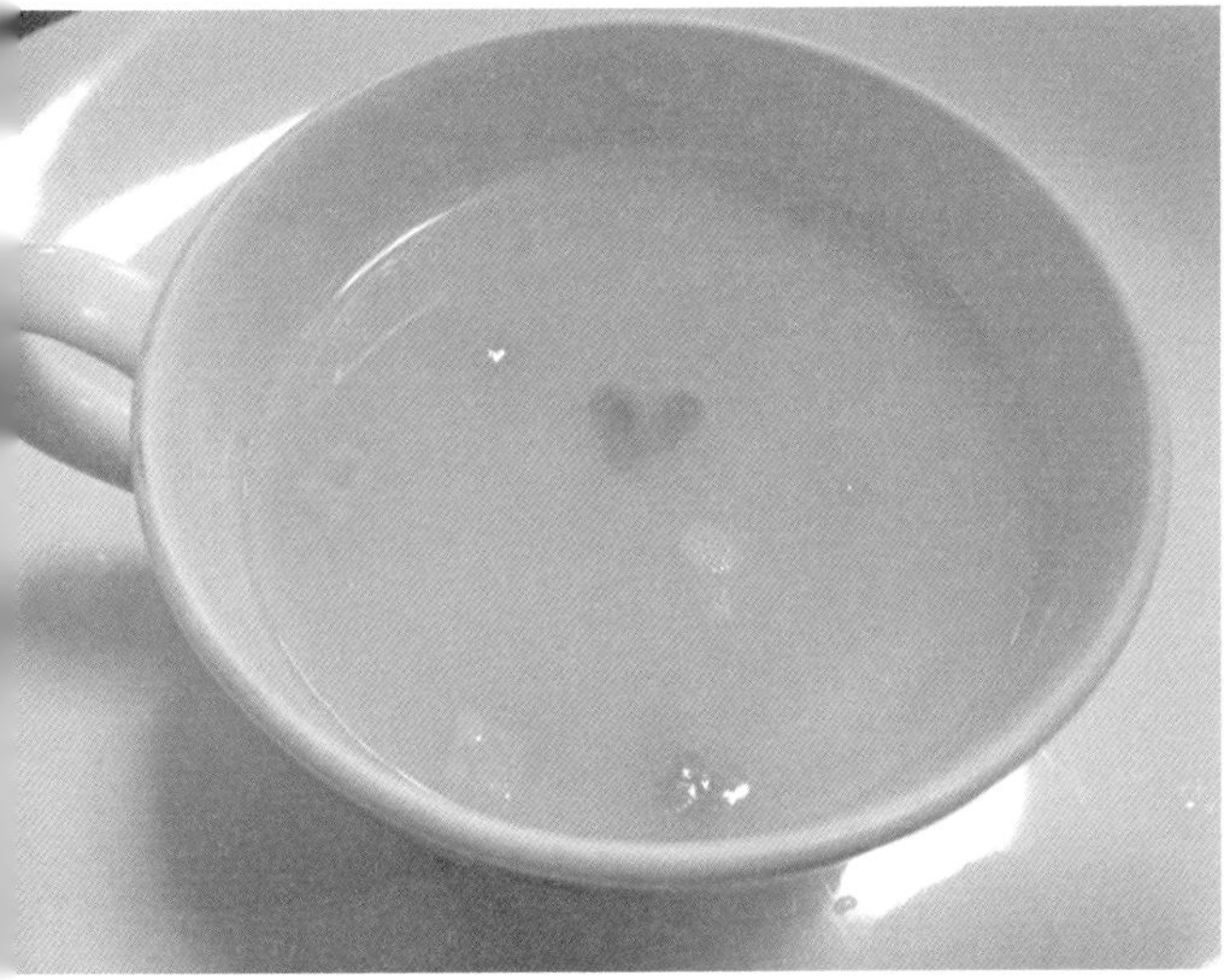

パパイヤのクリームスープ

材料　果物用のパパイヤ、玉ねぎ、ベーコン、塩、こしょう、牛乳、生クリーム、チキンコンソメ

①玉ねぎを炒めて、次いでスライスしたパパイヤを入れ、潰しながら炒め、煮立ったら濾します。

②フライパンにベーコンを入れて炒め、①と水を入れ、沸騰したらチキンコンソメを投入。お好みで牛乳や生クリームを入れ、塩とこしょうで味をととのえてできあがりです。

パパイヤとソーキ汁

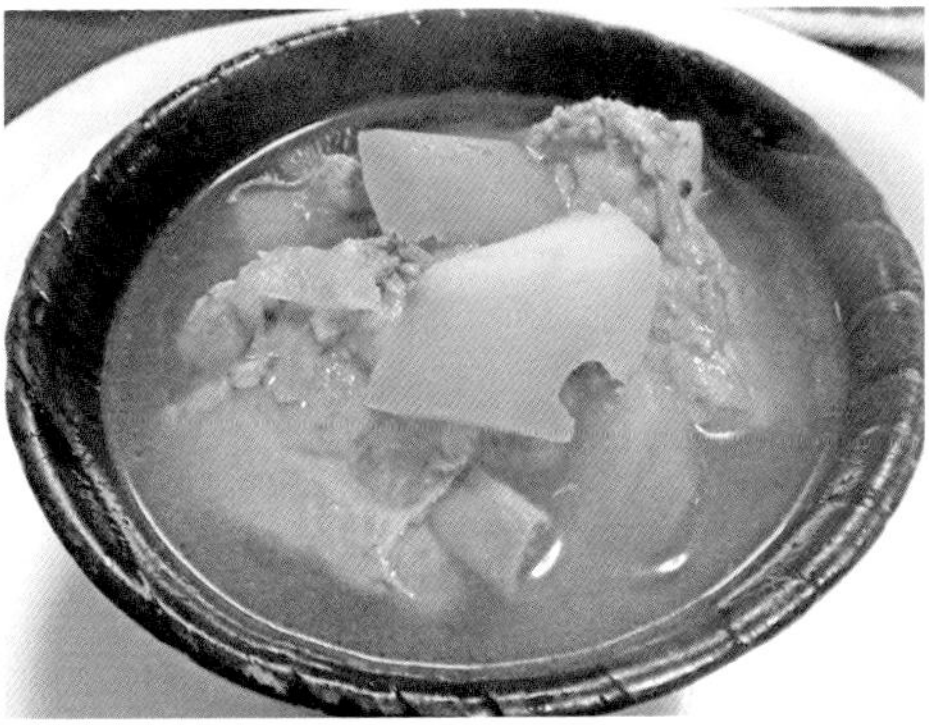

材料　ソーキ、パパイヤ、塩、しょうゆ

①ソーキを入れてダシとアクをとります。

②アクがなくなったらパパイヤを入れます。パパイヤが柔らかくなったら、塩、しょうゆで味をととのえます。

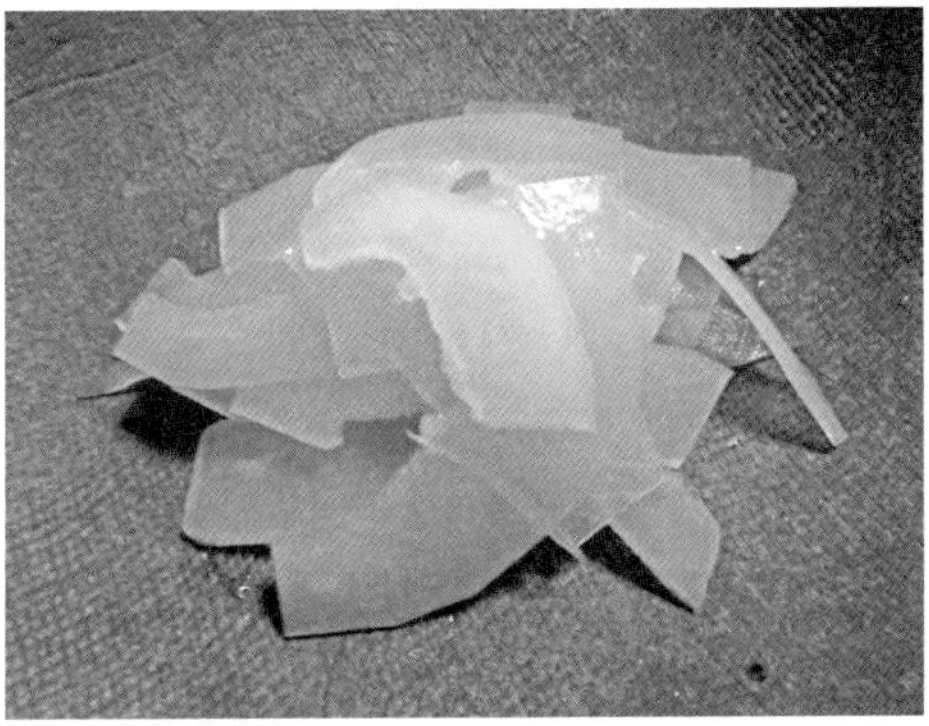

パパイヤの漬物

材料　パパイヤ、塩、らっきょう酢

①食べやすい大きさに切ったパパイヤを、塩でもんで湯通しします。

②それを水にさらして、よく絞り、らっきょう酢に漬けます。

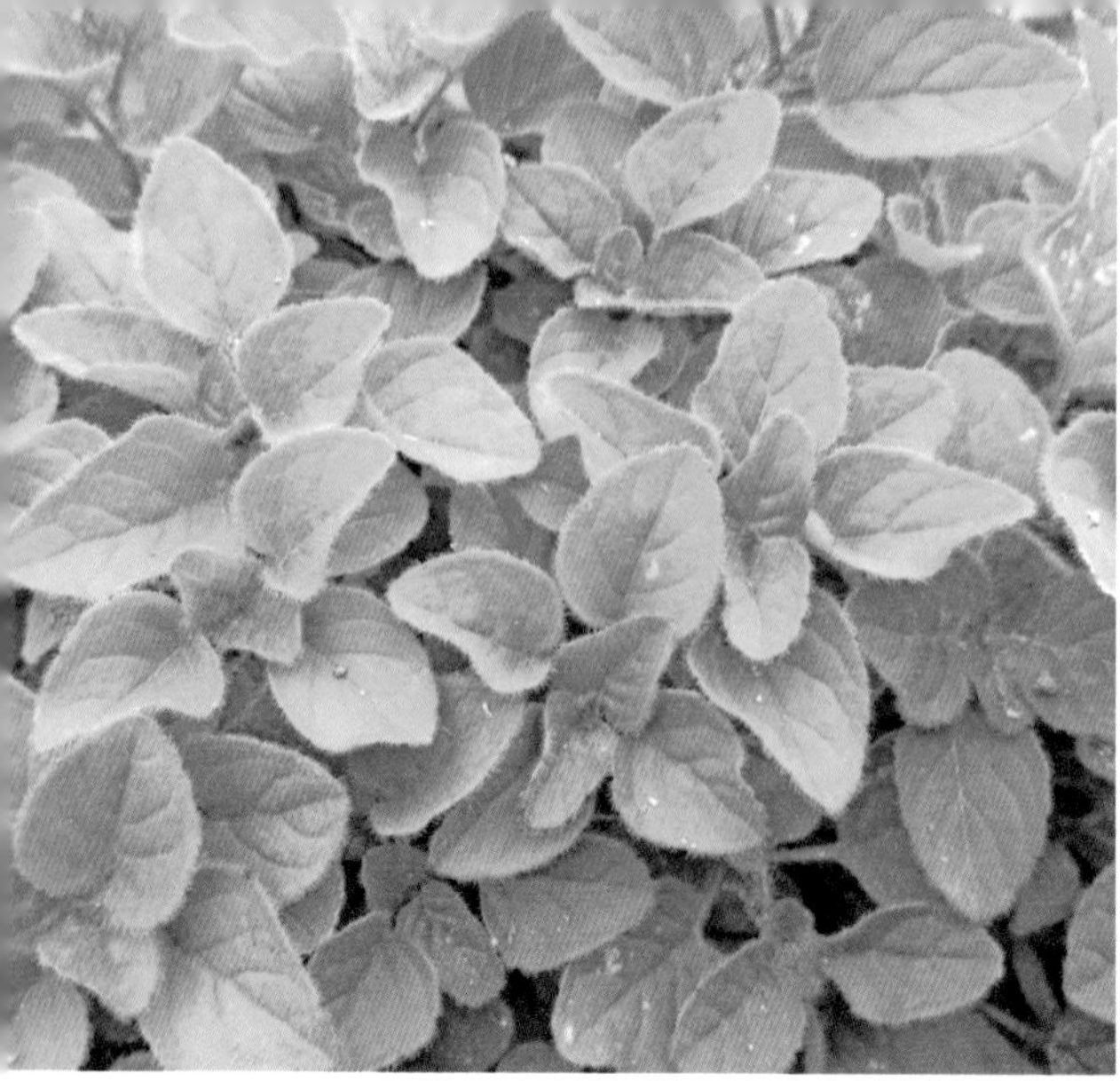

オレガノ

別名：ワイルドマジョラム

頭痛、船酔い、心身の疲労回復、呼吸系疾患、消化促進、神経性胃炎などによいと言われています。

オレガノは別名ワイルドマジョラムと呼ばれ、ギリシャ神話の中にも美しい神話が残っています。オレガノはビーナスが愛し、その芳香はビーナスが触れてから香るようになり、そして今もなお香りつづけていると言われています。

古代ギリシャでは、愛と美のビーナスにあやかり、新郎新婦の頭飾りに使われていました。

古代ギリシャ時代から薬用として使われているオレガノですが、イタリア料理、スペイン料理などにもよく使われ、トマトやチーズなどともよく合い、ピザや肉料理、魚料理にも使われます。

乾燥させても風味が衰えず、むしろ香りが強くなります。

多年草と一年草

オレガノはシソ科の多年草植物です。

多年草とは、一度植えると数年間は株が育っていき、季節が変わっても枯れることなく、毎年、花を咲かせる植物のこと。植えっぱなしでOKです。

一方、一年草は種子から芽を出し、成長してまた種子を成してのち1サイクルで枯れてしまいます。

乾燥させたオレガノ

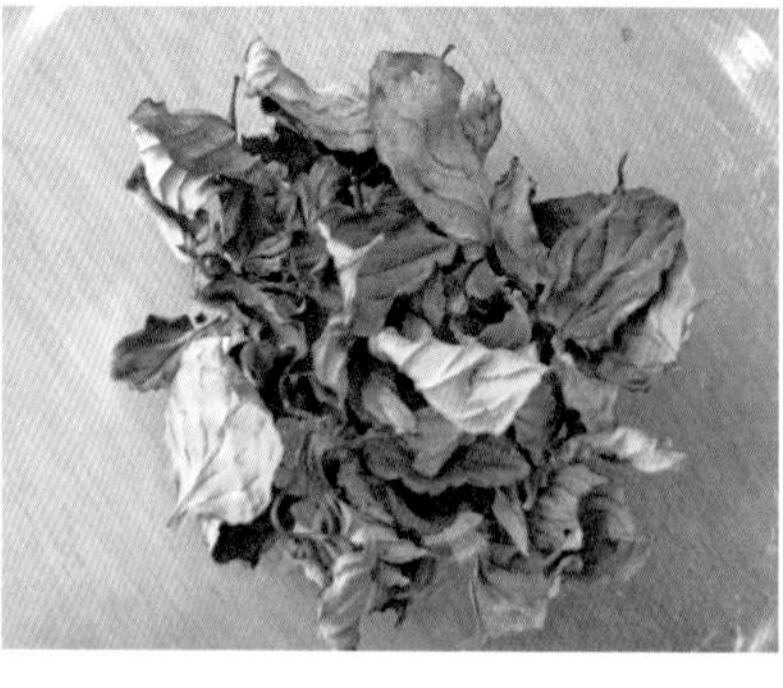

オレガノ風味のトマトソース

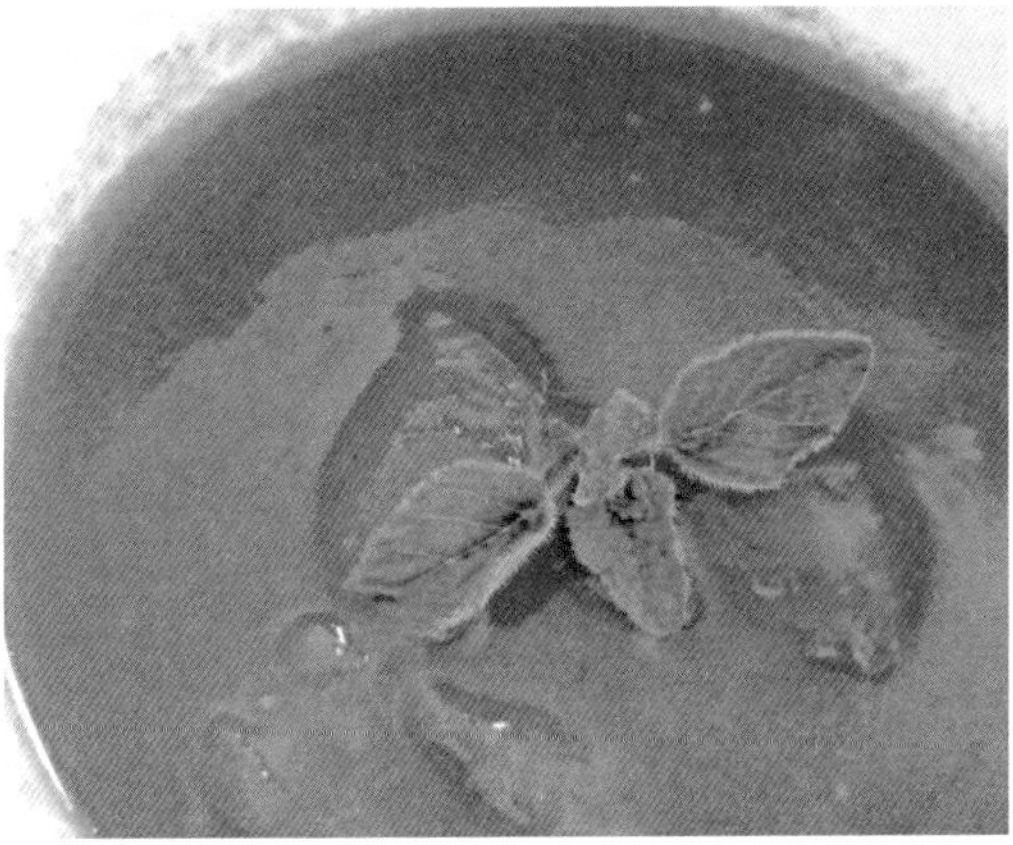

材料 オレガノ、トマト、玉ねぎ、ニンニク、鶏ガラスープの素、赤ワインビネガー、オリーブオイル、塩、こしょう

①オリーブオイルでニンニク、玉ねぎを炒め、トマト、オレガノを入れて炒めます。

②①がしんなりしたら、赤ワインビネガー、鶏ガラスープの素を入れて、弱火で煮詰め、塩、こしょうで味をととのえます。

ピザ

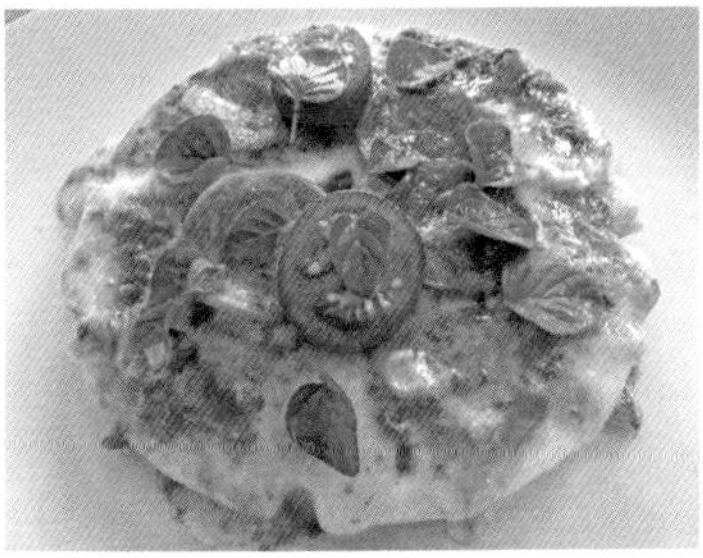

上記のトマトソースをピザソースとして使い、上にチーズ、細かく切ったオレガノを乗せて焼く。できあがりには、生のオレガノとトマトをトッピングすると、香り豊かなピザに。

スパゲティ

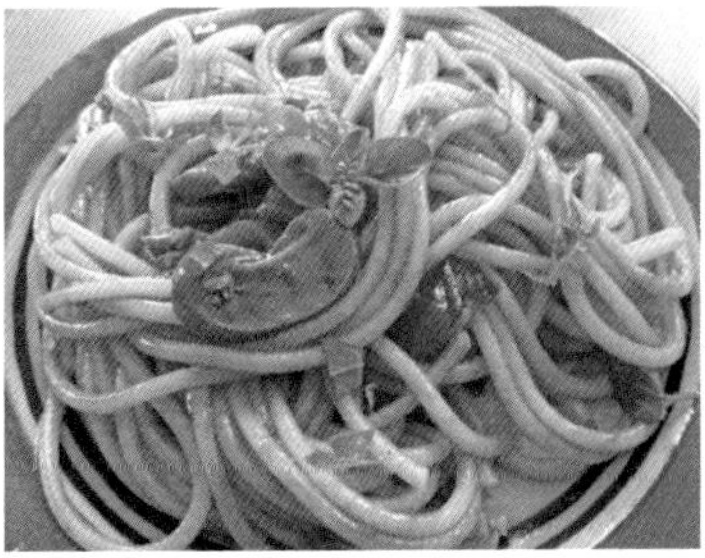

上記のトマトソースを、ゆでたスパゲティにまぜてナポリタン風に。具にマッシュルームやピーマンを入れて、塩、こしょうで味をととのえて、できあがり。

ポテトサラダ

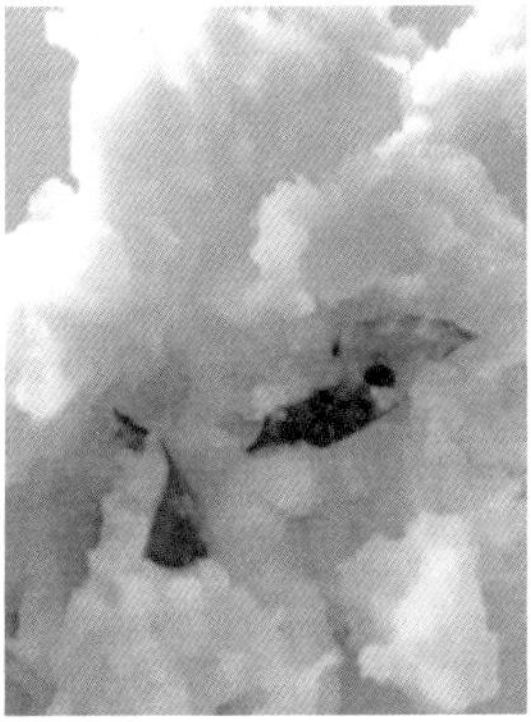

材料

ジャガイモ、乾燥オレガノ、マヨネーズ、塩、こしょう

①ジャガイモをゆでてほぐし、乾燥したオレガノを入れてまぜます。

②つづいてマヨネーズと塩、こしょうをしてできあがりです。

チキンのグリル焼き

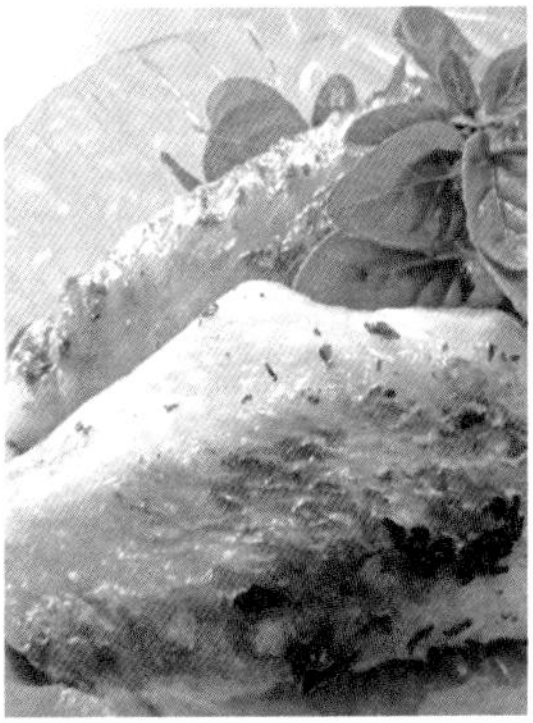

材料

チキン、乾燥オレガノ、塩

チキンに、乾燥オレガノと塩をふり10分ほどおいてから、グリルやオーブンで焼きます。チキンの部位はなんでもOKです。

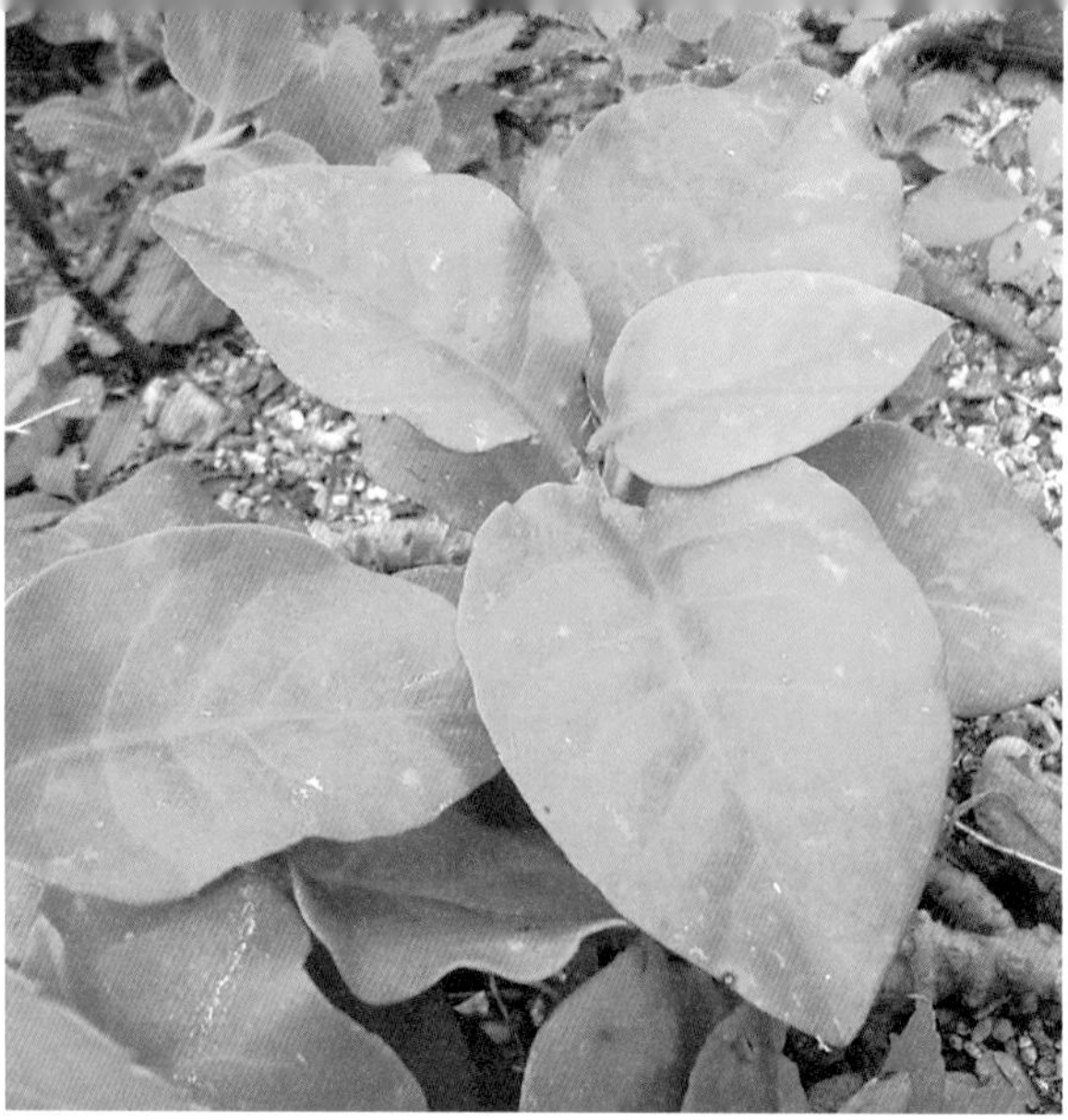

雲南百薬草《うんなんひやくやくそう》

別名：アカザカズラ

滋養強壮、狭心症、心筋梗塞、糖尿、高血圧、骨粗しょう症の予防、老化防止、免疫力向上、視力回復などが期待できます。

厚みのある葉で、つる性の小さなお花を咲かせる雲南百薬草は、生命力も強く百の効能があることからその名前がついたようです。茎にはたくさんのムカゴ（左の写真）をつけます。中国では、ムカゴを薬用として使っているようです。

葉、ムカゴ、根には独特のぬめりがありますが、クセがなく、いろいろな料理との相性がよいです。

6月頃にグングン成長し、夏場のお野菜として、栄養価が高い野菜のひとつです。

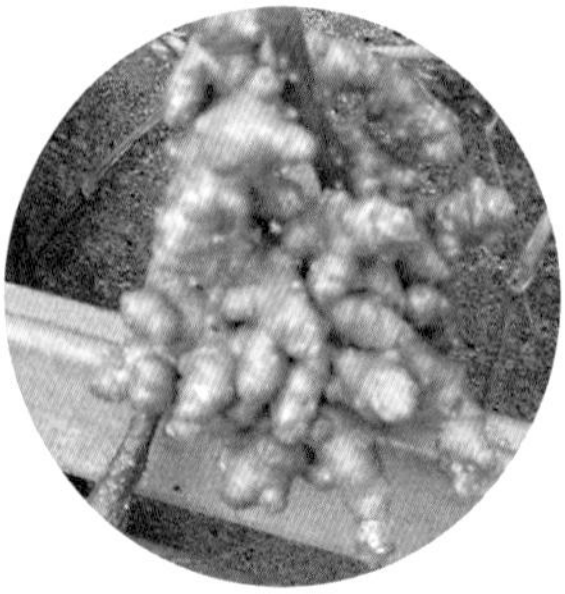

茎にできるムカゴ

雲南百薬草ハーブティー

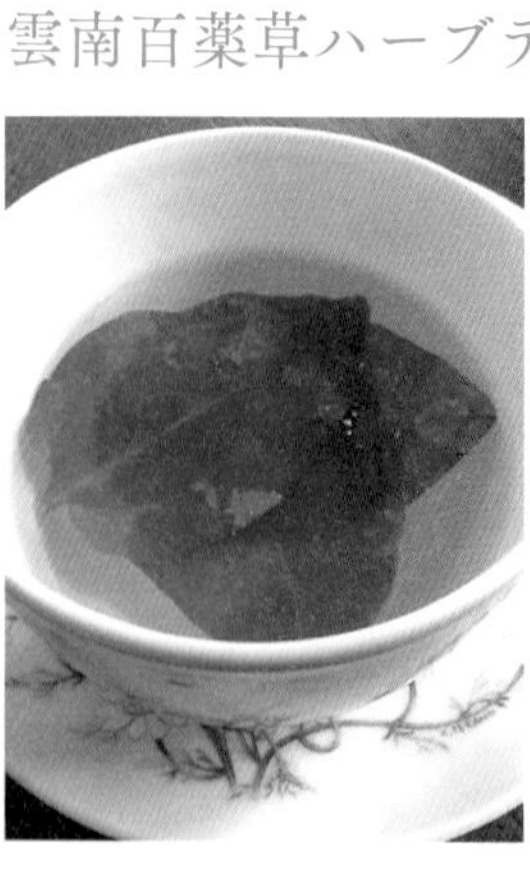

生の葉をきれいに洗い、カップに入れ、そこに沸騰したお湯を注ぎます。

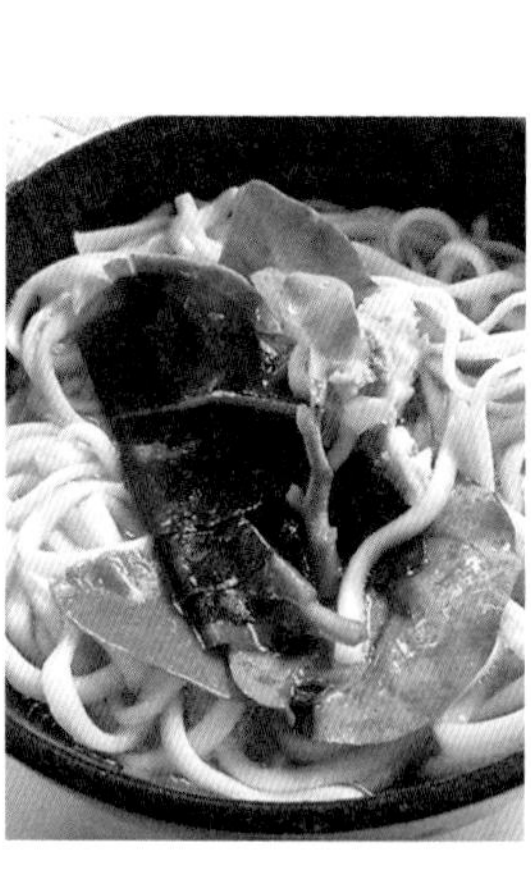

葉はおそばやスープのトッピングに。

雲南百薬草の納豆和え

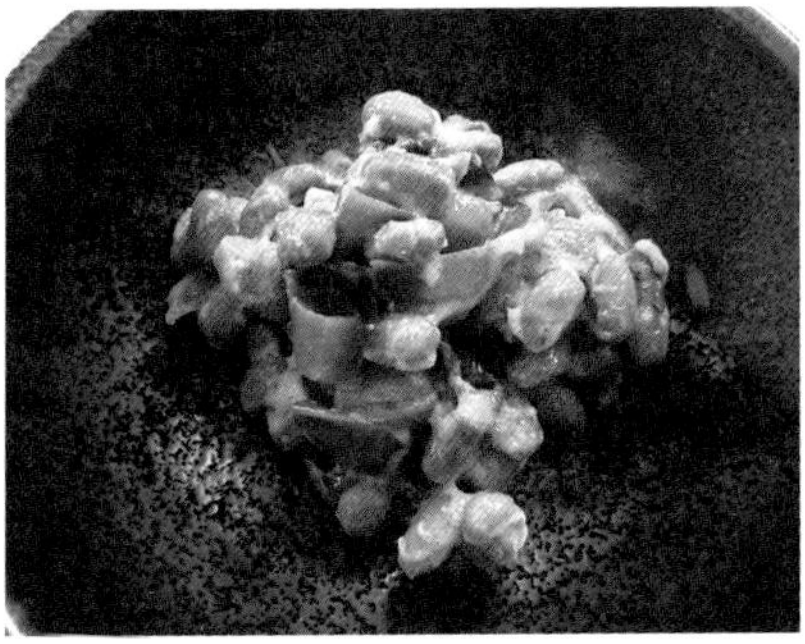

納豆に、湯がいた雲南百薬草と卵黄としょうゆを混ぜてできあがり。

雲南百薬草のモズク和え

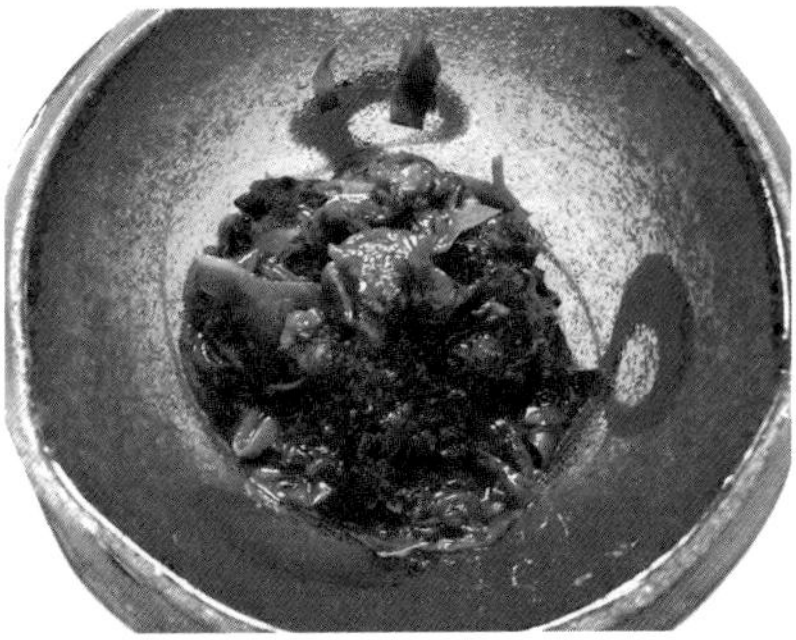

塩抜きしたモズクに、雲南百薬草を湯がいて、食べやすく切って和えます。

ムカゴのオーブン焼き

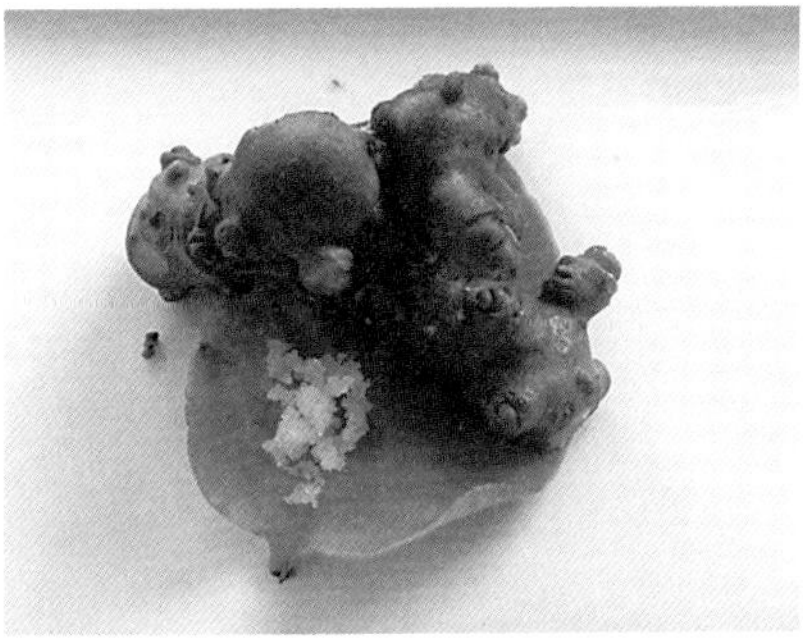

ムカゴを塩ゆでして、オーブンで焦げ目をつけて塩でいただきます。

ムカゴのとろろ風

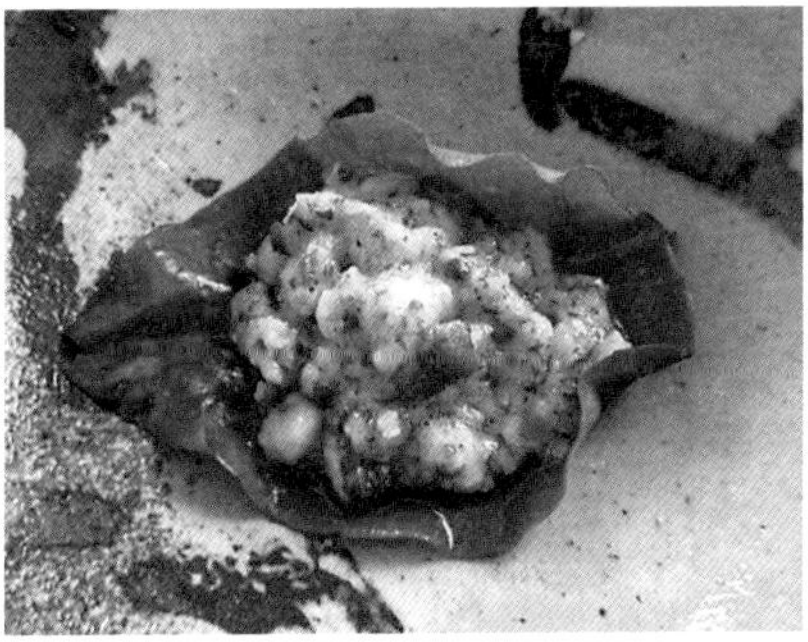

ムカゴをすりおろして、とろろ風にして、いただきます。

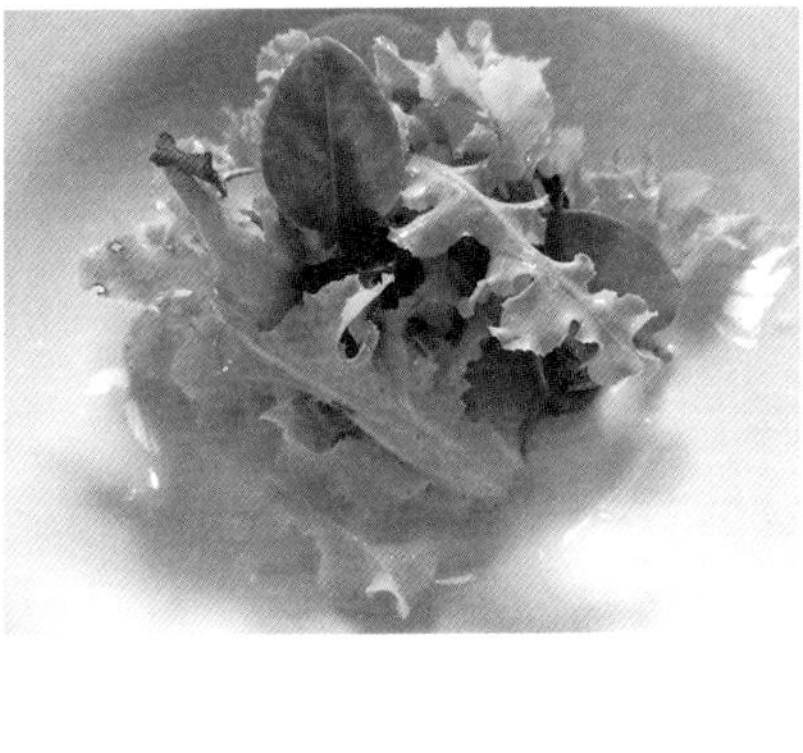

雲南百薬草サラダ

雲南百薬草を、ほかの季節のお野菜と一緒に、生のままいただきます。お好きなドレッシングでどうぞ。

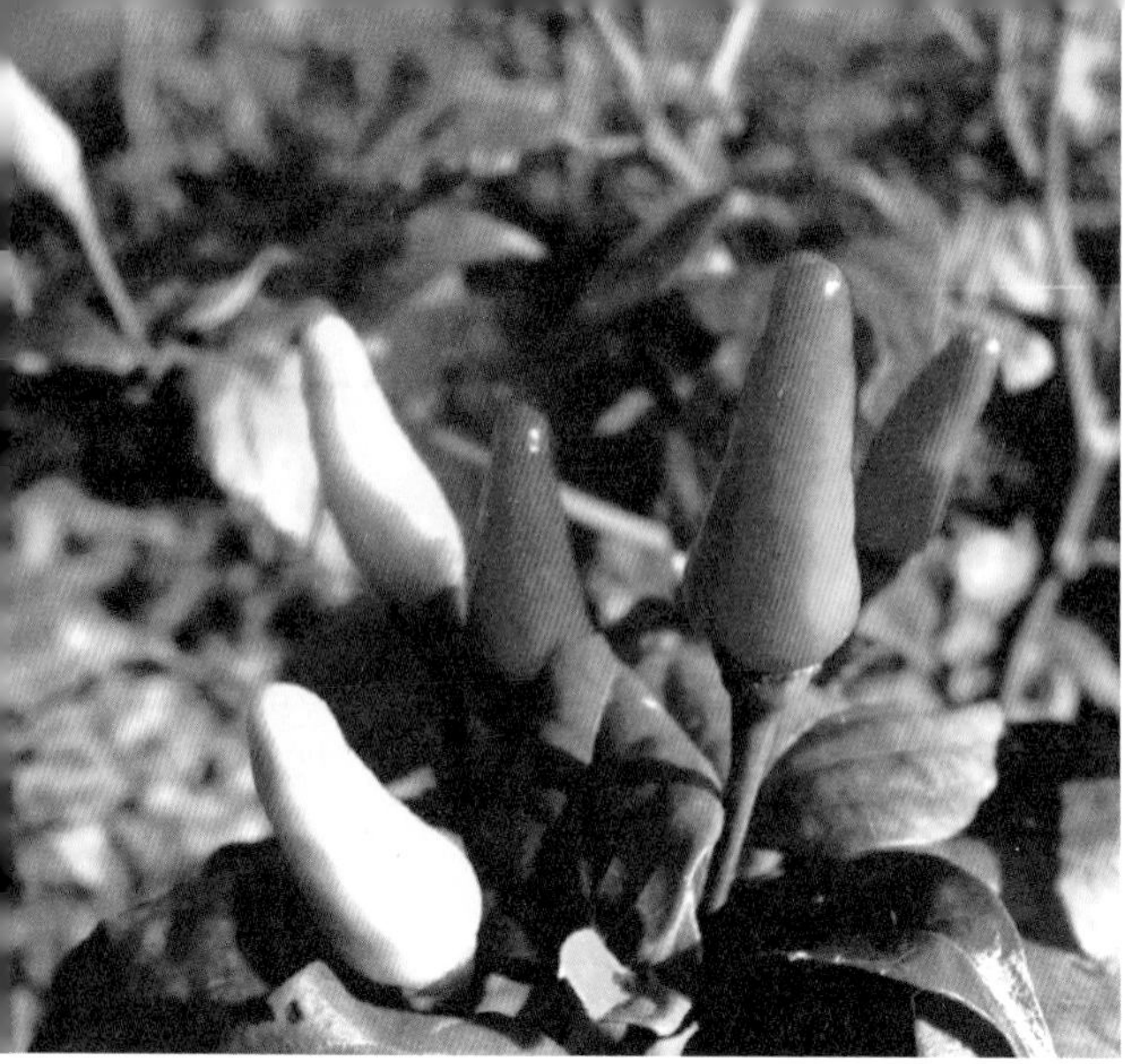

島とうがらし

沖縄方言名：クース

抗酸化作用があり、殺菌、防虫、食欲不振、肩こり、腰痛、二日酔い、便秘解消、免疫力を高めると言われています。

沖縄ではクースと呼ばれ、島では昔から調味料として使われています。

沖縄の気候では一度植えたら数年はもちます。

雑草を取り、日光に当てると年間を通して収穫ができます。ナス科の植物なので連作には向かないため、違う場所や異なるプランターで栽培すると重宝します。

島とうがらしの辛み成分は、水に溶けず、油によく溶けるので油を使った料理との相性がよく、葉にも効能があるので、お野菜として利用できます。また殺菌作用があるので米入れの中に入れておくと虫が寄りつかないと言われています。

そして、クースを食べた翌日は目やにが出て、眼のごみを取ってくれます。

食べすぎは粘膜を痛めます。

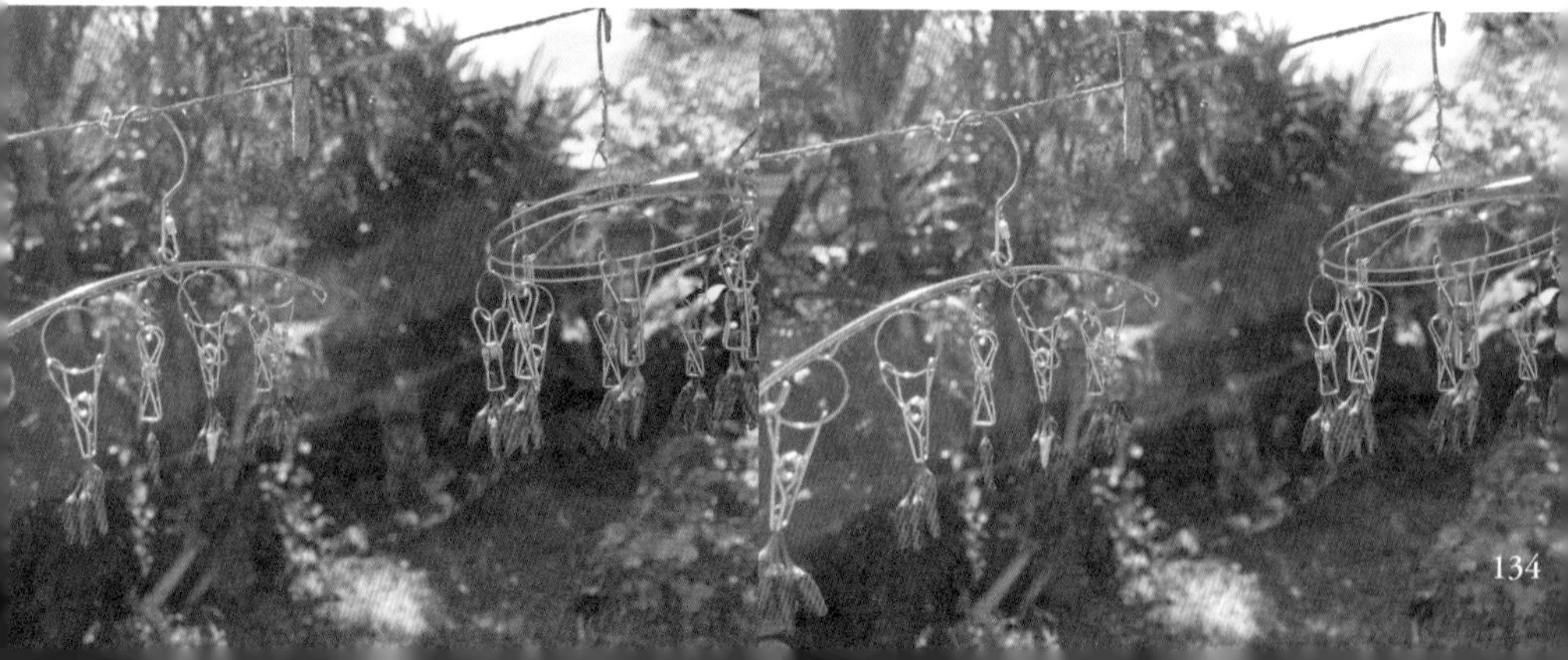

つぼ草

沖縄方言名：カガングワーグサ、
ツブレーン

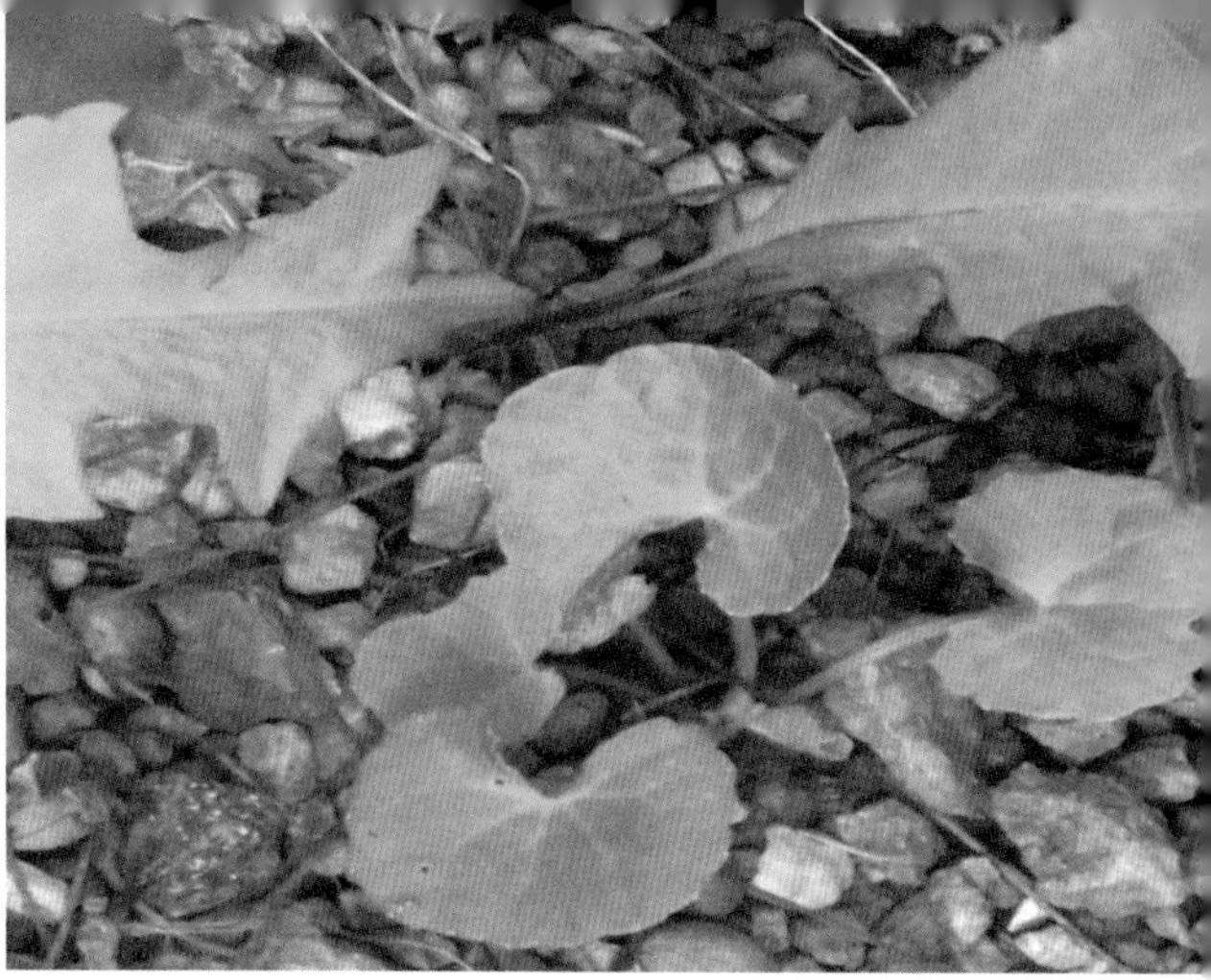

三日はしか、血尿、血便、腹痛、歯痛、夏負け、湿疹、じんましん、にきび、傷口の治療、不眠、不安、記憶力の向上、アルツハイマー、目の過労などによいとされます。

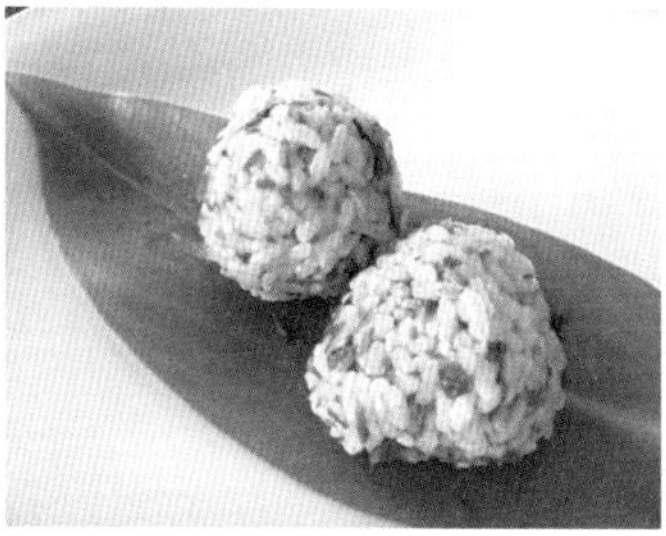

つぼ草ご飯

つぼ草を湯がいて、水にさらし、細かく刻んで、おしょうゆを入れて温かいご飯とまぜます。

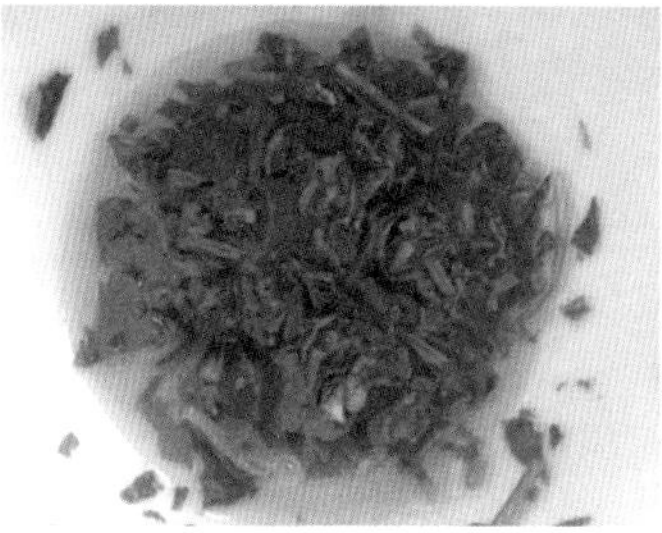

つぼ草のドレッシング

湯がいたつぼ草を細かく刻んで、オリーブオイル、島とうがらし、塩、こしょうをまぜます。サラダやパスタ、お魚などにどうぞ。

つぼ草の葉は小脳の形に似ていて、その形が効能をあらわすかのように目と脳によいと言われています。アーユルヴェーダで使われる薬草の中で最高の評価を受けています。

アメリカでは食べるIQともいわれ、イギリスでもハーブとしてサラダで食したりして、世界中でおなじみのハーブです。

畑の中にどんどん増えていく強いつぼ草ですが、さすがに島の太陽が当たりすぎると、茎があまり伸びずに小さく成長しますので、木陰やお野菜の間などにおいておくと、茎が伸び大きな葉っぱができます。

独特の香りがあるつぼ草ですが、その香りには食欲をそそられます。抜いて捨てるにはもったいないほど、世界中で注目のハーブです。

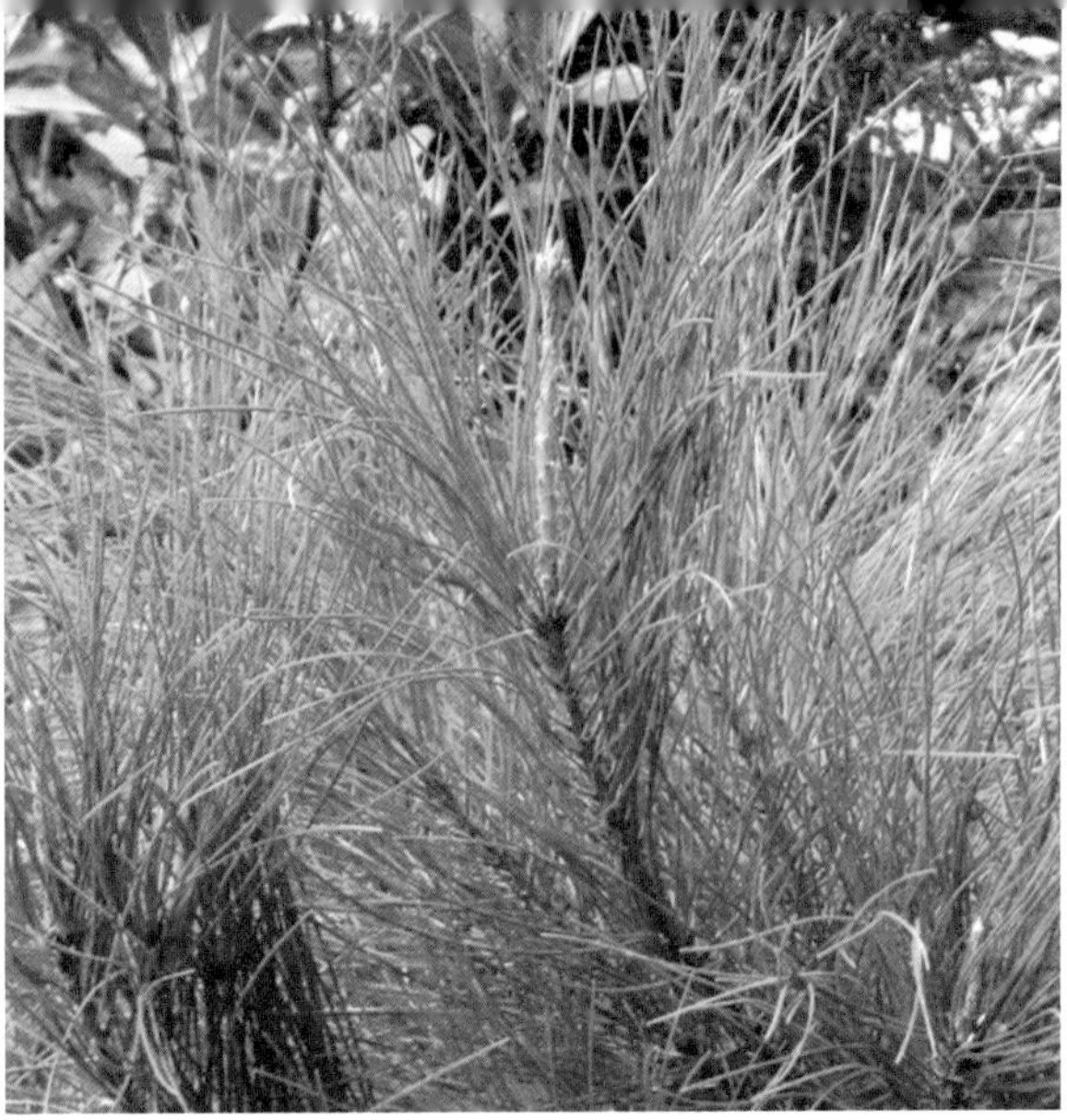

琉球松

沖縄方言名：マーチ、マツ

解毒、咳止め、食欲不振、腹痛、下痢、ガン予防、肌荒れ防止、ストレス解消、便秘解消、糖尿病などによいとされます。

沖縄の県木として知られている琉球松は、神が下りてくるのを待つ意味から松の名になったと言われています。

お正月には、門松として飾られ、主に材木として、家具やお弁当箱、お箸など、加工品として利用されています。

松の葉を食べると長寿になるとのいわれがあり、よくお城のまわりに植えられています。

また登山のときや、動悸が激しいときに、松の葉をかじる、というふうに使われていたようです。

松の葉の香りはリフレッシュ効果があるので、疲れやストレスにも効果があると言われています。

旅先でも

琉球松は殺菌作用がすごくあります。また場の状態をガラッと変えます。ですから私は、旅にはかならず松入り蒸留水スプレーを持っていってシュッシュッとします。エネルギーが変わりますよ。

松の蒸留水

２００３年ごろのこと。樹齢何百年という大きな松の木のそばを通りかかったら、その松が「私たちを使ってください」と言ってきた。そのときは、どうやって使うのかなと思ったのですが、その後、大きな台風が来て、その松が倒れたんです。松は倒れることを知っていたけれど動かず受け入れてメッセージをくれた。私は松に敬意をもちました。するとその松から光がいっぱい出てきた。それがしずくに見えて、それで松の蒸留水をとるようになったんです。

松の葉の天然サイダー（発酵前）

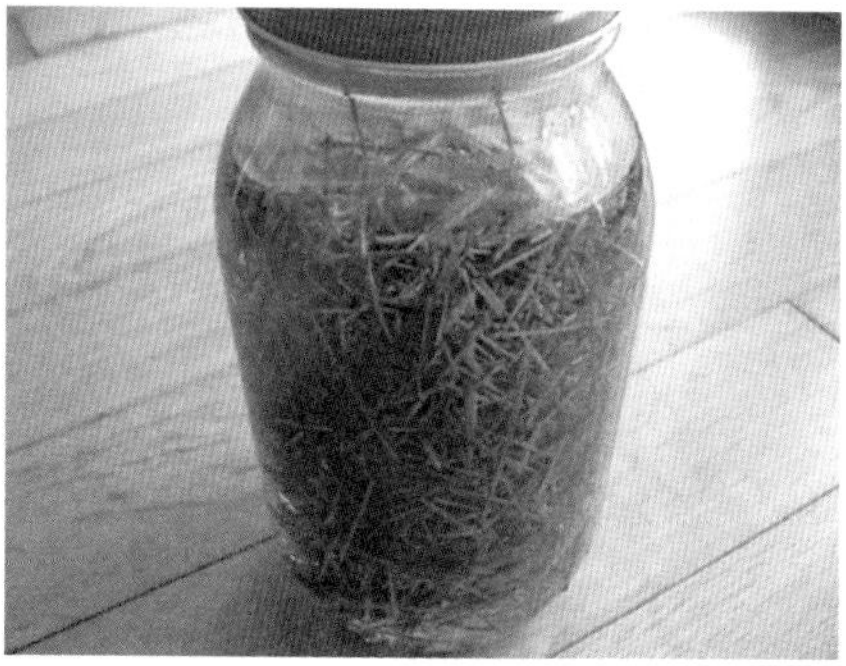

材料　松の葉…100グラム
　　　　砂糖……130グラム
　　　　水　……1リットル

①松の葉は袴を取り、きれいに洗い、水気を取ります。
②お砂糖を1リットルの水に入れ、煮溶かします。
③瓶の中に松の葉を入れて、冷ました②を入れて、軽くフタをします。

松の葉の天然サイダー（発酵後）

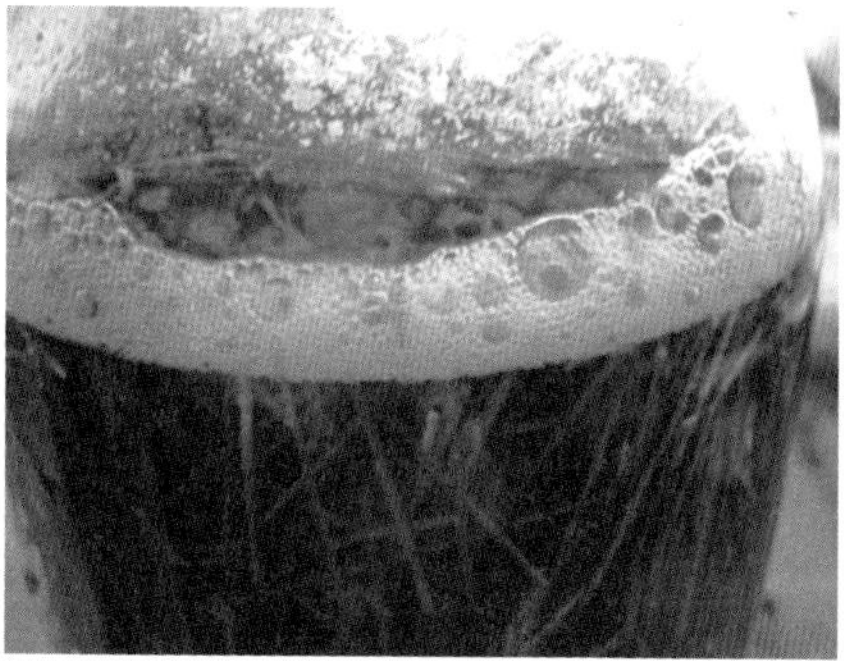

2、3日で発酵すれば、漉して炭酸水として飲めます。発酵が進むと、次は酢酸発酵となり、その次はアルコール発酵となります。

松の実のシロップ

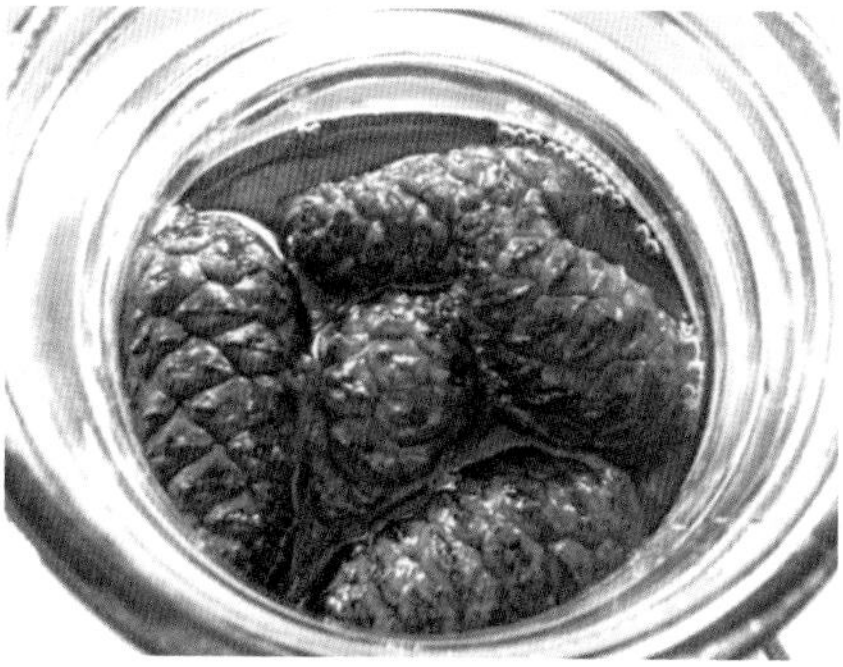

青い松の実をはちみつに浸けて、3～7日で香りが移ったらできあがりです。

松の実シロップのパンケーキ

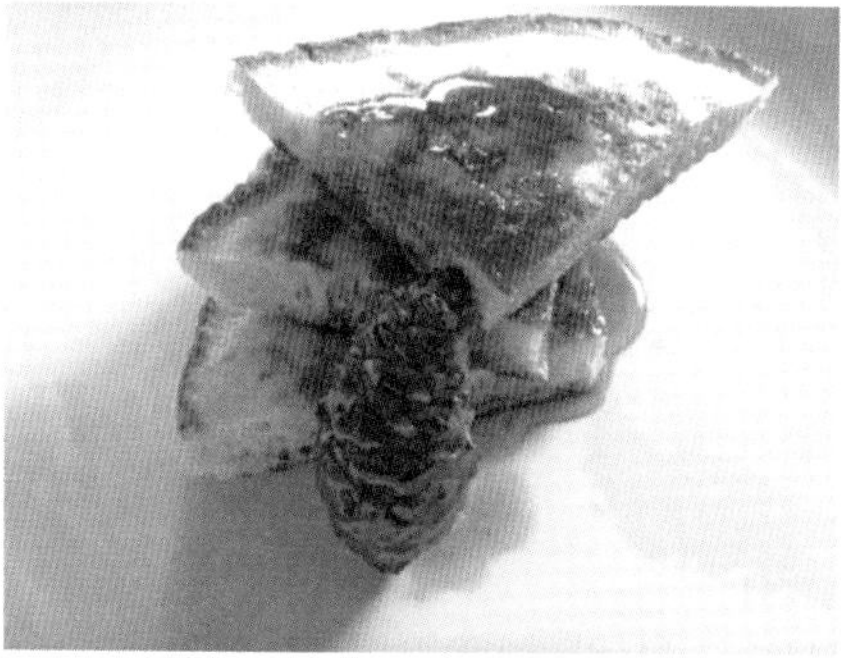

松の実シロップは、パンケーキなどにどうぞ。実も一緒に添えています。

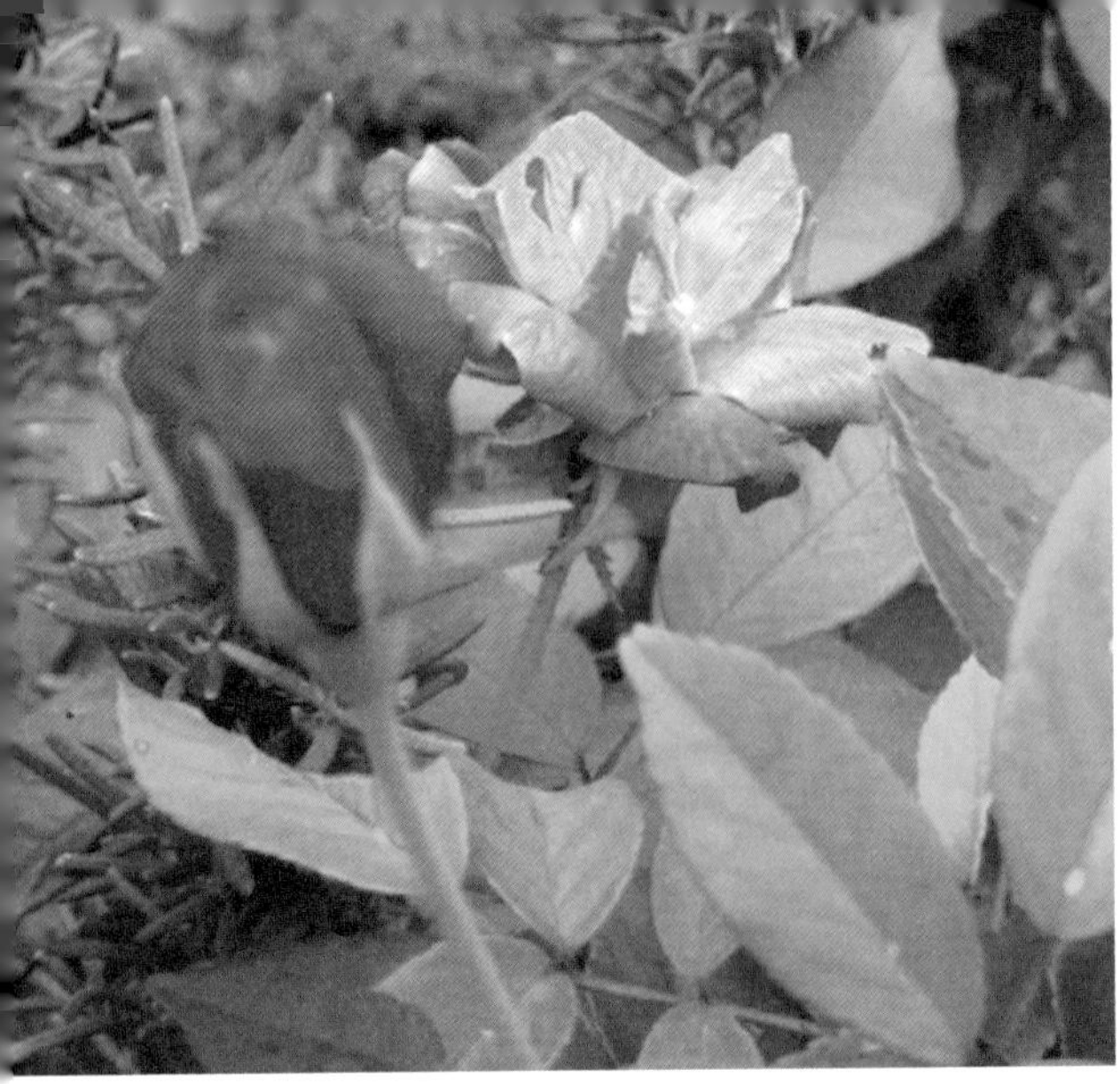

ローズ

沖縄方言名：トーシメ、トーヌメ
コウシンバラ

美肌、肌のシミ、便秘、更年期、神経過労、解毒、二日酔い、ホルモンバランスの調整のはたらきがあると言われています。

ローズには多くの種類がありますが、食用にされるのは、ワイルドローズ（野生種）、オールドローズ（古くからある品種）などの花びらや実などです。

ヨーロッパでは、花びらをワインに漬けたり、オリーブなどの植物油に香りを移し肌につけたりしていたようです。幼いころ近所の家の垣根に使われていて、お花の咲くころになると家主のおばーがお花をとって食べていました。それが、私のローズとの出会いです。食べてみると口いっぱいにローズの香りが広がり、それは幸せな気持ちにさせてくれました。お花の女王といわれるローズの力にびっくりでした。そういえば、あのおばーの肌がキレイでとても元気だったのはローズのおかげだったのかも？　と思うほど、女性に大切な効能をもっているローズです。

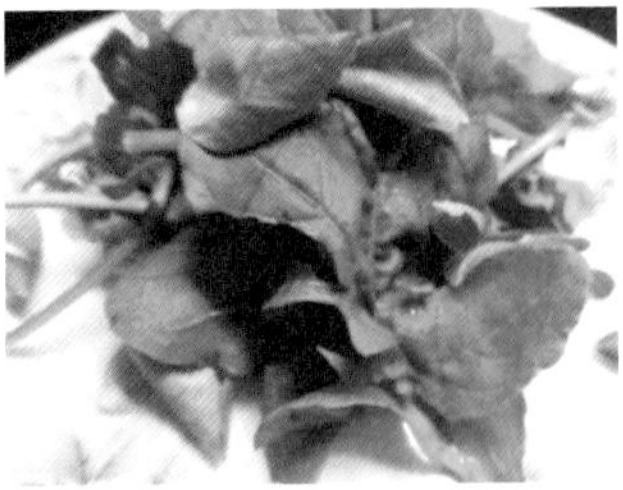

ローズのサラダ

野菜と花びらを混ぜます。

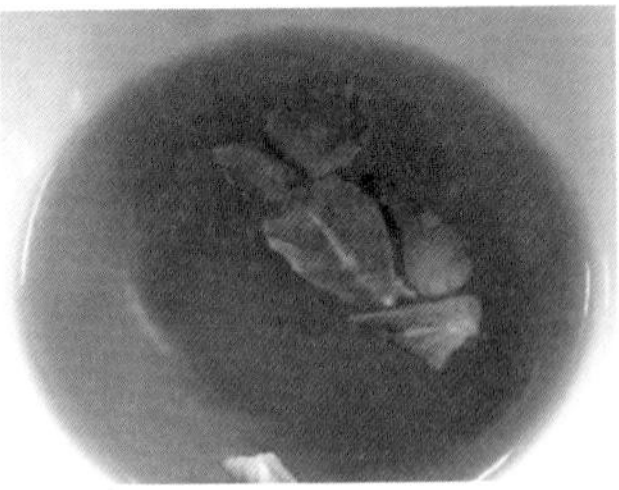

ローズ花びらのハーブティー

花びらにお湯を注ぎます。

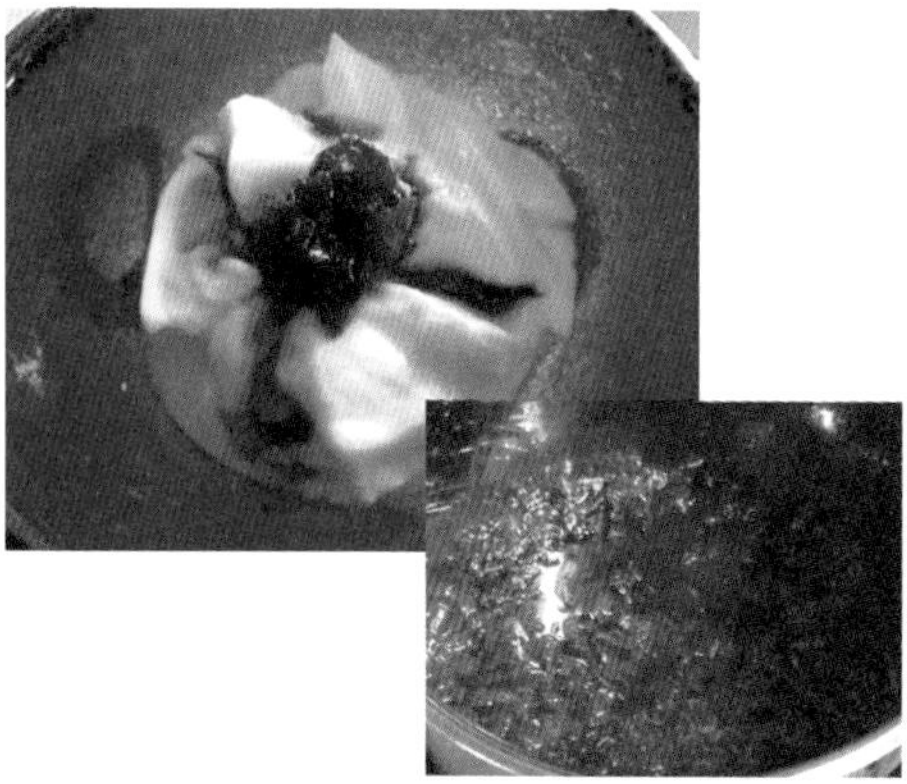

ローズジャムを煮詰めているところ

ローズジャム

材料

ローズのお花…100グラム
お砂糖…50グラム
レモン（シークヮーサーでも）…適量
お水…1カップ

鍋にローズ、お砂糖、お水を入れて弱火で煮詰めていきます。煮詰まったら、レモンの汁を入れてできあがり。

写真はヨーグルトにかけています。

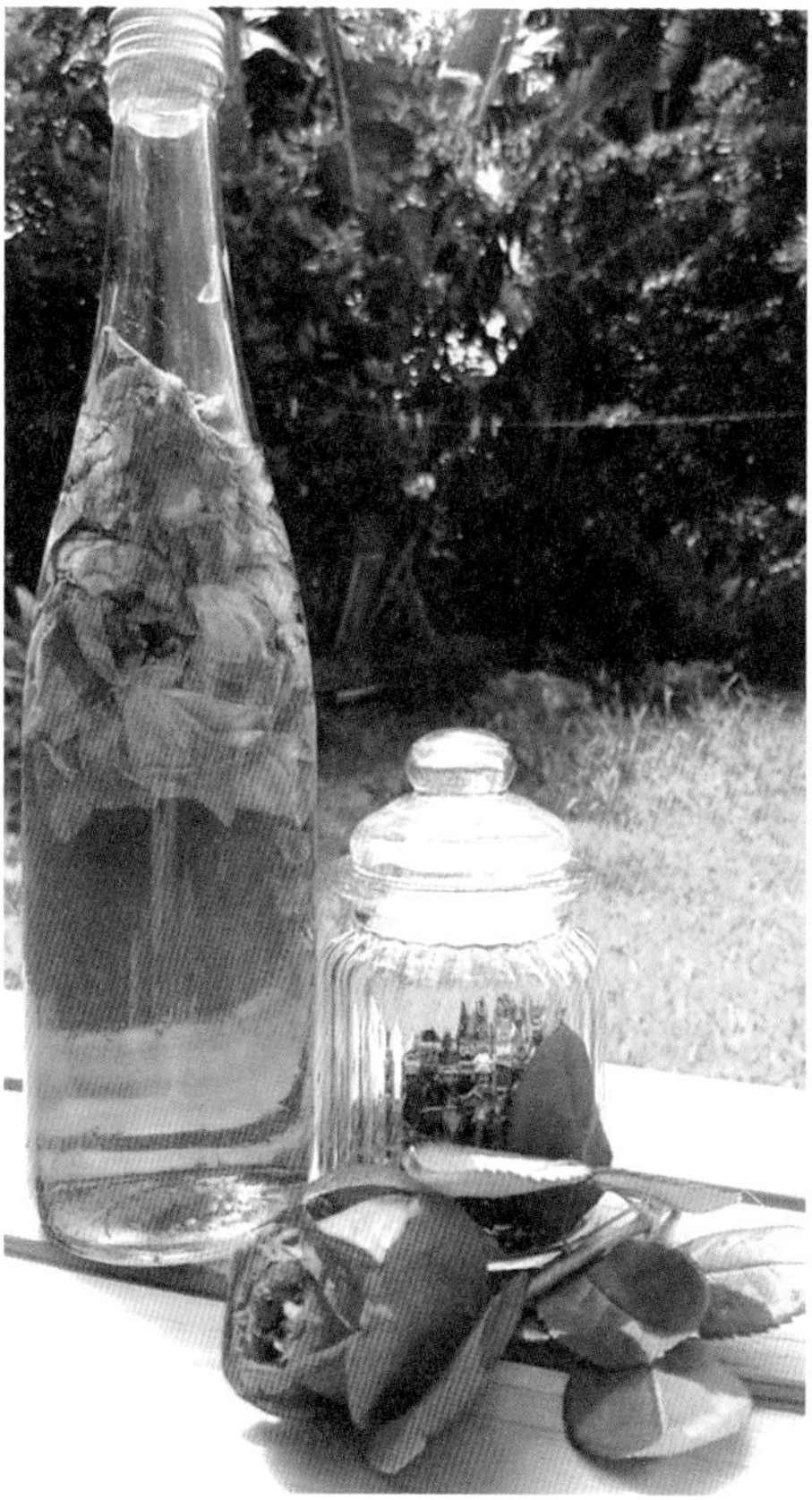

ローズウォーター

豚肉文化沖縄

鳴き声以外は全部食べる、と言われている豚肉。沖縄には、アグー豚という在来種の豚がいます。18世紀、琉球王朝時代、中国の冊封使節団をもてなすために養豚が普及しました（使節団は４００～５００人態勢で、半年～８か月滞在したようです）。このときの豚肉料理は、一般市民には旧正月や旧盆行事に食べられるごちそうだったようです。その後、昭和に入り、戦争戦火の地上戦の中、食べることもままならない状況となっていきました。その窮地を知って立ち上がったのが、ハワイ在中のウチナーンチュ（沖縄人）でした。豚は食料だけでなく、その糞尿は肥料となり野菜を育てる。そう考えたウチナーンチュは、ふるさとへの強い想いが原動力となり「ハワイ連合沖縄救済会」を立ち上げ、彼等自身も差別を受け貧しい生活の中、それでも資金を集め、種豚５００頭あまりを買い、７人の勇士が命懸けで５０００キロを航海し、届けました。このエピソードは、食糧難という庶民生活窮状を救済し、戦後の復興へと貢献しました。映画にもなってます。先人たちの心、感謝の想いで鳴き声以外はいただかせてもらってます。

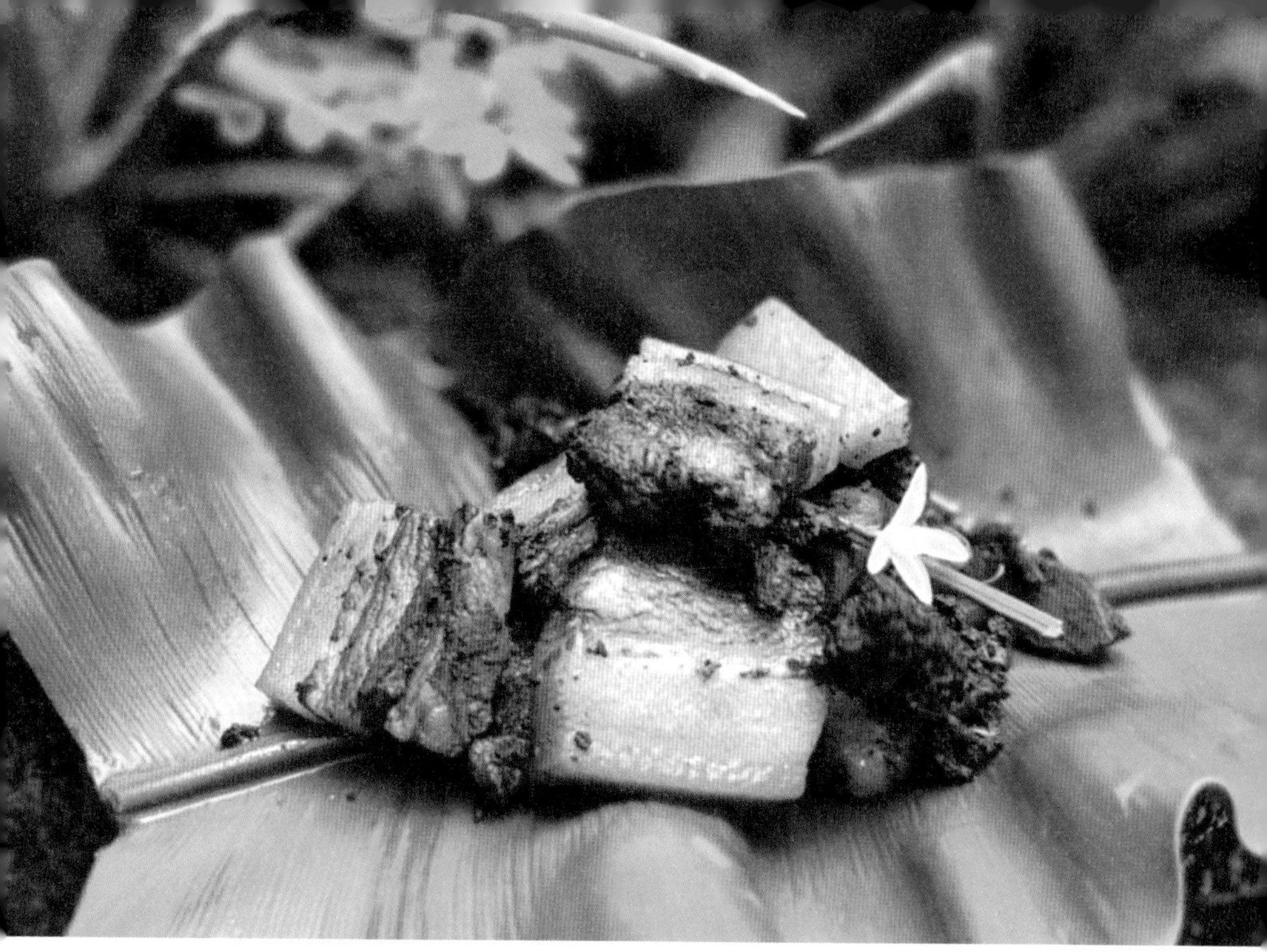

チィーイリチー

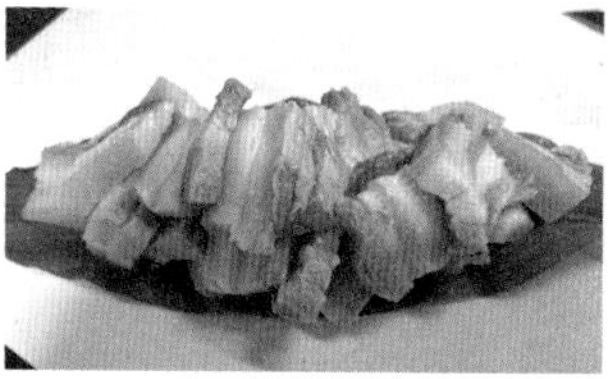

脂の乗った三枚肉

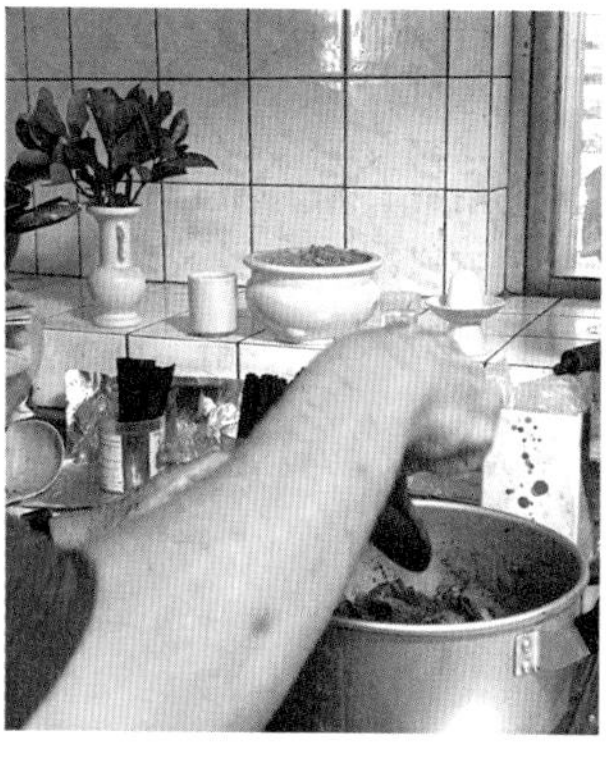

調理する下地さんと奥に写るヒヌカン

伝統料理チィーイリチー

豚の血が手に入るときに、脂が乗った豚の三枚肉と、豚の血で作る伝統料理です。作ることができる人が少なくなり、今回は地元の下地ミエ子さんに作っていただきました。

三枚肉を湯がき、豚の血と一緒にもみこみ炒めていきます。沖縄は暑いので脂ものは敬遠されがち。しかし血の鉄分と一緒に調理することで脂っぽさがまったくなくなり、おいしくいただけます。鉄分と良質な脂を一緒にとることができる先人の知恵が詰まった料理です。

ヒヌカン ― 台所の神様

左下写真の奥に見えるのは台所の神様ヒヌカン（火の神）です。各家庭の台所にかならず祀られます。神様はここを通って出入りします。毎朝あるいは旧暦の１日と15日等に、食事やお水やお茶をお供えして感謝を捧げます。

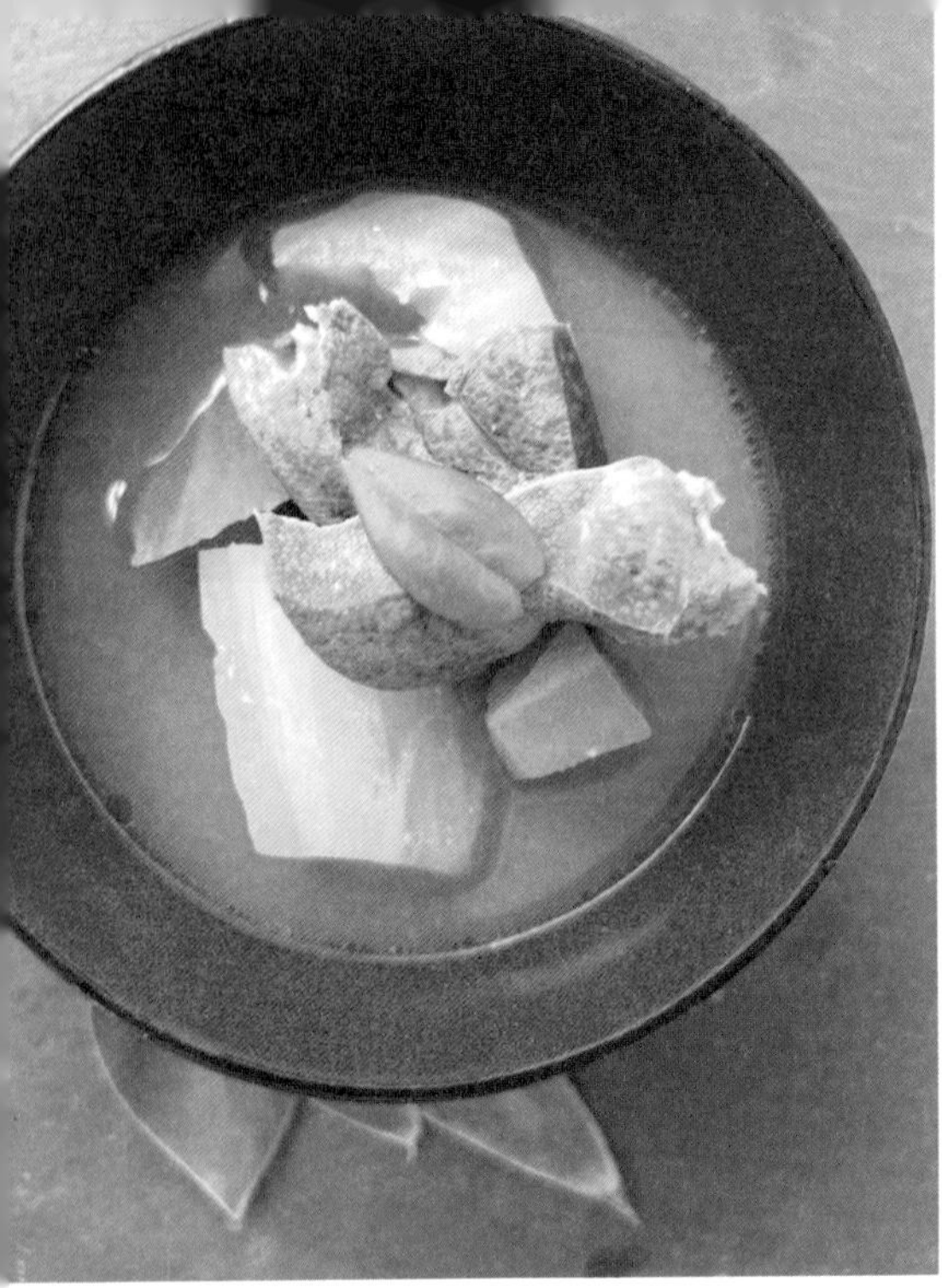

チムシンジ

チムは豚レバー、シンジは煎じ汁の意味で、肉、内臓、野菜、薬草、野草を一緒に煮込んで作ります。風邪を引いたり体力が弱ったときにいただきます。

豚肉料理にはたくさんの名前

豚肉は、頭からつま先まで感謝を込めてすべていただくだけに料理名もたくさんあります。

豚の耳皮料理＝ミミガー
顔皮料理＝チラガー
内臓料理＝ナカミ汁
肝と肉と野菜汁＝チムシンジ
三枚肉煮物（角煮）＝ラフテー
血入り料理＝チィーイリチー
豚足＝てびち

あとがき

最後までお読みくださりありがとうございます。

子どもたちや、友人たち、お役に立ち、お渡し、残したいと、取り組ませていただき、まだまだあるのですが、伝統、文化、自然、知恵、島のシャーマニズムを詰め込みました。

世界中、それぞれの地域で、伝統、文化、食の中に、変化対応し、そこで生き抜く知恵があるように思います。

東西南北、老若男女と、対抗するエネルギーを調和とバランスで進化し続けています。

先住民文化では「『今ここ』という瞬間に幸せや元気になる種が落ちている」「4つの

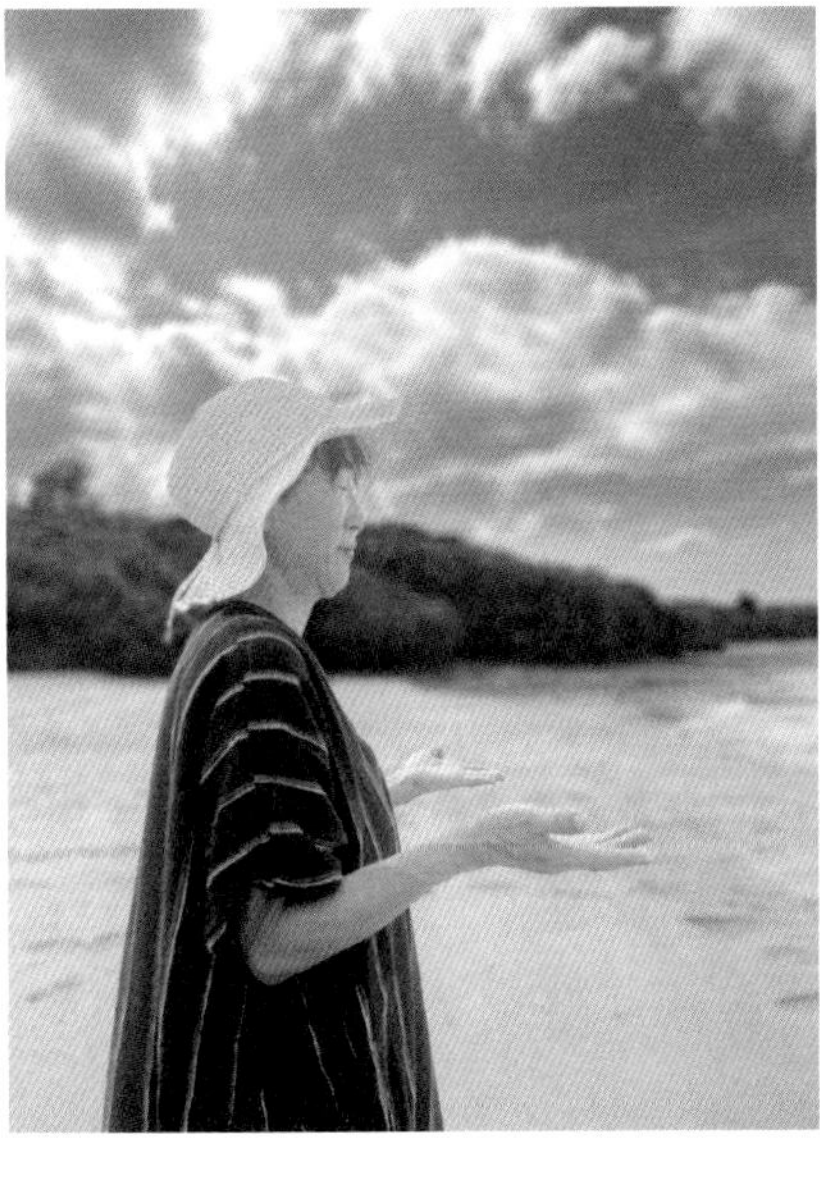

方向に分かれた人たちが、知恵を分け合うと地球に平和が訪れる」と言われています。

暮らしの知恵。宝物は足元にたくさんあります。

その輝きを感じるきっかけになればありがたいです。

本の制作にあたり1年かかりましたが、根気強く待っていただき、私の想いを快諾されたヒカルランドご夫妻、一度も沖縄に来島したことのない編集の智子さん、初めての沖縄の文化、心を拾ってくださり、ありがとうございます。

そして手となり、足となってくれ、知恵を与えてくれた娘にも感謝しています。

知恵は、先人から、授かったものではなく
子どもたちからの預かりもの
「今ここ」に祈りと感謝を込めて

入口初美

参考文献リスト

前田光康、野瀬弘美『沖縄民俗薬用動植物誌』ニライ社　１９８９

多和田真淳、大田文子『沖縄の薬草百科』新星図書出版　１９８５

渡口初美『沖縄の食養生料理　健康料理・民間療法』国際料理学院　１９７９

辺見金三郎『食べられる野草』保育社　１９７３

岸朝子『沖縄料理のチカラ』ＰＨＰ研究所　２００３

「日本の食生活全集沖縄」編集委員会『聞き書 沖縄の食事』農山漁村文化協会　１９８８

山里純一『沖縄のまじない』ボーダーインク　２０１７

下地清吉『琉球薬草誌』琉球書房　２０１５

金城勇徳『ありんくりんぬちぐすい』週刊レキオ社　２００２

高木凛『大琉球料理帖』新潮社　２００９

プロフィール

入口初美　いりぐち はつみ

ナチュラルメディスンスクール主宰。石垣島生まれ。幼少期から、自然界や植物からのメッセージを受け取り、石垣島で自然とともに生きる暮らしを実践。植物・ハーブ研究家として出版、講演、教育活動をしてきた中、2015年に交配種のハブに咬まれて心肺停止となり、臨死体験。あの世とこの世を彷徨う中、「全てがわたし」「意識」と気づき、瀕死の状態から奇跡の生還を果たす。以降、「私の魂の声」を聞き、「私の地球を生きる」「私の宇宙を引き受け生きる」ことを決意。現在は、島の知恵や植物のメッセージ、自然界、場の力と共鳴しながら、こころとからだと魂をととのえる方法、伝統料理、島ハーブ料理、未来に手渡せることを、意識と食と生の講習会などを通じ精力的に伝えている。メディカルハーブ、メディカルアロマアドバイザーなど植物関係を中心に数多くの資格を持つ。著書に『石垣島はっちゃんの【島の薬箱】』、共著に『言霊、数霊、形霊！【全ての扉を開ける鍵】カタカムナ』『未来はすでに出来ている?!　植物とセカイムラコンセプト』（いずれもヒカルランド）がある。

島の薬箱

https://www.sekaimura.com/iriguchihatsumi

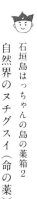

石垣島はっちゃんの島の薬箱2

自然界のヌチグスイ（命の薬）

第一刷　2023年11月30日

著者　入口初美

発行人　石井健資

発行所　株式会社ヒカルランド
〒162-0821　東京都新宿区津久戸町3-11　TH1ビル6F
電話　03-6265-0852　ファックス　03-6265-0853
http://www.hikaruland.co.jp　info@hikaruland.co.jp

振替　00180-8-496587

本文・カバー・製本　中央精版印刷株式会社

DTP　株式会社キャップス

編集担当　岡部智子

ISBN978-4-86742-304-2

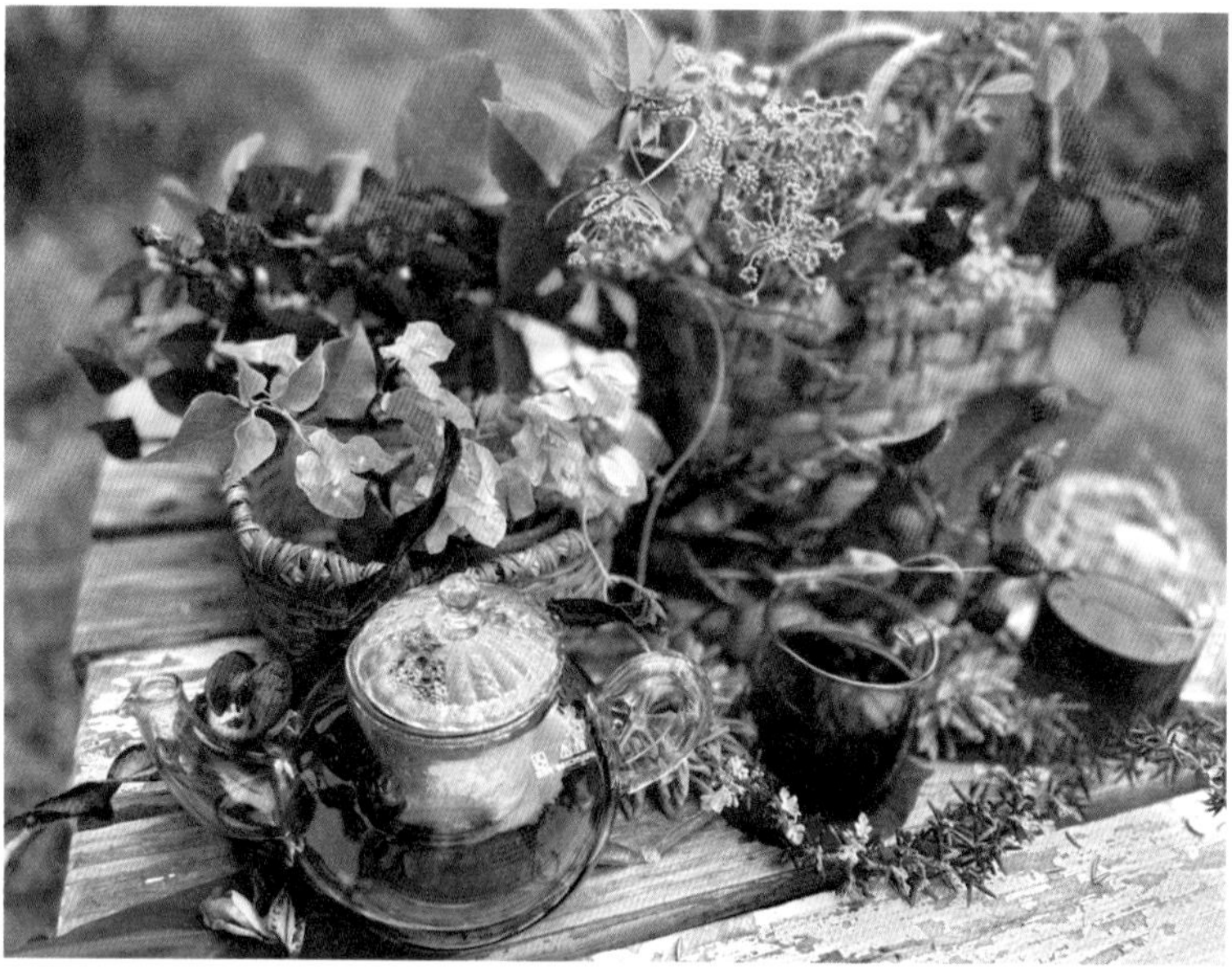

入口初美の最新情報は、ホームページ「島の薬箱」からご覧いただけます。

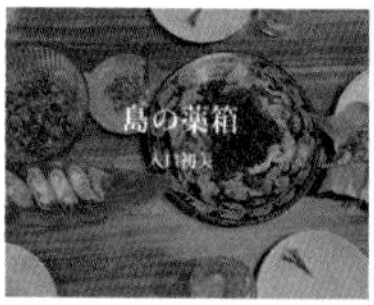

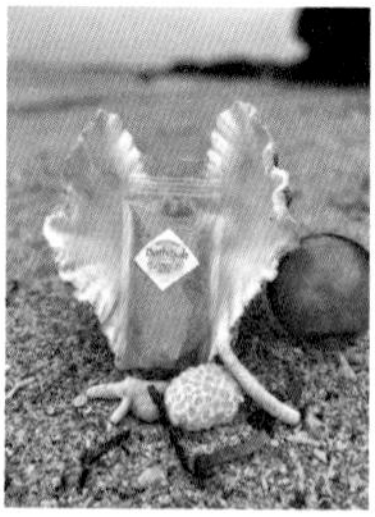

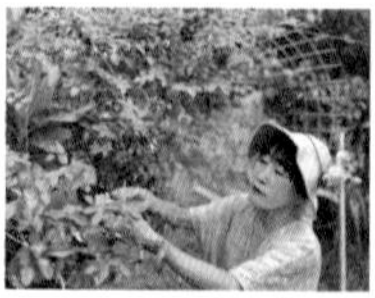

「島の薬箱」掲載情報

- 入口初美主宰スクール情報
- 講演スケジュール
- 新刊案内
- 手作り品販売サイトリンク（予定）
- ガーデン情報　など

「島の薬箱」
https://www.sekaimura.com/iriguchihatsumi

ヒカルランド　好評既刊！

地上の星☆ヒカルランド　銀河より届く愛と叡智の宅配便

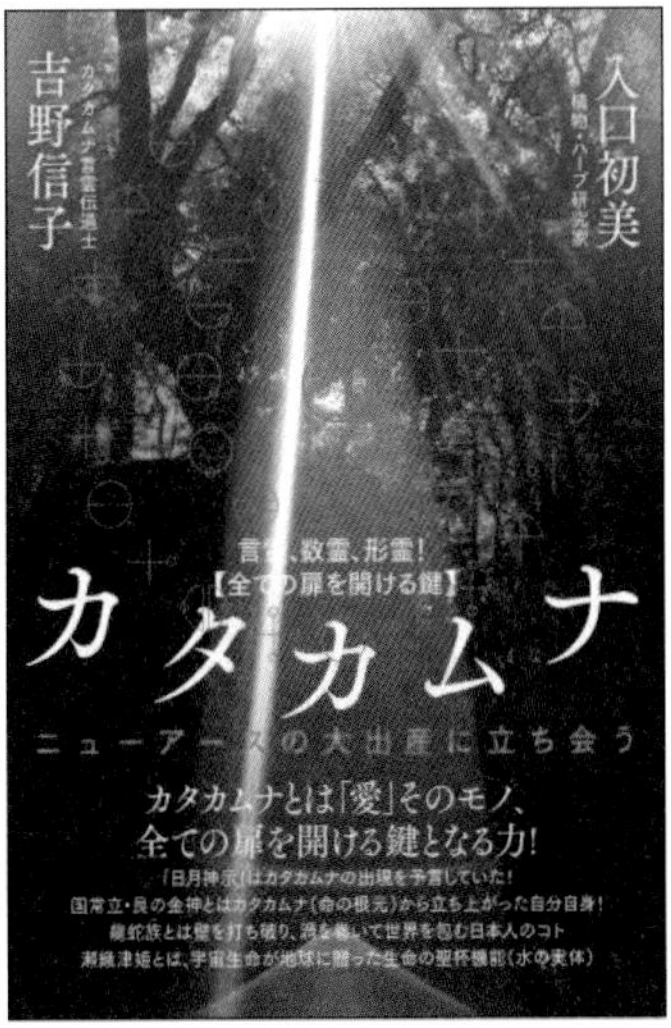

言霊、数霊、形霊！
【全ての扉を開ける鍵】カタカムナ
ニューアースの大出産に立ち会う
著者：吉野信子／入口初美
四六判ソフト　本体 2,000円+税

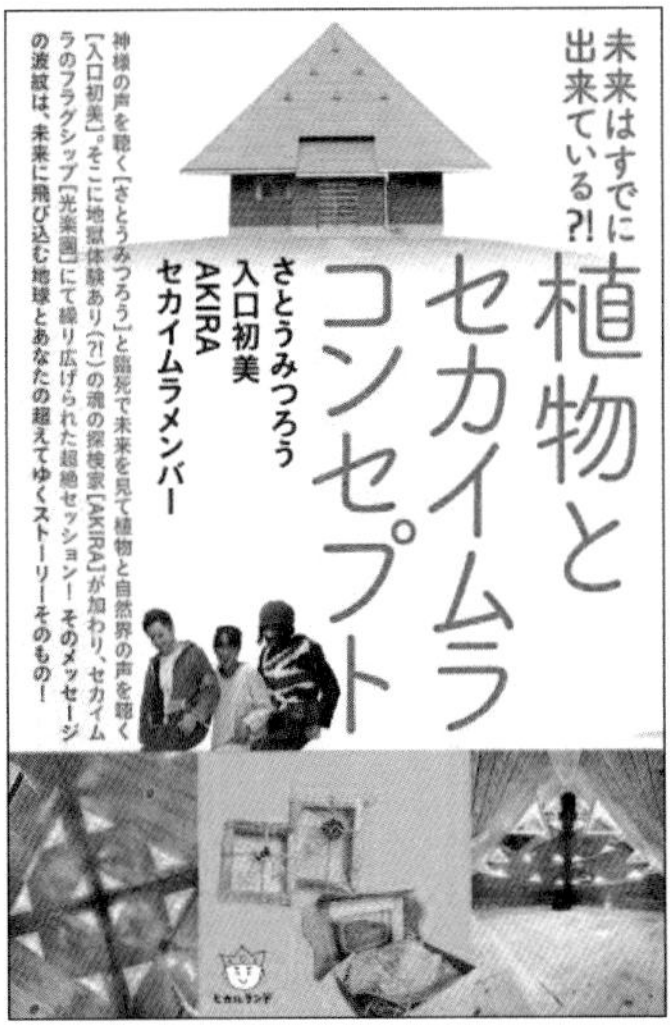

未来はすでに出来ている?!
植物とセカイムラコンセプト
著者：さとうみつろう／入口初美／AKIRA／セカイムラメンバー
四六判ソフト　本体 1,700円+税

不思議・健康・スピリチュアルファン必読！
ヒカルランドパークメールマガジン会員とは??

ヒカルランドパークでは無料のメールマガジンで皆さまにワクワク☆ドキドキの最新情報をお伝えしております！　キャンセル待ち必須の大人気セミナーの先行告知／メルマガ会員だけの無料セミナーのご案内／ここだけの書籍・グッズの裏話トークなど、お得な内容たっぷり。下記のページから簡単にご登録できますので、ぜひご利用ください！

◀ヒカルランドパークメールマガジンの登録はこちらから

ヒカルランドの新次元の雑誌「ハピハピ Hi-Ringo」読者さま募集中！

ヒカルランドパークの超お役立ちアイテムと、「Hi-Ringo」の量子的オリジナル商品情報が合体！　まさに“他では見られない”ここだけのアイテムや、スピリチュアル・健康情報満載の１冊にリニューアルしました。なんと雑誌自体に「量子加工」を施す前代未聞のおまけ付き☆持っているだけで心身が“ととのう”声が寄せられています。巻末には、ヒカルランドの最新書籍がわかる「ブックカタログ」も付いて、とっても充実した内容に進化しました。ご希望の方に無料でお届けしますので、ヒカルランドパークまでお申し込みください。

量子加工済み♪

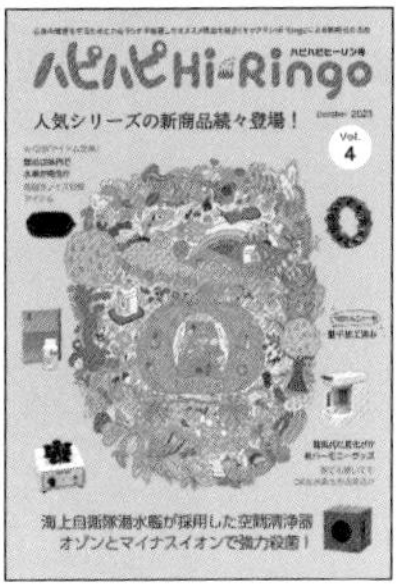

Vol.4 発行中！

ヒカルランドパーク
メールマガジン＆ハピハピ Hi-Ringo お問い合わせ先

- お電話：03 - 6265 - 0852
- FAX：03 - 6265 - 0853
- e-mail：info@hikarulandpark.jp

・メルマガご希望の方：お名前・メールアドレスをお知らせください。
・ハピハピ Hi-Ringo ご希望の方：お名前・ご住所・お電話番号をお知らせください。